麻醉医师进阶系列丛书

ANESTHESIA IN RARE DISEASE: ESSENCE OF CLINICAL CASES

罕见病麻醉病例精粹

麻醉医师进阶系列丛书

ANESTHESIA IN RARE DISEASE: ESSENCE OF CLINICAL CASES

罕见病麻醉病例精粹

主编　耿志宇
主审　王东信

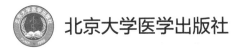

北京大学医学出版社

HANJIANBING MAZUI BINGLI JINGCUI

图书在版编目（CIP）数据

罕见病麻醉病例精粹/耿志宇主编. —北京：北
京大学医学出版社，2024.1
ISBN 978-7-5659-2997-7

Ⅰ．①罕…　Ⅱ．①耿…　Ⅲ．①疑难病—麻醉—病案
Ⅳ．①R614

中国国家版本馆CIP数据核字（2023）第179986号

罕见病麻醉病例精粹

主　　编：耿志宇
出版发行：北京大学医学出版社
地　　址：（100191）北京市海淀区学院路38号　北京大学医学部院内
电　　话：发行部 010-82802230；图书邮购 010-82802495
网　　址：http://www.pumpress.com.cn
E - m a i l：booksale@bjmu.edu.cn
印　　刷：北京信彩瑞禾印刷厂
经　　销：新华书店
责任编辑：王智敏　责任校对：靳新强　责任印制：李　啸
开　　本：787 mm×1092 mm　1/16　印张：17.25　字数：360千字
版　　次：2024年1月第1版　2024年1月第1次印刷
书　　号：ISBN 978-7-5659-2997-7
定　　价：98.00元

本书由

北京大学医学出版基金资助出版

编者名单

编　者（以姓名汉语拼音为序）

常杏芝　北京大学第一医院儿科

耿志宇　北京大学第一医院麻醉科

李怀瑾　北京大学第一医院麻醉科

李雅巍　北京大学第一医院麻醉科

梁新全　北京大学第一医院麻醉科

刘　畅　北京大学第一医院儿童癫痫外科

刘雅菲　北京大学第一医院麻醉科

宋琳琳　北京大学第一医院麻醉科

徐龙明　北京大学第一医院麻醉科

王立宽　北京大学口腔医院麻醉科

王朝霞　北京大学第一医院神经内科

张　莹　北京大学第一医院麻醉科

罕见病顾名思义为非常见病或非多发病，该类疾病患病人数占总人口数比例极低，属临床麻醉科医师日常大量麻醉病例中难以遇见的。但是罕见病在我国并不是极为罕见的，随着我国人民整体生活水平的提高，特别是医疗诊断和治疗技术快速进步，更多的罕见病患者得到了确诊和有效的治疗，其中包括接受各种类型的手术，这就不可避免地需要麻醉科医师了解罕见病患者手术和麻醉的要求。

北京大学第一医院（即北大医院）是我国建院历史悠久、临床学科齐全的综合性三级甲等医院，各学科拥有经验丰富、学识广博的教授，他们能够准确、及时地确定罕见病的诊断和拟定相应的治疗方案。有一部分的罕见病患者需要接受的手术可能和一般患者接受的手术没有太大的差异，但是大多数罕见病患者由于所患疾病的病生理特点，对麻醉药物和麻醉方法的反应有很大的不同，因此其围手术期的麻醉风险与普通患者有显著不同。

本书的作者在从事日常繁忙的临床麻醉工作的同时，认真、细心和详尽地收集了北大医院近年来完成的 35 例罕见病麻醉病例，通过查阅相关文献，分析其基础疾病、手术特点、麻醉方法和用药以及术后镇痛等，并介绍相关疾病的最新进展。相信本书将为我国麻醉学科资料宝库添加重要的内容。

吴新民

2023 年 8 月

前　言

　　罕见病又称"孤儿病"，目前已经确认的罕见病超过 7000 种，患病人数约占总人口数的 0.65‰ ~ 1‰。罕见病在中国并不罕见，2018 年，国家卫生健康委员会、科技部、工业和信息化部、国家药品监督管理局、国家中医药管理局五部门联合首次发布了《第一批罕见病目录》，共有 121 种疾病。《中国罕见病定义研究报告 2021》将"新生儿发病率小于 1/ 万、患病率小于 1/ 万、患病人数小于 14 万的疾病"定义为罕见病。2023 年 9 月，国家卫生健康委、科技部、工业和信息化部、国家药品监督管理局、国家中医药管理局、中央军委后勤保障部等 6 部门联合发布《第二批罕见病目录》，共纳入 86 种罕见病。目前，两批名单共计收录了 207 种罕见病。

　　随着医学技术的进步和我国临床诊疗水平的提高，越来越多的罕见病患者得以确诊和治疗。罕见病患者的预期寿命大大延长，由此可能会经历各种类型的手术和麻醉，其围手术期的麻醉风险与普通患者有显著不同。本书主要介绍了 35 种罕见病患者的围手术期麻醉管理的相关问题，内容包括术前麻醉评估、术中麻醉方法和麻醉用药选择、术后镇痛等麻醉要点，涉及外科手术、骨科手术、妇产科手术、儿科手术和五官科手术等。

　　北京大学第一医院是一所具有百年历史的大型三级甲等综合性临床医学院，年均手术量 25000 余例。医院主要特色为临床科室齐全，其中肾脏内科、泌尿外科、皮肤科、心脏内科和儿科等均是国家级重点学科。临床麻醉特色为手术科室齐全，涵盖普通外科、心胸外科、骨科、泌尿外科、神经外科、介入血管外科、内镜诊疗中心、妇产科、小儿外科和五官科等手术相关科室，复杂、疑难和危重症患者占比较高。

　　《罕见病麻醉病例精粹》所收集的 35 个病例选自近年来北京大学第一医院麻醉科临床实践中的真实病例。病例资料内容丰富，讨论分析基于患者基础疾病和手术特点，并结合相关疾病的最新进展知识，旨在为工作在临床一线的麻醉科医师，尤其是青年医师提供借鉴。内科、外科、妇产科和儿科等临床科室医师在罕见病临床诊治工作中也可参考本书的一些内容。同时，本书也可为罕见病患者及其家属提供一些围手术期的相关医学知识。

　　衷心感谢为本书出版做出努力的所有编写人员，感谢王东信教授在繁忙的工作之余对本书内容进行仔细的审校，感谢我的恩师吴新民教授为本书撰写序言。最后，还要特别感谢北京大学医学出版社王智敏老师和其团队为本书出版提供的帮助和支持！她们丰富的专业知识和对细节的关注使这本书的质量得以提升，她们高效的工作使本书能够顺利完成。

耿志宇

目　录

第1章 罕见病患者行外科手术

第1节 吉特曼综合征（Gitelman 综合征）患者行全身麻醉甲状腺癌根治术

【病例简介】

一、基本病史

患者，女性，53岁，因"发现甲状腺结节2个月"入院。患者2个月前于外院行甲状腺超声检查发现甲状腺右叶下极 1.5 cm×1.2 cm 低回声结节，形态不规则，边缘欠清，上极 0.9 cm×0.7 cm 低回声结节，形态不规则，边缘清晰，右侧颈部可见低回声淋巴结。提示甲状腺多发结节，右侧颈部多发淋巴结考虑转移。超声引导下穿刺活检后病理提示为甲状腺乳头状癌。患者为行手术治疗收住院。

既往史：糖尿病7年，口服二甲双胍治疗。7年前发现低钾血症，最低至 2 mmol/L，未予特殊治疗。3年前在外院行基因检测后确诊为 Gitelman 综合征，后亦未规律服用补钾药物和监测血钾。自诉平素无明显低血钾症状。3年前因子宫肌瘤在外院行子宫及双附件切除术。家族中母亲和姐姐有甲状腺病史，否认家族中遗传病史。

二、入院情况

患者血压 104/61 mmHg，心率 74 次/分。发育正常，营养中等，双肺呼吸音清，心律齐，各瓣膜听诊区未闻及杂音。颈部气管居中，右甲状腺下极可及直径 1.5 cm

质硬肿物，活动度差，颈部淋巴结未及肿大。

化验检查提示血常规、肝肾功能、血糖和凝血功能均在正常范围。电解质检查提示存在重度低钾和低镁，血钾 2.34 mmol/L（参考值 3.5～5.3 mmol/L），血镁 0.63 mmol/L（参考值 0.75～1.02 mmol/L）。心电图检查提示窦性心律，心率 65 次/分，偶发室性早搏。X 线胸片检查正常。超声心动图结果提示左室射血分数 68%，二尖瓣和三尖瓣轻度反流。

入院诊断：甲状腺癌，Gitelman 综合征，低钾血症，低镁血症，糖尿病，子宫及双附件切除术后。

三、术前情况

术前经内分泌科、普通外科和麻醉科多学科会诊讨论，患者术前存在严重低钾血症和轻度低镁血症，但患者耐受性较好，除轻微疲乏之外，无抽搐和晕厥等病史，心电图检查未见 QT 间期延长。术前应积极口服和静脉补充钾，纠正低钾血症，手术当日禁食禁水时给予静脉补钾和补镁，包括 15% 氯化钾注射液和门冬氨酸钾镁。围手术期严密监测血钾和血镁，维持血钾在 3.0 mmol/L 以上，血镁在 0.6 mmol/L 以上。

入院当天立即给予静脉补充氯化钾 1.5 g 和门冬氨酸钾镁 2 g，分次口服枸橼酸钾 100 ml。再次复查血钾和血镁较前升高，血钾 2.60 mmol/L，血镁 0.72 mmol/L。

术前诊断：甲状腺癌，Gitelman 综合征，低钾血症，低镁血症，糖尿病，子宫及双附件切除术后。拟全身麻醉下行甲状腺癌根治术。

【术前分析】

一、什么是吉特曼综合征（Gitelman 综合征）？

吉特曼综合征（Gitelman syndrome）又称为家族性低钾低镁血症，是一种罕见的遗传性肾小管疾病，是常染色体隐性遗传病，其临床特点为低钾血症、代谢性碱中毒、低镁血症和低尿钙症。1966 年由 Gitelman、Graham 和 Welt 首次提出，该病发病率约为（1～10）/4 万，亚洲人群患病率可能更高，大多数患者在青春期和成年期确诊。常见临床表现有：身体乏力、四肢无力、肢体麻木、夜尿增多、口渴多饮、呕吐和腹泻等。心电图经常可见 QT 间期延长，少数患者可发生心律失常，出现心悸、晕厥甚至猝死。2018 年 5 月，该疾病被列入国家卫生健康委员会等 5 部门联合发布的《第一批罕见病目录》。

（一）发病机制

是由位于染色体 16q13 的溶质载体家族 12 成员 3（solute carrier family 12 member 3，*SLC12A3*）基因突变引起的。该基因编码噻嗪类利尿剂敏感的离子通道，即钠 - 氯协同转运蛋白（Na-Cl cotransporter，NCC）。钠 - 氯协同转运蛋白是参与肾脏重吸收的重要蛋白，*SLC12A3* 基因突变导致钠 - 氯协同转运蛋白表达异常，影响肾脏远曲小管对钠离子和氯离子的重吸收，水丢失过多导致血容量降低，进而又激活肾素 - 血管紧张素 - 醛固酮系统，刺激钾离子在远曲小管和集合管过度分泌导致低钾血症。

（二）临床表现

常见临床症状为低血钾和低血镁在全身多系统的表现，主要累及骨骼肌、肾脏、胃肠道、心血管和神经系统。中国人群中该病患者的主要临床表现数据见表 1-1。约 70% 的患者同时存在至少 3 个系统的临床症状。约 14%~60% 的患者可出现糖代谢异常，包括空腹血糖受损、糖耐量减低和 2 型糖尿病，同时伴有胰岛素抵抗。约 5%~44% 的患者同时合并高血压。Gitelman 综合征患者的肾脏表现有：蛋白尿、肾功能损害、肾小管间质损害、局灶节段性肾小球硬化、C1q 肾病和微小病变肾病等，但其长期预后较好，很少发展成为终末期肾病。

表 1-1　中国人群 Gitelman 综合征患者的临床表现

类别	常见症状（＞50%）	多见症状（20%~50%）	偶见症状（＜20%）
全身症状	嗜盐、疲乏	口渴，多饮	—
神经 - 肌肉系统	肌无力	手足搐搦、肌肉僵硬疼痛、感觉异常、头晕	眩晕、共济失调、软瘫、呼吸困难
心血管系统	心悸、血压偏低	QT 间期延长	晕厥
泌尿系统	夜尿增多	多尿	—
骨关节系统	—	软骨钙化	关节痛

此外，Gitelman 综合征患者常合并甲状腺疾病，包括毒性弥漫性甲状腺肿（Grave 病）、桥本甲状腺炎和甲状腺功能异常，原因尚不明确。还可合并原发性醛固酮增多症、干燥综合征等可导致低血钾的疾病。部分患者在 50 岁以前可出现焦磷酸钙沉积病，但很少出现慢性变形性关节炎。

儿童患者的常见就诊原因有手麻、肌无力、生长发育迟缓和手足搐搦等。儿童时期发病的患者可出现身材矮小和生长发育迟缓。

2016 年，改善全球肾脏病预后组织（Kidney Disease Improving Global Outcomes，KDIGO）根据世界卫生组织（WHO）不良事件分级，将低钾血症和低镁血症分为 4 级，以评价 Gitelman 综合征电解质紊乱带来的临床风险（表 1-2）。

表 1-2　Gitelman 综合征患者低钾血症和低镁血症严重程度分级

分级	1级	2级	3级	4级
血钾（mmol/L）	3.0～3.4	2.5～2.9	2.0～2.4，或强效替代治疗，或住院治疗	＜2.0，有轻瘫、肠梗阻，或危及生命的心律失常
血镁（mmol/L）	0.60～0.70	0.45～0.59	0.30～0.44	＜0.30，或伴危及生命的心律失常或手足抽搐

目前国内罕见病学会参照美国国立卫生研究院 2017 年发布的常见不良事件评价标准，根据血电解质水平、血气分析、心电图 QT 间期、泌尿系统、神经肌肉系统和消化系统症状的严重程度，将临床表现分为 4 级（表 1-3）。

表 1-3　Gitelman 综合征临床表现分级建议

分级	临床表现
A 级	无症状低钾血症；或仅轻微乏力、疲劳、多饮、多尿等，不影响日常生活，不对患者造成困扰
B 级	自觉症状明显，一定程度上影响日常生活质量
C 级	严重或具有重要医学意义，但不会危及生命，导致住院或住院时间延长；严重影响日常生活，可能影响自理能力
D 级	可能危及生命，需紧急治疗

二、Gitelman 综合征如何诊断？

Gitelman 综合征的临床诊断包括：①根据病史除外消化道钾摄入不足或腹泻、使用利尿剂、细胞内外钾分布异常等情况；②存在肾性失钾及低钾血症相关的临床表现，可伴有低镁血症或低钙血症（肾性失钾是指当血钾＜3.0 mmol/L 时，尿钾排泄量＞20 mmol/24 h；或当血钾＜3.5 mmol/L 时，尿钾排泄量＞25 mmol/24 h）；③血压正常或偏低；④代谢性碱中毒。

临床诊断为 Gitelman 综合征的患者可以通过基因检测确认。*SLC12A3* 基因检测是诊断的金标准。对于一代测序仅有 *SLC12A3* 单杂合突变的患者，建议进一步行全外显子或全基因组二代测序、多重连接探针扩增技术（multiplex ligation-dependent probe amplification，MLPA）寻找其他可能的变异位点。条件允许时可直接采用二代测序技术进行基因诊断。

三、Gitelman 综合征如何治疗?

Gitelman 综合征的治疗目标是改善症状,提高生活质量。治疗方法主要是电解质替代治疗,需长期随访和监测。治疗方法主要包括:

(1)通过饮食和药物补充钾和镁,严重者给予静脉补充。

(2)存在顽固性电解质紊乱及相关临床症状的患者,推荐联合使用保钾利尿剂,如螺内酯、依普利酮(选择性醛固酮受体拮抗剂)、阿米洛利和环氧化酶抑制剂(如吲哚美辛)。也可联合使用血管紧张素转化酶抑制剂、血管紧张素受体拮抗剂类药物,但需要监测血压。

(3)严重低钾血症患者如出现心律失常、软瘫、呼吸衰竭、横纹肌溶解等并发症时,应静脉补钾,血钾纠正目标为 3.0 mmol/L 以上。

(4)合并低镁血症时,应优先补镁治疗,如门冬氨酸钾镁、氯化镁,可减少尿钾排泄,有助于低钾血症的纠正。血镁纠正目标为 0.6 mmol/L 以上。

【 麻醉管理 】

患者,女性,53 岁,165 cm,55 kg,术前麻醉评估为美国麻醉医师协会(American Society of Anesthesiologists,ASA)患者体质状况分级 Ⅱ 级。患者入手术室后开放外周静脉,常规监测生命体征,血压 110/70 mmHg,心率 59 次 / 分,脉搏氧饱和度 97%。

麻醉诱导前动脉血气分析结果提示患者存在低钾和低钙,血钾 2.95 mmol/L,血钙 1.04 mmol/L。立即给予静脉输注 15% 氯化钾 10 ml 和硫酸镁 1.25 g 进行纠正。麻醉诱导时分次静脉给予咪达唑仑 1 mg、丙泊酚 70 mg、依托咪酯 8 mg 和舒芬太尼 10 μg,以罗库溴铵 40 mg 辅助完成气管插管。术中以静脉持续输注丙泊酚和瑞芬太尼维持麻醉。术中心电图监测可见偶发室性早搏,血压平稳。手术历时 80 min,术中出血少量,总入量 1100 ml。术毕给予新斯的明和阿托品拮抗肌松,患者意识清醒,自主呼吸完全恢复后拔除气管导管。在恢复室观察半小时后,患者生命体征平稳,返回病房,同时继续静脉补充钾和镁。

【 术后情况 】

术后 1 天,患者未诉特殊不适,无声音嘶哑、饮水呛咳、四肢发麻和吞咽困难等不适。伤口引流少量液体,予拔除引流管。复查电解质仍提示低钾和低镁血症,血钾 2.45 mmol/L,血镁 0.61 mmol/L,继续给予静脉补充钾镁。术后 2 天,患者一般情况好,考虑患者电解质水平与术前入院时基本一致,建议患者出院后继续口服枸橼酸钾,并定期于肾内科或内分泌科就诊。术后病理回报提示甲状腺乳头状癌。

【要点分析】

一、Gitelman 综合征患者术前准备有哪些注意事项?

1. 术前应常规检查电解质、心电图和肾功能。对于术前存在低钾血症和低镁血症患者，应积极给予静脉和口服补充。通常血钾纠正目标为 ≥3.0 mmol/L，血镁纠正目标为 ≥0.6 mmol/L。对于术前存在 QT 间期延长患者应警惕心律失常的风险。

2. 应避免使用容易诱发血钾或血镁降低的药物，如 β_2 受体激动剂、质子泵抑制剂、胰岛素和葡萄糖、非保钾利尿剂等。

3. 择期手术前应尽量缩短禁食时间，减少术前肠道准备，避免加重低钾血症。

二、Gitelman 综合征患者的麻醉管理有哪些注意事项?

Gitelman 综合征患者由于术前存在长期慢性缺钾，低钾血症的临床症状可能并不明显。但围手术期合并严重低钾血症和低镁血症的患者极容易出现喉痉挛、喘鸣、感觉异常、手足搐搦、心律失常、惊厥，甚至昏迷。Bolton 等曾经报道一例 47 岁女性患者，既往 2 年前行甲状腺手术时，因发生术中心搏骤停发现严重低钾和低镁血症并确诊为 Gitelman 综合征。此次患者术前规律补钾和补镁后，在全身麻醉下顺利完成鼻泪管狭窄手术。有关 Gitelman 综合征患者麻醉管理的个案报道中，多数患者预后良好，没有发生严重并发症，与术前纠正血钾至接近正常范围有关。

Gitelman 综合征患者的麻醉管理中重点应关注以下问题:

1. 应避免使用延长 QT 间期的药物

QT 间期是心室除极化和随后复极化的时间，即从 QRS 波群到 T 波终末的时间。正常 QT 间期是 300 ms，经心率校正的 QTc 间期是 440 ms。QT 间期延长的诊断标准为:男性 QTc 间期 ≥470 ms，女性 ≥480 ms。约有 40%~50% 的 Gitelman 综合征患者存在 QT 间期延长。当 QT 间期延长超过 500 ms 时，发生尖端扭转型室性心动过速(室速)的风险显著升高。

麻醉期间应避免使用可能延长 QT 间期的药物，包括:吸入麻醉剂(氟烷、七氟烷)、美沙酮、肌松剂(琥珀胆碱、泮库溴铵)、预防恶心呕吐药物(昂丹司琼、格拉司琼、氟哌利多)、精神类药物(氯丙嗪、氟哌啶醇)、抗心律失常药物(胺碘酮、索他洛尔、腺苷、伊布利特)、大环内酯类抗生素(红霉素、克拉霉素、阿奇霉素)。

此外，全身麻醉时应维持适宜麻醉深度，避免术中因疼痛刺激和气管插管反应诱发心律失常以及使 QT 间期进一步延长的风险。术中正压通气时还应避免气道压过高和 Valsalva 动作诱发的心律失常,避免过度通气导致呼吸性碱中毒,从而加重低钾血症。

2. 术中低血压的处理

Gitelman 综合征患者由于血容量不足和外周血管阻力下降,术中更容易出现低血压,并且对升压药物的反应可能会比较差,这与肾素 – 血管紧张素 – 醛固酮系统长期慢性激活导致的受体敏感性下降相关。因此,在使用血管活性药物纠正低血压的同时应积极静脉补液和纠正异常电解质。

三、合并 Gitelman 综合征的孕妇如何选择分娩方式?

合并 Gitelman 综合征的孕妇由于妊娠期肾功能的变化,低钾血症会进一步加重。但 Gitelman 综合征本身并不影响孕妇的分娩方式。

Micha 等报道一例 36 岁合并 Gitelman 综合征的产妇在硬膜外分娩镇痛下经阴道分娩。该患者没有其他病史,孕期经多学科会诊后,一直规律口服补钾补镁治疗。孕 38 周时,检查提示患者心肺功能和心电图正常,因此决定在监测心电图和动脉血气条件下自然分娩。患者硬膜外分娩镇痛 4 h 后经阴道分娩,新生儿 Apgar 评分 1 分钟和 5 分钟分别为 9 分和 10 分。产后复查动脉血气血钾 3.2 mmol/L,心电图和肾功能正常,患者在产后 3 天顺利出院。

Venugopalan 等报道一例 23 岁合并 Gitelman 综合征的产妇在全身麻醉下完成急诊剖宫产。该患者有高血压病史,孕期一直口服补钾治疗。入院时复查血钾 3.1 mmol/L,血镁 1.2 mmol/L。5 天后患者因脐带脱垂在全身麻醉下行急诊剖宫产术。以硫喷妥钠和琥珀胆碱行麻醉诱导和气管插管,术中以吸入异氟烷维持麻醉,术中监测动脉血气,血钾 3.4 mmol/L,术毕产妇清醒,拔除气管导管,3 天后患者顺利出院。

四、Gitelman 综合征儿童患者的麻醉有哪些注意事项?

文献中合并 Gitelman 综合征儿童患者麻醉的个案报道比较少见。Ferreira 等报道一例 10 岁 Gitelman 综合征患儿在全身麻醉下顺利完成扁桃体切除术。该患儿术前多次因低钾血症延迟手术,因为按最大剂量补钾后,患儿血钾最高仅可达 2.9 mmol/L。患儿术前临床症状轻微,仅有下肢肌肉痉挛和疼痛,心电图 QT 值属于正常范围上限。手术当日血钾 2.9 mmol/L,血镁正常。以静脉芬太尼、丙泊酚和罗库溴铵完成麻醉诱导和气管插管,术中以七氟烷维持麻醉,预防恶心呕吐给予静脉地塞米松和甲氧氯普胺。术后镇痛给予静脉对乙酰氨基酚、酮咯酸和吗啡。手术期间持续静脉补钾,并监测心电图和 QT 间期。术毕给予舒更葡糖钠注射液(布瑞亭)拮抗肌松,术后持续静脉补钾直到患儿可以口服补钾。

Farmer 等报道一例 3 岁患儿在全身麻醉下顺利完成腺样体扁桃体切除术。该患儿既往因腹痛、发热和手足麻木而确诊，之后规律补钾。此次术前血钾 3.2 mmol/L，血镁正常。全身麻醉以静脉芬太尼和丙泊酚诱导，术中以七氟烷维持麻醉，术中给予地塞米松和昂丹司琼预防恶心呕吐。术后清醒拔管后返回病房。以上报道的两例患儿均没有发生严重并发症。

要点总结

1. 吉特曼综合征（Gitelman syndrome）又称为家族性低钾低镁血症，是一种罕见的遗传性肾小管疾病，呈常染色体隐性遗传。临床特点为低钾血症、代谢性碱中毒、低镁血症和低尿钙症。

2. 术前应完善电解质、肾功能和心电图检查。对于术前存在低钾血症和低镁血症患者，应给予静脉和口服补充。通常血钾纠正目标为大于 3.0 mmol/L，血镁纠正目标为大于 0.6 mmol/L。对于术前存在 QT 间期延长患者应警惕心律失常的风险。

3. 围手术期应避免使用容易诱发血钾或血镁降低的药物，如 β_2 受体激动剂、质子泵抑制剂、胰岛素和葡萄糖、非保钾利尿剂等。

4. 择期手术前应尽量缩短禁食时间，减少术前肠道准备，避免加重低钾血症。

5. 围手术期应避免使用延长 QT 间期的药物，如氟烷、泮库溴铵、昂丹司琼、格拉司琼和氟哌利多等。应密切监测血钾、血镁和心电图 QT 间期变化，避免发生恶性心律失常。

参考文献

[1] Gitelman 综合征诊治专家共识协作组. Gitelman 综合征诊治专家共识. 中华内科杂志, 2017, 56: 712-716.

[2] 中国研究型医院学会罕见病分会, 中国罕见病联盟, 北京罕见病诊疗与保障学会, 等. Gitelman 综合征诊疗中国专家共识（2021 版）. 协和医学杂志, 2021, 12: 902-912.

[3] Micha G, Kalopita K, Theodorou S, Stroumpoulis K. Peripartum Management of Gitelman Syndrome for Vaginal Delivery: A Case Report and Review of Literature. Anesth Essays Res, 2021, 15: 146-148.

[4] Liu T, Wang C, Lu J, et al. Genotype/phenotype analysis in 67 Chinese patients with Gitelman's syndrome. Am J Nephrol, 2016, 44: 159-168.

[5] Gallagher H, Soar J, Tomson C. New guideline for perioperative management of people with inherited salt-wasting alkaloses. Br J Anaesth, 2016, 116: 746-749.

[6] Farmer JD, Vasdev GM, Martin DP. Perioperative considerations in patients with Gitelman syndrome: a case series. J Clin Anesth, 2012, 24: 14-18.

[7] Venugopalan S, Puthenveettil N, Rajan S, Paul J. Anaesthesia for emergency caesarean section in a patient with Gitelman syndrome. Indian J Anaesth, 2020, 64: 524-526.

[8] Ferreira S, Antunes C, Pereira M, Rodrigues S. Anesthetic management of child with Gitelman syndrome: case report. Braz J Anesthesiol, 2021, 71: 588-590.

[9] Bolton J, Mayhew JF. Anesthesia in a patient with Gitelman syndrome. Anesthesiology, 2006, 105: 1064-1065.

（李怀瑾，耿志宇）

第 2 节 埃勒斯 - 当洛斯综合征（Ehlers-Danlos 综合征）患者行全身麻醉胆囊切除和胆管探查术

【病例简介】

一、基本病史

患者，女性，45 岁，因"发现肝功能异常半年"入院。患者半年前因感冒服用中药后出现腹部不适，伴皮肤瘙痒和皮肤巩膜轻度黄染。就诊时发现肝功能异常，给予甘草酸二铵肠溶胶囊（天晴甘平）和多烯磷脂酰胆碱保肝、熊去氧胆酸（优思弗）利胆治疗后肝功能恢复正常。1 个月前复查时再次发现肝功能异常，经保肝治疗无明显缓解。患者为进一步治疗收住院。

既往史：患丙肝 21 年，曾行干扰素、索菲布韦和雷迪帕韦（抗病毒药物）治疗，后多次复查丙肝病毒 RNA 阴性。21 年前因结肠反复穿孔诊断为埃勒斯 - 当洛斯综合征（Ehlers-Danlos 综合征），并行结肠造瘘术，手术期间有输血史。否认家族中类似病史及遗传病史。

二、入院情况

患者血压 137/63 mmHg，心率 75 次 / 分，全身皮肤、巩膜无黄染。双肺呼吸音清，心律齐，腹部平坦，可见肠造瘘处，未触及包块。

辅助检查：血清免疫球蛋白 IgA、IgM 和 IgG 均正常。抗核抗体阳性，抗中性粒细胞胞质抗体阴性。腹部超声和磁共振成像检查均提示慢性胆囊炎、胆囊结石、肝门胆管受压狭窄、肝内外胆管扩张，考虑为 Mirizzi 综合征。

注：Mirizzi 综合征是由于胆囊颈部或胆囊管结石嵌顿和（或）其他良性疾病压迫或炎症波及引起肝总管或胆总管不同程度梗阻，导致胆管炎、梗阻性黄疸为特征的一系列的症候群。

入院诊断：Mirizzi 综合征，胆囊结石，横结肠造瘘术后，Ehlers-Danlos 综合征

三、术前情况

入院后完善检查，血常规提示轻度贫血，血红蛋白 105 g/L。生化结果提示肝功能异常，谷丙转氨酶 131 IU/L，谷草转氨酶 113 IU/L，谷氨酰转肽酶 604 IU/L，总胆红素 25.5 µmol/L，直接胆红素 8.35 µmol/L，总胆汁酸 2.59 µmol/L，白蛋白 36.2 g/L。丙肝病毒抗体阳性。肾功能、电解质、凝血功能、心电图和胸片大致正常。超声心动图提示，左室射血分数 65%，二尖瓣轻度反流，三尖瓣轻度反流。腹部增强 CT 结果提示，胆囊结石，慢性胆囊炎，肝门胆管受压狭窄，肝内胆管扩张，Mirizzi 综合征横结肠造瘘术后。

术前诊断：Mirizzi 综合征，胆囊结石，横结肠造瘘术后，Ehlers-Danlos 综合征。拟全身麻醉下行开腹胆囊切除和胆总管探查术。

【术前分析】

一、什么是埃勒斯 – 当洛斯综合征（Ehlers-Danlos syndrome）？

埃勒斯 – 当洛斯综合征（Ehlers-Danlos syndrome，EDS）又称为先天性结缔组织发育不全综合征，是一种罕见的遗传性结缔组织疾病，由于编码胶原纤维的基因异常，导致胶原蛋白合成障碍，主要累及皮肤、关节、心血管、胃肠道、骨骼和肌肉等。最早由丹麦皮肤科医生 Ehlers（1901 年）和法国皮肤科医生 Danlos（1908 年）报道该疾病。临床表现呈现多样性，常有家族遗传史。因分型不同，可表现常染色体显性遗传、常染色体隐性遗传和 X 连锁隐性遗传等不同遗传方式。发病率约（0.4 ~ 1.0）/ 万，男性发病率高于女性。临床特征是：皮肤和血管脆弱，皮肤弹性过强，皮肤变薄，关节松弛和活动度过大。可表现有全身运动发育迟缓、运动能力差和步态异常，可合并先天性心脏病和肺动脉高压。

（一）发病机制

由于基因缺陷，细胞外基质生物合成、信号通路以及细胞内物质交换受到影响，导致胶原蛋白合成代谢异常，Ⅰ型、Ⅲ型和Ⅴ型胶原蛋白合成障碍，出现胶原纤维量的缺陷和形态异常，引起皮肤、关节、韧带、血管以及内脏器官病变。经典型为Ⅴ型胶原蛋白含量减少。血管型为Ⅲ型胶原蛋白合成障碍，表现为动脉血管中的胶原蛋白总量降低，致使血管壁变薄，可因动脉破裂导致死亡。

根据缺失蛋白亚型不同，1972 年 Mckusick 将 Ehlers-Danlos 综合征分为 11 个亚型。根据临床表现、遗传特征和基因缺陷不同，1997 年提出 Villefranche 分型，包括 6 种亚型：经典型、关节活动异常增高型、血管型、脊柱侧后凸型、关节松弛型和皮肤脆弱型（见表 1–4）。其中，经典型和关节活动异常增高型最为常见。

表 1-4　1997 年 Villefranche 分型诊断标准

临床分型	遗传特征	临床症状
经典型	AD	皮肤弹性增高，萎缩性瘢痕，关节活动度增加
关节活动异常增高型	AD	关节活动度增高，皮肤弹性增高，皮肤光滑
血管型	AD	皮肤菲薄、透明、动脉／脏器／子宫破裂，大量血肿，特征性面容，早衰
脊柱侧后凸型	AR	关节活动度增加，先天性肌张力减低，进展性侧凸畸形，马方样眼部病变
关节松弛型	AD	关节活动度增加，反复关节脱位，先天性双侧髋关节脱位
皮肤脆弱型	AR	皮肤脆性显著增加，皮肤下垂

AD，autosomal dominant，常染色体显性；AR，autosomal recessive，常染色体隐性

根据临床表现和分子生物学诊断，2017 年 Malfait 将 Ehlers-Danlos 综合征分为 13 种亚型（见表 1–5）。

表 1-5　2017 年 Malfait 分型诊断标准

临床分型	遗传特征	临床特征	分子和蛋白缺陷
经典型	AD	皮肤弹性增高和萎缩性瘢痕，广泛性关节活动度增加	COL5A1/2，Ⅰ型和Ⅴ型胶原
类经典型	AR	皮肤弹性增高没有萎缩性瘢痕，容易擦伤，广泛性关节活动度增加	腱糖蛋白 XB
心脏瓣膜型	AR	进展性主动脉／二尖瓣瓣膜病变，皮肤弹性增高和萎缩性瘢痕，关节活动度增加	COL1A2，Ⅰ型胶原
血管型	AD	年轻时动脉破裂，肠穿孔，子宫破裂，颈动脉海绵窦瘘	COL3A1，Ⅲ型胶原
关节活动增高型	AD	广泛关节活动过度，骨骼肌并发症（如疼痛），全身表现（如皮肤弹性增高）	未知
关节松弛型	AD	先天性双侧髋脱位，重度关节过度活动和脱位，皮肤弹性增高	COL1A1/2，Ⅰ型胶原
皮肤脆裂症型	AR	皮肤极度脆弱，特征性面容，皮肤皱褶容易擦伤，生长发育迟缓	ADAMTS-2
脊柱侧凸型	AR	先天性肌张力低下，早发性脊柱侧凸，广泛关节过度活动	PLOD1，FKBP14/LH1，FKBP22

续表

临床分型	遗传特征	临床特征	分子和蛋白缺陷
脆性角膜综合征型	AR	角膜菲薄，圆锥角膜，蓝色巩膜	ZNF469 PRDM5
脊柱发育不良型	AR	身材矮小，肌张力低下，肢体弯曲	β4GalT7，β3GalT6，ZIP13
肌肉挛缩型	AR	先天性挛缩，特征性面容，皮肤弹性过度	CHST14/D4ST1 DSE
肌病型	AD 或 AR	先天性肌张力减退或萎缩，远端关节过度活动，近端关节挛缩	COL12A1，XII型胶原
牙周病型	AD	重度牙周炎，胫前斑块，牙龈附着缺乏	C1R

AD，autosomal dominant，常染色体显性；AR，autosomal recessive，常染色体隐性

（二）临床表现

Ehlers-Danlos 综合征各型临床表现各异，但基本特征为：皮肤弹性过高、关节活动度增加、软组织脆性增加、容易擦伤和出血倾向等。皮肤弹性过高，关节活动度异常增高和反复血肿被称为"Ehlers-Danlos 综合征三联征"。Ehlers-Danlos 综合征患者皮肤柔软、弹性增加、脆弱，容易受伤后形成血肿，并留下萎缩性瘢痕。由于关节活动度异常，容易出现关节扭伤、脱位、疼痛、活动困难，甚至影响正常生活。由于血管受损，即使凝血功能正常也有出血倾向，以牙龈出血最常见。

1. **经典型**　诊断包括 3 个主要标准（Villefranche 标准）：皮肤弹性增大、萎缩性瘢痕、关节活动度增加；次要标准是皮肤光滑、软疣样假性肿瘤，皮下钙盐沉着结节，肌张力减低，运动迟缓，容易擦伤，家族史，手术并发症。致病基因为 COL5A1（collagen type V alpha 1）和 COL5A2。由于 V 型胶原缺乏，皮肤电镜下可见胶原纤维排列松弛、不规则，呈"菜花样"纤维。

2. **关节活动异常增高型**　为最常见亚型，主要诊断标准为全身多关节活动度增加和典型的皮肤表现，一般无致命并发症，预后较好。临床表现为反复关节脱位和疼痛。女性多见，常主诉乏力，表现下肢肌力减弱，症状随着年龄增长逐渐加重。由于 TNXB 基因编码的腱糖蛋白 -XB（tenascin-XB）缺乏，造成细胞外基质桥接失败，可能是主要致病原因。

3. **血管型**　预后最差，患者常因动脉破裂或内脏器官破裂而猝死，包括肾动脉、髂动脉、股动脉、肠系膜动脉和肝动脉等，患者多见于 30～40 岁。其他特征有：皮肤薄而透明、容易擦伤出现血肿、静脉曲张、先天性马蹄内翻足、先天性髋关节脱位、面容特殊（双眼突出、鼻子皱缩、双颊凹陷）。有急性头痛、眼肌麻痹或耳鸣症状时，应检查颅脑血管排查脑出血。由于编码 III 型胶原的 COL3A1 基因杂合突变导致。

4. **脊柱侧后凸型**　由于 PLOD1 基因突变，作为胶原组织中交联结构的关键酶赖氨酸羟化酶 1（LH-1）缺乏，引起结缔组织中胶原含量异常导致。临床表现为早发的脊柱侧

后凸畸形，新生儿肌张力严重减退和运动迟缓。

5. 关节松弛型　临床表现为先天性双侧髋关节脱位，反复关节脱位，皮肤弹性增加，萎缩性瘢痕，肌张力减低等。由于杂合突变导致Ⅰ型胶原合成异常是主要致病原因。儿童 Ehlers-Danlos 综合征最常见症状是关节疼痛、不稳或脊柱侧凸，其中膝关节不明原因疼痛最为常见。

6. 皮肤脆弱型　较罕见，患儿临床表现有发育迟缓、皮肤过度松弛、囟门过大、脐疝、指趾短小等。和关节松弛型一样，致病原因为Ⅰ型胶原异常。

二、Ehlers-Danlos 综合征如何诊断？

Ehlers-Danlos 综合征的临床诊断主要根据典型的临床表现，亚型诊断需要结合分子遗传学检测来确诊。如果患者出现皮肤伸展过度、关节松弛和过度活动、组织脆弱等特征性表现时，应疑诊 Ehlers-Danlos 综合征。不同类型的胶原合成相关基因突变引起不同表型的 Ehlers-Danlos 综合征。经典型可以通过检测 COL5A1 和 COL5A2 中的致病基因突变，脊柱侧后凸型可以通过检测 PLOD-1 或 FKBP14 基因确诊。

如果不能进行基因检测时，可通过皮肤活检、纤维细胞培养、胶原定性和定量分析来支持临床诊断。Ⅲ型胶原的生化分析异常，可确诊血管型；Ⅰ型和Ⅴ型胶原异常，提示为经典型。皮肤组织电镜检查中，胶原纤维不规律的树枝样改变是皮肤脆弱型的特异性表现。高效液相色谱法检测尿赖氨酸吡啶酚（lysylpyridinoline，LP）和羟基赖氨酸吡啶酚（hydroxylysylpyridinoline，HP）比例，脊柱侧后凸型患者该值显著升高。

由于 Ehlers-Danlos 综合征为遗传性疾病，具有家族史的患者可对产前胎儿进行监测，一般在怀孕 15~18 周时取羊水，或者在孕 10~12 周时取绒毛膜分析 DNA 水平。

三、Ehlers-Danlos 综合征如何治疗？

Ehlers-Danlos 综合征可影响全身多个系统，临床症状多样。目前尚无根治方法，主要治疗方法是对症治疗。此外，还有针对并发症的相应治疗。例如，脊柱侧后凸型和关节松弛型患者可能需要进行骨科手术；血管型患者可能会因血管破裂出血、脏器破裂进行外科手术治疗；由于关节不稳定，极易因摔倒而造成鼻部外伤和畸形，需要手术治疗。对于肌张力减低和运动障碍的患者，可以进行物理康复治疗，以改善患者生活质量，提高活动能力。

【麻醉管理】

患者，女性 45 岁，156 cm，56 kg，术前麻醉评估 ASA Ⅱ级。患者入室后，开放外周静脉，常规监测生命体征，血压 140/75 mmHg，心率 88 次 / 分，脉搏氧饱和度 99%。以静脉推注丙泊酚 100 mg、瑞芬太尼靶控输注 3 ng/ml 进行麻醉诱导，罗库溴铵 40 mg 辅助完成气管插管。术中以持续静脉输注丙泊酚、瑞芬太尼靶控输注、间断推注舒芬太尼维持麻醉。术中监测有创动脉压、中心静脉压、呼气末二氧化碳和脑电双频指数。术中见胆囊结石，胆囊十二指肠瘘，位于十二指肠球部，肝总管扩张，符合 Mirizzi 综合征。最后行胆囊切除术，十二指肠修补术，胆总管探查和 T 管引流术。手术过程顺利，术中血流动力学稳定。手术历时 100 min，术中出血 100 ml，总入量 1100 ml。术毕给予新斯的明和阿托品拮抗肌松，患者清醒、自主呼吸完全恢复后拔除气管导管。在恢复室观察半小时后，患者生命体征平稳，返回病房。

【术后情况】

术后 1 天，患者无明显不适，腹腔引流较少，给予抗炎、保肝及营养支持治疗。复查肝功能指标有好转，谷丙转氨酶 98 IU/L，谷草转氨酶 80 IU/L，谷氨酰转肽酶 558 IU/L，总胆红素 22.2 μmol/L，直接胆红素 6.1 μmol/L，白蛋白 38.2 g/L。

术后 8 天，复查 T 管造影，肝内胆管、胆总管未见结石和扩张，胆道通畅。复查肝功能提示转氨酶进一步下降。术后 9 天，复查肝功能明显好转，谷丙转氨酶 28 IU/L，谷草转氨酶 34 IU/L，谷氨酰转肽酶 209 IU/L，总胆红素和直接胆红素正常，白蛋白 35.1 g/L。患者已逐渐恢复饮食。术后 10 天，患者顺利出院。

【要点分析】

一、Ehlers-Danlos 综合征患者术前评估需要注意哪些方面？

1. 术前需明确 Ehlers-Danlos 综合征患者的具体分型、临床表现严重程度和治疗史。例如，有无皮肤黏膜出血、关节脱位、困难气道、手术并发症史等。所有患者都应完善血常规、凝血、心电图和超声心动图等检查，明确有无凝血异常和心脏器质病变。脊柱侧后凸型患者应完善肺功能检查。

2. 由于软组织脆性增加，术前需和外科沟通，评估外科术中出血风险，尤其是血管型和前路脊柱手术患者。

3. 应考虑术中体位影响，应避免关节过度伸展导致的神经损伤。

4. 血管型患者由于皮肤和血管脆性增加，应禁用抗凝药物，减少因血管穿刺、神经阻滞等有创操作导致局部出血的风险。

二、Ehlers-Danlos 综合征患者麻醉管理有哪些注意问题？

1. 麻醉方式和药物选择

（1）英国《罕见病急诊指南》推荐血管型患者应避免实施椎管内阻滞，其他型患者在准备椎管内阻滞前可进行 MRI 等影像检查以排除脊髓病变。Ehlers-Danlos 综合征患者行椎管内阻滞后自发性硬脊膜破裂和硬脊膜刺破后头痛（postdural puncture headache，PDPH）的发生率较高，这与组织脆性增加有关。

（2）不推荐血管型患者使用外周神经阻滞。由于组织瘢痕，使用恩纳表面麻醉（利多卡因和丙胺卡因乳膏，EMLA）或局部麻醉可能会无效。

（3）推荐常规给予预防术后恶心呕吐药物，因为有报道血管型患者曾因剧烈呕吐出现自发性食管破裂。

（4）对于肌力减弱、肌张力低下的患者，推荐在麻醉苏醒期监测肌松。

（5）对于无法行走的患者应避免使用琥珀胆碱。

2. 气道管理

Ehlers-Danlos 综合征患者的气道风险有以下方面：

（1）面罩辅助通气时需警惕发生下颌关节脱位。

（2）颞下颌关节功能障碍、寰枢关节不稳定患者，可能存在张口度受限，有困难气道风险。合并寰枢关节不稳定、气管插管时呈过度后仰的患者，术后可能出现颈部疼痛或神经压迫的相关体征。

（3）气管插管时应避免反复多次操作造成气道黏膜损伤出血，可选择较小管径的气管插管。

（4）术中应注意监测气管导管套囊压和气道压力，避免高套囊压和高气道压导致气道狭窄、破裂和气胸的发生。

3. 术中管理

Ehlers-Danlos 综合征患者应尽可能使用无创血压监测，并注意袖带加压部位可能出现的皮肤损伤。合并血管脆性增加的亚型患者在建立动脉、静脉通路时，应避免因血管损伤形成血肿。必要时可在超声引导下进行血管穿刺。血管型患者应避免锁骨下静脉穿刺。

Ehlers-Danlos 综合征患者容易出现体位性心动过速综合征（postural orthostatic tachycardia syndrome，POTS），尤其是合并关节过度活动综合征的患者。术前输注晶体液和尽早使用血管收缩药会有改善作用，同时建议术后加强生命体征的监护。

4. 预防出血

合并血管脆性增加和未知分型但既往有出血史的患者，围手术期的出血风险较高，术前应做相应准备。择期手术可以考虑术前自体采血和术中血液回收。尽管凝血检查正常，仍有 26% 的患者会存在血小板聚集异常。

血管型患者行肢体小手术时，应避免因使用止血带造成血肿、筋膜间隔综合征和失血性休克；术中出血时，应尽早采取止血措施，使用去氨加压素（DDAVP）和氨甲环酸以减少出血，并在术中监测凝血功能。必要时与外科医生商议尽量选择开腹手术，以减少出血风险。

5. 患者体位保护

术中应使用敷料对患者的皮肤、四肢和关节部位进行保护，防止出现类似臂丛牵拉伤等外周神经的损伤。脊柱侧后凸畸形型患者应注意保护眼睛，防止出现视网膜脱离和眼球破裂的并发症。皮肤部位应使用容易撕开的敷料，防止在揭落时造成皮肤损伤。

三、合并 Ehlers-Danlos 综合征的孕妇如何选择分娩方式？

合并 Ehlers-Danlos 综合征的孕妇无论阴道分娩还是剖宫产都存在子宫破裂和伤口愈合延迟的风险，因此，对于 Ehlers-Danlos 综合征患者的分娩方式尚无推荐意见，需根据每位患者的分型和症状严重程度来确定。

血管型患者剖宫产手术时推荐选择全身麻醉。如果选择阴道分娩，应避免使用产钳导致会阴撕裂的风险。对于其他亚型的产妇，可根据分型及既往病史决定是否选择椎管内麻醉。

Ehlers-Danlos 综合征患者有时候会难以确诊。国内胡志英等报道一例怀孕 33 周合并肺动脉高压、心功能不全和下肢感染的产妇，行急诊剖宫产终止妊娠后才经多学科会诊确诊为经典型 Ehlers-Danlos 综合征。乔歧禄等报道一例怀孕 7 个月合并急性腹膜炎患者，因结肠自发性穿孔行急诊肠切除和造瘘术。该患者有家族史，术后继发腹膜炎、伤口愈合不良和胎盘早剥，经临床诊断为血管型 Ehlers-Danlos 综合征患者。

要点总结

1. Ehlers-Danlos 综合征又称为先天性结缔组织发育不全综合征，是一种罕见的遗传性结缔组织疾病。由于编码胶原纤维的基因异常，导致胶原蛋白合成障碍，主要累及皮肤、关节、心血管、胃肠道、骨骼和肌肉等。临床表现呈现多样性，可表现常染色体显性遗传、常染色体隐性遗传和 X 连锁隐性遗传等不同遗传方式。临床特征是：皮肤和血管脆弱，皮肤弹性过强，皮肤变薄，关节松弛和活动度过大。临床表现有全身运动发育迟缓、运动能力差和步态异常，可合并先天性心脏病和肺动脉高压。

2. 应在术前了解患者的具体分型和既往病史。应完善血常规、凝血、心电图和超声心动图等检查，明确有无凝血异常和心脏器质病变。脊柱侧后凸型患者应完善肺功能检查。

3. 术前需和外科医生沟通并评估术中出血风险，尤其是血管型和前路脊柱手术患者。

4. 患者有潜在的困难气道风险，应避免关节活动、组织脆弱等原因导致的气道损伤。

5. 应考虑患者存在因血管穿刺和术中体位导致的血肿形成和神经损伤的风险。

6. 血管型患者围手术期大出血风险较高，应避免区域麻醉和椎管阻滞，禁用抗凝药物。

参考文献

[1] 陈雪莹，刘曦. Ehlers-Danlos 综合征的诊断与治疗进展. 中国美容整形外科杂志，2019，30：765-767.

[2] 王景明，赵永飞，王征. Ehlers-Danlos 综合征的诊断与治疗新进展. 疑难病杂志，2016，15：655-659.

[3] 宋慧芯，余可谊. Ehlers-Danlos 综合征合并脊柱侧凸 1 例诊治体会并文献复习. 中华骨与关节外科杂志，2020，13：671-675.

[4] 胡志英，韩科萍，邹远野，等. Ehlers-Danlos 综合征合并妊娠 1 例并文献复习. 国际妇产科学杂志，2018，45：568-570.

[5] 乔歧禄，刘荫华. Ehlers-Danlos 综合征合并结肠自发性穿孔一例. 中华普通外科杂志，2000，15：191-192.

[6] Wiesmann T, Castori M, Malfait F, Wulf H. Recommendations for anesthesia and perioperative management in patients with Ehlers-Danlos syndrome(s). Orphanet J Rare Dis, 2014, 9: 109.

[7] Wloch K, Simpson M, Gowrie-Mohan S. Local anaesthetic resistance in a patient with Ehlers-Danlos syndrome undergoing caesarean section with continuous spinal anaesthesia. Anaesth Rep, 2020, 8: 56-58.

[8] Schubart JR, Schaefer E, Janicki P, et al. Resistance to local anesthesia in people with the Ehlers-Danlos Syndromes presenting for dental surgery. J Dent Anesth Pain Med, 2019, 19: 261-270.

[9] Burcharth J, Rosenberg J. Gastrointestinal surgery and related complications in patients with ehlers-danlos syndrome: a systematic review. Dig Surg, 2012, 29: 349-357.

（李怀瑾，耿志宇）

第 3 节　线粒体脑肌病伴高乳酸血症和脑卒中样发作综合征（MELAS 综合征）患者行全身麻醉甲状腺癌根治术

【病例简介】

一、基本病史

患者，女性，50 岁，因"发现甲状腺肿物 4 年"入院。患者 4 年前体检发现甲状腺肿物，不伴憋气、心慌手抖、声音嘶哑和饮水呛咳，此后定期复查。4 个月前复查甲状腺超声提示甲状腺多发占位，行超声引导下穿刺活检，病理提示为甲状腺乳头状癌。患者为行手术治疗收住院。

既往史：8 年前诊断为 MELAS 综合征，现口服辅酶 Q_{10} 和维生素 E 软胶囊治疗，活动耐力可。突发性耳聋 4 年，现遗留双耳听力下降。血脂紊乱 3 年，现口服非诺贝特治疗。发现糖尿病 4 个月，目前口服阿卡波糖，血糖控制可。17 年前在椎管内麻醉下行剖宫产术。否认家族遗传病史，母亲患甲状腺癌。

二、入院情况

患者血压 106/65 mmHg，心率 78 次 / 分，发育正常，营养中等，双肺呼吸音清，心律齐，各瓣膜听诊区未闻及杂音。颈部气管居中，双侧甲状腺未触及明显异常，颈部淋巴结未及肿大。

入院诊断：甲状腺癌，MELAS 综合征，糖尿病，突发性耳聋，血脂紊乱

三、术前情况

入院后完善检查，实验室检查提示，血常规、凝血和甲状腺功能大致正常，生化结果提示血糖略高，血糖 6.12 mmol/L，估测肾小球滤过率 87 ml/（min·1.73 m²），二氧化碳 24.7 mmol/L。动脉血气分析提示乳酸偏高 2.3 mmol/L（参考值 0.5~1.6 mmol/L）。胸部 X 线片和心电图检查未见异常。鼻咽镜检查提示双侧声带活动良好。甲状腺超声提示左叶多发低回声结节，大小约 0.6 cm×0.7 cm，边界欠清晰，未探及血流。右叶可见一等回声结节，大小约 1.9 cm×0.9 cm，边界尚清晰。

术前诊断：甲状腺癌，MELAS 综合征，糖尿病，突发性耳聋，血脂紊乱。拟全身麻醉下行甲状腺癌根治术。

【术前分析】

一、什么是 MELAS 综合征？

线粒体脑肌病伴高乳酸血症和脑卒中样发作（mitochondrial encephalomyopathy with lactic acidosis and stroke-like episodes，MELAS）综合征是线粒体脑肌病的一种，是由于线粒体基因（mitochondrial DNA，mtDNA）或核基因（nuclear DNA，nDNA）突变导致的多系统代谢性疾病，以"脑卒中样发作、癫痫发作、认知与精神障碍、高乳酸血症和肌肉疲劳无力"为主要特点。1984 年由 Pavlakis 等首次报道，该病为母系遗传或散发，在 16 岁以下儿童患病率约为（0.5~1.5）/万。由于基因突变导致线粒体呼吸链酶复合体蛋白功

能缺陷，引发线粒体功能障碍、三磷酸腺苷（ATP）合成减少、氧自由基增多和乳酸堆积导致。儿童起病的多由 nDNA 突变引起，成人起病的多由 mtDNA 引起。通常累及中枢神经系统和骨骼肌，还有内分泌腺、心脏、肝脏、肾脏以及胃肠道等，呈多系统损害。2018 年5 月，该疾病被列入国家卫生健康委员会等 5 部门联合发布的《第一批罕见病目录》。

线粒体病这一概念于 1962 年由 Luft 提出，是一组累及多系统的疾病。目前按 DNA不同突变类型和临床表现，将线粒体病分为：MELAS 综合征、肌阵挛性癫痫破碎性红纤维综合征（MERRF）、Kearn-Sayre 综合征、慢性进行性眼外肌瘫痪（CPEO）、Leber 遗传视神经病（LHON）、神经病 – 共济失调 – 视网膜色素变性（NARP）、线粒体肌肉病、线粒体胃肠脑肌病（MNGIE）等综合征。其中，MELAS 综合征是最常见的类型。

（一）发病机制

MELAS 综合征遗传基因有多态性的特点。目前有超过 30 个线粒体 DNA 基因突变与 MELAS 综合征相关，其中编码转移 RNA 亮氨酸 1 基因（mitochondrially transfer RNA leucine 1，MT-TL1）mtDNA3243 A＞G 点突变约占 80%，其他 20% 包括 mtDNA 13513G＞A、3271T＞C、1642G＞A 和 8316T＞C 等点突变。

由于基因突变导致线粒体的细胞色素氧化酶表达受损，线粒体呼吸链酶复合体蛋白功能缺陷，尤其是酶复合体Ⅰ和Ⅳ活性下降，使氧化呼吸链电子传递障碍，ATP 合成减少、氧自由基增多和细胞内乳酸堆积导致。能量需求高的器官或组织如脑、骨骼肌、心肌，往往最先受累。脑的主要病理改变是受累大脑皮质出现假分层样坏死，伴随微小血管增生。肌肉活检改良 Gomori 三色染色可见破碎红纤维，琥珀酸脱氢酶染色可见破碎蓝纤维和深染的小血管。

脑卒中的原因有两方面，除线粒体功能障碍外，还有因血管内皮和平滑肌细胞线粒体异常增生，细胞肿胀变性使微循环受阻导致的微血管病变；左旋精氨酸和瓜氨酸相对不足和一氧化氮合酶活性下降，使一氧化氮合成受损、脑血管自主调节功能异常；从而导致脑微循环异常和神经元受损。

组织低氧和 ATP 产生不足是骨骼肌和其他器官无氧代谢导致高乳酸血症的主要原因。

（二）临床表现

具有异质性，轻者为无症状基因携带者，重者表现为典型 MELAS 综合征。家族发病和散发病例都可见到，急性或亚急性起病，任何年龄均可发病，10～30 岁为发病高峰年龄。累及中枢神经系统、肌肉、胰腺、心脏和肾脏等多个系统，核心症状是反复卒中发作，表现为偏盲或皮质盲、癫痫发作、偏头痛、精神症状、失语和轻偏瘫等。其他少见神经症状还有肌阵挛、小脑症状、眼外肌麻痹、视神经萎缩、感音神经性耳聋、周围神经病、认知障碍、语言障碍、智能下降、痴呆和人格改变等。

首发或前驱症状有头痛、抽搐、发热、失语、肢体力弱、视力及听力下降等。常于首发症状出现后数天或数周内进展为临床神经功能缺损，最常见表现是偏头痛、癫痫发作和脑卒中样发作。

儿童 MELAS 综合征的发病年龄在 10 岁左右，常见临床症状有运动不耐受、四肢肌无力、癫痫发作、身材矮小、智能发育迟缓等。

其他系统受累表现有：腹胀纳差、假性肠梗阻、糖尿病、扩张型或肥厚型心肌病、预激综合征、心脏传导阻滞、局灶性节段性肾小球硬化等。患者合并糖尿病较常见，这也是脑卒中的危险因素。

MELAS 综合征的预后取决于发病年龄和临床特征，患者常死于严重的肺部感染、癫痫持续状态、全身多器官功能衰竭等并发症。

二、MELAS 综合征如何诊断？

MELAS 综合征的临床表现多样，如患者临床表现有身材矮小、易疲劳、脑卒中样发作等多系统表现时需要首先疑诊，之后应进一步完善辅助检查：

（1）头颅 MRI 检查有特征改变，病灶位于皮质和皮质下，枕叶和颞叶最容易受累，病灶呈层状坏死，分布区域不符合血管支配，具有"进展性、可逆性、多边形"特点。磁共振波谱检查（magnetic resonance spectroscop，MRS）可见病灶区有提示无氧代谢增加的乳酸峰，有提示神经元缺失的 N- 乙酰天门冬氨酸（N-acetylaspartate，NAA）峰下降。

（2）生化检查提示，血清肌酸激酶正常或增高，肌酸激酶 / 乳酸脱氢酶比例倒置，血乳酸升高（≥2 mmol/L），脑脊液乳酸升高（≥180 mg/L）。

（3）部分患者听力检查存在高频听力受损，心电图检查发现心脏传导阻滞、预激综合征和左心室高电压。

基因检测和肌肉活检是 MELAS 综合征诊断的"金标准"。肌肉活检改良 Gomori 三色（MGT）染色可见破碎红纤维（ragger-red fibers，RRF），琥珀酸脱氢酶染色可见破碎样蓝纤维（ragged-blue fibers，RBF）和高反应性血管（strongly succinate dehydrogenase reactive vessels，SSV），电镜下可见肌纤维内或小血管内皮细胞 / 平滑肌细胞被异常线粒体增加或聚集，线粒体内可见类结晶包涵体。以上阳性结果可支持临床诊断。基因检测可以进行 mtDNA 全长测序或相关核基因检查。约 80% 患者表现为 *MT-TL1* 基因 3243 位点 A-G 突变，其他热点突变有 13513 G＞A，3271 T＞G。

三、MELAS 综合征如何治疗？

目前多采用综合治疗，治疗原则是通过药物、饮食调节和运动管理，改善或控制临床症状，预防脑卒中等各种并发症。

（1）保持能量代谢均衡和连续，防止能量代谢危象发生。应避免饥饿导致的能量缺乏和精神刺激、过度劳累、熬夜、感染导致的能量消耗增加；不能进食时应及时静脉补充能量。

（2）适度有氧锻炼，增加肌肉力量改善临床症状。

（3）基础药物治疗，主要作用是提供氧化呼吸链辅酶，促进能量代谢。包括：辅酶 Q10（改善氧化磷酸化功能，增加 ATP 合成）、维生素 B_1/ 硫胺素（增强丙酮酸脱羧，提高有氧氧化、降低血乳酸和丙酮酸水平）、维生素 C（抗氧化、降低自由基损伤）、维生素 E（清除自由基，防止脂质过氧化，保护细胞膜完整性）、维生素 K、艾地苯醌、谷胱甘肽、依达拉奉和硫辛酸（清除自由基）；肌酸、左旋肉碱（补充能量底物）；左旋精氨酸（促进氧化亚氮代谢，扩张血管，缓冲兴奋性氨基酸的毒性作用和自由基的产生）等。

（4）生酮饮食，有助于难治性癫痫、丙酮酸脱氢酶复合物缺陷患者的治疗。

（5）对症治疗：癫痫发作（首选左乙拉西坦、拉莫三嗪和苯二氮䓬类药物），脑卒中发作（静脉注射左旋精氨酸），认知和精神障碍（多奈哌齐、加兰他敏、美金刚），焦虑抑郁（选择性5-羟色胺再摄取抑制剂、三环类抗抑郁药），偏头痛（辅酶Q10、艾地苯醌、氟桂利嗪）。

【麻醉管理】

患者，女性，50 岁，168 cm，62.9 kg，术前麻醉评估 ASA Ⅱ级，气道评估 Mallampati 分级 Ⅱ级。入手术室后开放外周静脉，常规监测生命体征，血压 110/70 mmHg，心率 55 次 / 分，脉搏氧饱和度 100%。分次静脉推注丙泊酚 120 mg、依托咪酯 10 mg 和舒芬太尼 15 μg 进行麻醉诱导，以罗库溴铵 40 mg 辅助完成气管插管。术中以静脉持续输注丙泊酚、瑞芬太尼靶控输注和吸入少量七氟烷维持麻醉。术中进行有创动脉压力监测，动脉血气分析提示 pH 7.37，乳酸 2.5 mmol/L，血钾 3.9 mmol/L，血糖 7.0 mmol/L。术中以醋酸林格液作为维持输液，药物配置采用 0.9% 生理盐水。术中行体温监测，给予暖风机等保温措施使体温维持在 36 ~ 36.2℃。术中血流动力学平稳，手术过程顺利，手术历时 60 min，出血少量，总入量 500 ml。术毕给予新斯的明和阿托品拮抗肌松，患者清醒、自主呼吸完全恢复后拔除气管导管。在恢复室观察半小时后，患者生命体征平稳，返回病房。

【术后情况】

术后 1 天，患者体温正常，诉双侧腿脚麻木，肌力正常，考虑手术有可能损伤甲状旁腺，复查血钙 2.17 mmol/L，血磷 1.3 mmol/L，血镁 0.89 mmol/L，均在正常范围。给予静脉补钙治疗。

术后 2 天，患者仍主诉腿脚麻木，给予口服补钙治疗。术后 3 天，患者双腿脚麻木症状较前好转，复查血钙正常 2.14 mmol/L，血磷偏高 1.64 mmol/L，血镁 0.81 mmol/L。伤口引流较少，拔除引流管后出院。院外继续口服补钙和左甲状腺素钠片（优甲乐）治疗。术后病理提示甲状腺乳头状癌。

【要点分析】

一、MELAS 综合征患者术前评估应注意哪些问题？

（1）术前应充分了解病史、并发症、诊治经过和手术麻醉史。完善头颅 MRI 和血乳酸检查，并请神经内科会诊评估。术前心电图和超声心动图检查有心脏肥大、心肌病、心律失常（包括房室传导阻滞和预激综合征）者，提示可能心脏受累，应进一步完善心功能和 Holter 检查，评价术中心脏并发症风险。

（2）病因考虑：MELAS 综合征是线粒体呼吸链功能障碍导致的能量代谢异常疾病，在应激代谢情况下容易发生高乳酸血症。因此，围手术期应避免长期禁食饥饿、手术创伤和疼痛等应激状态导致能量代谢异常加重，应及时静脉补充能量和液体，监测血糖、电解质、肾功能和血乳酸，保持能量代谢连续，防止能量代谢危象发生。合并糖尿病的患者，应避免发生围手术期低血糖。近期脑卒中史的患者，术后脑血管并发症风险增加，术前应请多学科会诊评估风险。

（3）气道风险：合并肌无力的患者术前应评价咽喉肌受累情况和肺功能，术前应避免使用镇静药物以免带来呼吸抑制的风险，同时应评估术后拔管困难风险。患者如有胃肠道受累症状，如胃食管反流、恶心或呕吐者，应注意麻醉诱导和术中反流误吸风险。

（4）应谨慎使用影响线粒体功能的药物，包括影响 mtDNA 复制（拉米夫定、卡维地洛、布比卡因、阿替卡因、吩噻嗪类），抑制非竞争性三磷酸腺苷酶（β 受体阻滞剂），抑制呼吸链电子传递（阿司匹林、七氟烷），抑制内源性辅酶 Q 合成（他汀类），抑制脂肪酸 β 氧化（四环素、胺碘酮），降低线粒体蛋白合成及减少线粒体数量（巴比妥类、氯霉素），降低肉碱水平和呼吸链酶复合体活性（丙戊酸钠、阿霉素），增加乳酸酸中毒（双胍类、利奈唑胺）等药物。

（5）术中应避免使用乳酸林格液，以免增加患者血乳酸水平。术中输晶体液时可使用生理盐水、醋酸林格和碳酸林格液替代。

二、MELAS 综合征患者全身麻醉时是否存在恶性高热风险?

肌无力和运动不耐受是 MELAS 综合征患者的常见症状,也是儿童患者的首发症状。少数患者出现四肢近端无力,个别患者出现眼睑下垂、眼外肌麻痹,偶见呼吸肌受累。

Gurrieri 等综述了 9 例经基因确诊的 MELAS 综合征患者的 20 次麻醉处理,其中 12 次手术是在确诊 MELAS 综合征之前实施的。9 例患者的临床表现中,8 例有脑卒中和癫痫发作,5 例有肌无力或肌肉病,5 例有精神状态改变和脑病,1 例有感音神经性耳聋和胃肠症状受累(表现为巨结肠),3 例有心脏表现,包括 Ⅱ 度房室传导阻滞、心肌病、预激综合征(WPW 综合征)和主动脉瓣反流,3 例有糖尿病。有 14 例患者全身麻醉维持使用吸入麻醉剂(地氟烷、异氟烷、氟烷),3 例患者使用丙泊酚持续输注,4 例患者曾给予琥珀胆碱。这些患者在围手术期均未发生体温异常、横纹肌溶解和高代谢表现。

Maurtua 等的观点是 MELAS 综合征应避免使用琥珀胆碱,但吸入麻醉剂可以正常使用。因为作者所在的克利夫兰医学中心,线粒体肌病患者是常规使用吸入麻醉剂的,并且没有发生过一例恶性高热。

由于 MELAS 综合征和恶性高热都极为罕见,因此目前文献中尚无明确证据表明该类患者是恶性高热的易感人群。但是对于严重肌病、术前血钾偏高的患者,仍应慎重使用琥珀胆碱等药物,以减少恶性高热和高钾血症的风险。术中应常规进行体温监测,既要警惕高热出现,也要注意避免低体温引起线粒体转运链蛋白功能的抑制。

三、MELAS 综合征患者全身麻醉药物使用有哪些注意事项?

由于 MELAS 综合征临床表现具有多样性,患者对于全身麻醉药物的反应也并不完全一致。在目前的病例报道文献中,患者对丙泊酚和吸入全身麻醉药物均有良好的耐受性。但是,丙泊酚会破坏线粒体电子传递链,对于儿童和合并有线粒体疾病的患者,长时间持续输注有发生“丙泊酚输注综合征”的风险,临床表现为:乳酸酸中毒、横纹肌溶解、高钾血症、高脂血症和难治性心搏骤停。因此,尽管没有文献报道丙泊酚输注综合征是 MELAS 综合征患者的并发症之一,这类线粒体肌病患者还是应该避免长时间和大剂量使用丙泊酚。

四、MELAS 综合征患者使用肌松剂时有哪些注意事项?

Gurrieri 等综述了 9 例 MELAS 综合征患者的 20 次麻醉管理,其中 14 例患者给予非去极化肌松剂,4 例患者给予琥珀胆碱(均为麻醉时未确诊的病例),6 例患者给予新斯的明拮抗肌松。术中肌松监测并未提示患者对肌松剂有异常反应,如阻滞不全和再箭毒化表现。

但也有文献报道，一些 MELAS 综合征患者可能对维库溴铵、罗库溴铵、阿曲库铵和米库氯铵等非去极化肌松剂表现比较敏感，也有部分患者表现为对顺阿曲库铵耐药。因此目前对该类患者肌松剂的使用并没有推荐。应注意，术前使用的抗癫痫药物可能会通过影响药物的肝脏代谢、增加蛋白结合率和上调乙酰胆碱受体的机制而影响术中肌松剂的效果。术中使用肌松监测可以更好地指导术中肌松药物的使用和监测术后残留肌松。

五、MELAS 综合征患者麻醉管理有哪些注意事项？

MELAS 综合征的病因是线粒体能量代谢障碍，因此麻醉管理应注意避免加重分解代谢的负担，例如长时间禁食、低血糖、术后恶心呕吐、术后低体温和寒战、长时间使用止血带和低血容量。

MELAS 综合征患者术中容易发生低钠血症、高钾血症等电解质紊乱，以及低血糖、高乳酸血症和代谢性酸中毒，术后脑卒中风险也高于普通人群。因此，术中应常规监测动脉血气和电解质。合并糖尿病的患者，术中推荐监测血糖。如发生低血糖时，可给予补充含糖的液体以补充能量。对于失血多的大手术，推荐术中目标导向液体管理，避免组织低灌注导致术后脑卒中的发生。

六、合并 MELAS 综合征的孕产妇患者如何实施麻醉和镇痛？

椎管内阻滞可以显著降低手术创伤和疼痛导致的应激反应。除有血小板减少、凝血障碍等禁忌证外，MELAS 综合征患者也可以使用椎管内麻醉和硬膜外分娩镇痛。Maurtua 等报道一例表现为偏头痛、慢性便秘、哮喘、阵发性室上性心动过速、血乳酸轻度升高的孕 38 周产妇，在硬膜外分娩镇痛下实施经阴道分娩，产后患者血乳酸由 2.4 mmol/L 升高至 3.9 mmol/L，2 天后产妇出院。

Bell 等报道一例合并 MELAS 综合征、1 型糖尿病、重度子痫前期、孕 22 周产妇，引产后因胎盘滞留行清宫术的麻醉处理。该患者 36 岁，14 岁时经肌肉活检确诊 MELAS 综合征。既往有脑卒中史，22 岁时行全身麻醉阑尾切除术，5 年前因低血糖昏迷行心肺复苏。家族史中，其母亲和姐妹均确诊 MELAS 综合征。患者术前因高钾血症、代谢性酸中毒、新发肢体无力和言语障碍在监护室治疗，引产后因胎盘滞留需要在麻醉下行清宫术。因患者困难气道，清宫术在单次蛛网膜下腔麻醉（腰麻）下顺利完成手术。但该患者术后发生了肺水肿、低血糖昏迷、产后内膜炎和败血症等并发症，经重症监护治疗后好转。产后 1 个月随访时，患者血压和神经系统检查均恢复正常。

要点总结

1. MELAS 综合征是线粒体脑肌病的一种，是由于线粒体基因或核基因突变导致的多系统代谢性疾病。临床以脑卒中样发作、癫痫发作、认知与精神障碍、高乳酸血症和肌肉疲劳无力为主要特点。

2. 术前应完善神经、肌肉、心血管和代谢系统的检查，进行多学科会诊，以减少围手术期心脑血管并发症风险。

3. 术前应及时静脉补充能量和液体，避免长期禁食和饥饿导致能量代谢异常加重。术中可使用生理盐水、醋酸林格和碳酸林格液替代乳酸林格液。

4. 术中应常规监测体温、电解质、血乳酸、血糖、肾功能和心电图，进行目标导向液体管理，避免组织低灌注的发生。

5. 合并肌无力的患者可能对镇静、镇痛及非去极化肌松剂的敏感性增加，可能存在术后拔管困难风险。胃肠道受累患者应注意反流和误吸风险。

6. 术中应谨慎使用琥珀胆碱和吸入性麻醉药物，避免长时间和大剂量输注丙泊酚。

7. 应谨慎使用影响线粒体功能的药物，包括布比卡因、阿替卡因、吩噻嗪类、β受体阻滞剂、阿司匹林、七氟烷和胺碘酮等。

参考文献

[1] 北京医学会罕见病分会，北京医学会神经内科分会神经肌肉病学组，中国线粒体病协作组. 中国线粒体脑肌病伴高乳酸血症和卒中样发作的诊治专家共识. 中华神经科杂志，2020，53：171-178.

[2] 纪怡瑶，许静，陈慧芳，等. 线粒体脑肌病伴高乳酸血症和卒中样发作综合征1例报道并文献复习. 神经损伤与功能重建，2021，16：367-370.

[3] 陈蕊，漆学良，张明. MELAS 综合征临床、影像、脑电图及基因特点分析. 中国神经精神疾病杂志，2016，42：720-725.

[4] 王心慧，韩艺华，陈嘉峰. MELAS 综合征1例诊治经过并文献复习. 中风与神经疾病杂志，2013，30：560-562.

[5] Gorman GS, Chinnery PF, DiMauro S, Hirano M, Koga Y, McFarland R, Suomalainen A, Thorburn DR, Zeviani M, Turnbull DM. Mitochondrial diseases. Nat Rev Dis Primers, 2016, 2: 16080.

[6] Park JS, Baek CW, Kang H, et al. Total intravenous anesthesia with propofol and remifentanil in a patient with MELAS syndrome -A case report. Korean J Anesthesiol, 2010, 58: 409-412.

[7] Maurtua M, Torres A, Ibarra V, DeBoer G, Dolak J. Anesthetic management of an obstetric patient with MELAS syndrome: case report and literature review. Int J Obstet Anesth, 2008, 17: 370-373.

[8] Kim SH, Park SY, Jung KT. Dexmedetomidine as a non-triggering anesthetic agent in

a patient with MELAS syndrome and systemic sepsis - A case report. Anesth Pain Med (Seoul), 2019, 14: 416-422.

[9] Bell JD, Higgie K, Joshi M, Rucker J, Farzi S, Siddiqui N. Anesthetic Management of Mitochondrial Encephalopathy With Lactic Acidosis and Stroke-Like Episodes (MELAS Syndrome) in a High-Risk Pregnancy: A Case Report. A A Case Rep, 2017, 9: 38-41.

[10] Gurrieri C, Kivela JE, Bojanić K, Gavrilova RH, Flick RP, Sprung J, Weingarten TN. Anesthetic considerations in mitochondrial encephalomyopathy, lactic acidosis, and stroke-like episodes syndrome: a case series. Can J Anaesth. 2011, 58(8): 751-763.

（李怀瑾，耿志宇）

第 4 节　卡斯尔曼病（Castleman 病）合并重症肌无力患者行全身麻醉颈部肿物切除术

【病史简介】

一、基本病史

患者，女性，27 岁，因"反复口腔溃疡伴肢体无力 7 年"入院。患者 7 年前出现口腔溃疡、四肢和外阴散在水疱，伴瘙痒、左侧下颌淋巴结肿大，全身肢体无力，走路不稳、眼睑下垂、晨轻暮重、张口无力和声音嘶哑。口腔溃疡活检提示为副肿瘤天疱疮，药物治疗后溃疡有好转。胸部 CT 检查提示为胸腺增生。曾在外院行胸腺切除术，术后肌无力症状加重，伴呼吸困难，给予气管插管和对症治疗后好转。患者目前口服甲泼尼龙（美卓乐）和溴吡斯的明治疗，肌无力症状基本稳定。曾 3 次因肌无力行气管切开术。半年前左侧颈部淋巴结明显肿大，3 个月前再次出现口腔溃疡，本院淋巴结穿刺活检病理结果提示为 Castleman 病。现患者口服甲泼尼龙及溴吡斯的明，肌无力症状基本稳定，患者为手术治疗收住院。

既往史：否认家族遗传疾病史和类似病史。

二、入院情况

患者血压 126/83 mmHg，心率 80 次 / 分，神志清楚，查体合作。双肺呼吸音粗，可闻及呼气末湿啰音，心律齐。脊柱四肢无畸形，双上肢及下肢肌力 V 级。外科情况：口腔糜烂，颈部气管居中，甲状腺无肿大，左侧颈前区可触及直径约 10 cm 的质软肿物，活动度可。

辅助检查：胸部 CT 提示：双肺多发磨玻璃密度灶，沿支气管血管束分布，边界欠清。肺功能检查提示：极重度阻塞性通气功能障碍，第 1 秒用力呼气量（FEV1）0.74 L，占预计值的 26.5%，第 1 秒用力呼气量占用力肺活量百分率（FEV1/FVC%）占预计值的 52%，肺通气储备功能重度下降，小气道功能重度障碍。

入院诊断：Castleman 病，副肿瘤性天疱疮，重症肌无力

三、术前情况

入院后完善检查。术前实验室检查，血常规、肝肾功能和凝血功能大致正常，白蛋白 44.3 g/L。动脉血气分析提示 pH 7.384，PO_2 72.6 mmHg，PCO_2 41.2 mmHg，HCO_3^- 23.9 mmol/L，乳酸偏高 2.8 mmol/L（参考值 0.5～1.6 mmol/L）。免疫蛋白电泳未见单克隆免疫球蛋白区带。结核斑点试验阴性。补体 C3 和 C4 正常，血清 IgG 略高 2.24 g/L（参考值 0.03～2.01 g/L），鼠膀胱底物间接免疫荧光（IgG）阳性，EB 病毒抗体 IgG 阳性。抗桥粒芯糖蛋白 3 抗体（Dsg）阳性。肿瘤标志物提示 CA199 50.65 U/mL（参考值＜37 U/mL）和 CA125 42.08 U/mL（参考值＜35 U/mL）略高，白细胞介素 69.04 pg/ml（参考值＜6.4 pg/ml）略高。

颈部和胸部 CT 检查提示：左颈部外侧间隙巨大淋巴结伴明显强化，大小约 3.4 cm×2.0 cm×5.2 cm，符合 Castleman 病。双肺多发磨玻璃密度灶，沿支气管血管束分布，小气道病变所致？

肺功能检查提示通气功能显著减退呈混合型障碍，第 1 秒用力呼气量（FEV1）占预计值的 36%，FEV1/FVC% 占预计值的 64.7%，弥散功能轻度减退，一氧化碳弥散量（DLCO）占预计值的 67.9%。支气管舒张试验阴性，小气道功能重度障碍。

心电图和下肢血管超声未见异常。

超声心动图检查提示左心室射血分数 73%，三尖瓣轻度反流。

电子纤维鼻咽喉镜检查提示口底、双侧颊黏膜、下咽后壁及颈段食管可见多发溃疡。

PET-CT 检查提示颈部多发淋巴结，部分肿大，考虑 Castleman 病。双肺多发磨玻璃密度灶，考虑为小气道病变所致。胸骨术后改变，双肺小结节，考虑炎症。右卵巢囊实性占位，宫腔内低密度灶。

妇科超声检查提示右卵巢囊肿，子宫内膜显著增厚，回声不均。

术前进行皮肤科、妇产科、神经内科、血液科和麻醉科的多学科会诊。患者病情主要特点：Castleman 病主要表现为口腔溃疡和重症肌无力，术前肺功能差，多次

因呼吸肌无力行气管切开和机械通气病史，术后肺部并发症风险高。患者围手术期管理的建议包括：①告知患者术后有拔管困难需要机械通气风险和肌无力危象风险。②术前连续给予丙种球蛋白每日 20 g，预防手术应激引起的重症肌无力危象。术前口服激素加量，予醋酸泼尼松每日 30 mg。如果术后出现肌无力危象，可考虑血浆置换。③完善肺弥散功能检查。④妇科超声提示子宫内膜增厚，Castleman 病为内膜癌高危人群，可同期行刮宫术。

经术前准备后患者病情稳定，20 天后拟择期手术。

术前诊断：Castleman 病，副肿瘤天疱疮，重症肌无力。拟全身麻醉下行颈部肿物切除术。

【术前分析】

一、什么是 Castleman 病?

Castleman 病（Castleman disease，CD）又称巨大淋巴结病或血管滤泡性淋巴结增生症，是临床较罕见的慢性淋巴组织增生性疾病，深部或浅表无痛性淋巴结肿大为突出表现，病变多见于纵隔、腹部、颈部，偶尔也见于腹膜后，可伴有全身症状和（或）多系统损害。发病率约为 1/5 万。1954 年 Castleman 首次报告该病为纵隔肿瘤样肿块，组织学显示为淋巴滤泡及毛细血管增生的疾病为血管滤泡性淋巴结增生。2018 年 5 月，该疾病被列入国家卫生健康委员会等 5 部门联合发布的《第一批罕见病目录》。2021 年，中国 Castleman 病协作组成立。

（一）临床分型和表现

Castleman 病具有高度的临床异质性。根据淋巴结活检病理结果不同，可分为：透明血管型（淋巴结体积较大，几至 10 cm）、浆细胞型（肿大淋巴结的体积通常较小）和混合型。根据淋巴结受累区域不同，临床可分为单中心型（unicentric CD，UCD）和多中心型（multicentric CD，MCD）。单中心型病理类型以透明血管型多见，多中心型则以浆细胞型和混合型多见。

（1）单中心型 Castleman 病（UCD）：多见于 20~30 岁年轻患者，仅有同一淋巴结区域受累，通常无伴随症状，多数因体检或影像学检查发现有淋巴结肿大。全身任何部位淋巴结都可肿大，常见部位为胸腹部和颈部，较少见于腋窝、腹股沟和盆腔。少数患者有淋巴结压迫症状和全身症状（如发热、盗汗、体重下降、贫血等）或者合并副肿瘤性天疱疮、闭塞性细支气管炎、血清淀粉样蛋白 A 型淀粉样变等。

（2）多中心型 Castleman 病（MCD）：表现为多个（≥2 个）淋巴结区域受累，可伴有全身症状和呼吸系统、消化系统和神经系统等受累表现，如发热（＞38℃）、盗汗、体重下降、乏力、贫血、肝肾功能不全（肝大、脾大）、容量负荷过多（全身水肿、胸腔积液、胸闷、呼吸困难、腹水等）、淋巴细胞性间质性肺炎和皮肤表现（紫罗兰色丘疹和樱桃血管瘤）。

根据是否感染人类疱疹病毒 -8 型（HHV-8），可进一步分型为 HHV-8 阳性 MCD 和 HHV-8 阴性 MCD。HHV-8 阴性 MCD 又可进一步分为无症状性 MCD 和特发性 MCD。前者除淋巴结肿大外，无全身症状和炎症反应表现，后者有全身症状和（或）脏器损伤表现。

（二）发病机制

尚不明确，具有病毒、肿瘤及免疫等疾病相重叠的临床表现和病理特征。目前认为白细胞介素 -6 和 HHV-8 与其发病有关。单中心型可能是由于肿瘤间质细胞克隆性增殖和获得性突变引起。HHV-8 是病毒相关性 MCD 的直接病因，常见于 HIV 或其他原因导致的免疫缺陷患者。Castleman 病国际工作组（CDCN）通过对特发性 MCD 患者进行分层和评估后提出 4 种病因学假说：自身免疫性疾病、自身炎症性疾病、恶性肿瘤和感染性疾病。白细胞介素 -6 过度分泌导致淋巴血管增生和全身炎症反应是发病直接原因。

二、Castleman 病如何诊断?

Castleman 病临床表现多样，最常见表现为无痛性淋巴结肿大。推荐病变淋巴结完整或部分切除活检，深部或难以切除的病灶可行空芯针穿刺活检。淋巴结病理活检和免疫组化抗体检测是 Castleman 病诊断的金标准。

有多种疾病会伴发"淋巴结的 Castleman 样"病理改变。因此，诊断 Castleman 病的第一步是要排除伴发类似淋巴结病理改变的相关疾病，包括：感染性疾病［如获得性免疫缺陷综合征（AIDS）、梅毒、EB 病毒感染、结核等］，肿瘤性疾病（如 POEMS 综合征、淋巴瘤、浆细胞瘤、滤泡树突细胞肉瘤等），自身免疫性疾病（如系统性红斑狼疮、类风湿性关节炎、自身免疫性淋巴细胞增生综合征等）。

诊断 Castleman 病的第二步是确定分型，可进一步检查淋巴结组织病理的 LANA-1（latency-associated nuclear antigen 1）免疫组合染色和外周血肿 HHV-8 DNA 检测。常见化验检查异常包括：① C 反应蛋白＞10 mg/L 或红细胞沉降率＞20 mm/1 h（女性）或 15 mm/1h（男性）；②贫血（Hb＜100 g/L）；③血小板（PLT）减少（PLT＜100×10⁹/L）或增多（PLT＞350×10⁹/L）；④血清白蛋白＜35 g/L；⑤估算肾小球滤过率（eGFR）＜60 ml/（min·1.73 m²）或蛋白尿（尿总蛋白＞150 mg/24 h 或 100 mg/L）；⑥血清 IgG＞17 g/L。

三、Castleman 病如何治疗？

单中心型患者首选外科手术治疗，多数患者完整切除病灶后可达到治愈，改善全身皮损和高炎症状态，极少数病例可能会复发。复发病例仍可选择再次手术切除。对于合并闭塞性细支气管炎的患者，肺部病变不能完全缓解，可能需要肺移植。对于存在肿块压迫症状，无法完整切除的患者，可选择利妥昔单抗、糖皮质激素或化疗，使肿物体积缩小后再手术切除。用药后效果不佳患者，可以考虑放疗或动脉栓塞治疗。

对于 HHV-8 阳性多中心型患者，可以采用利妥昔单抗为基础的治疗。对于 HHV-8 阴性、非重型特发性多中心型患者，推荐司妥昔单抗（IL-6 单抗）作为一线治疗方案；重型特发性多中心型患者，推荐司妥昔单抗联合大剂量激素冲击治疗或者联合化疗。

单中心型患者预后良好，5 年生存率超过 90%，几乎不影响远期生存。但合并副肿瘤天疱疮和闭塞性细支气管炎的单中心型患者预后差。多中心型患者的自然病程多样，无症状型患者有时可持续数月至数年无进展，也有患者短期内多次复发，手术不能根治，放化疗仅能部分缓解；也有的呈现快速进展型，数周内导致死亡。未经治疗的多中心型患者预后较差，5 年生存率为 55% ~ 77%。

四、什么是副肿瘤性天疱疮？

副肿瘤性天疱疮（paraneoplastic pemphigus，PNP）是一种罕见的累及皮肤黏膜的自身免疫性大疱疾病，特点是常伴发淋巴细胞增生性肿瘤，包括非霍奇金淋巴瘤、慢性淋巴细胞白血病、Castleman 病和胸腺瘤等。可累及多个内脏器官，特征性临床表现为口腔黏膜糜烂或溃疡。Anhalt 等于 1990 年首次报道此疾病。国内朱学骏教授等在 1999 年首次报道，国内病例特点是：77% 的患者伴发 Castleman 病，病灶主要位于后腹膜和纵隔，预后主要取决于早期诊断和早期手术切除肿瘤。早期手术切除的患者，多数预后较好。

副肿瘤性天疱疮患者的临床特征是：口腔黏膜广泛的糜烂和溃疡，伴疼痛、影响正常进食，导致体重下降，机体一般状况较差，糖皮质激素治疗无效，还可同时合并眼结膜和外阴溃疡。皮疹呈多形性，常见天疱疮皮损、多形性红斑样皮损或扁平苔藓样皮损，局限或全身性，容易误诊为重症多形性红斑（Stevens-Johnson 综合征）或中毒性表皮坏死松解症。全身症状主要表现为呼吸系统，如胸闷、憋气、咳喘等阻塞性气管炎或肺部感染，可有发热、低氧或高碳酸血症。患者术后容易出现呼吸困难、呼吸衰竭的并发症。手术前后给予大剂量丙种球蛋白封闭自身抗体对预防呼吸道并发症有效。

通过临床特征（溃疡、皮损）、皮损病理及免疫荧光检查可确诊。手术切除肿瘤后，患者血清中的致病性自身抗体滴度逐渐下降，皮肤和黏膜损害也会逐渐消退。早期切除肿瘤可以明显改善患者预后。

五、Castleman 病和副肿瘤性天疱疮的关系是什么？

副肿瘤性天疱疮是自身免疫性大疱病，特征是伴发淋巴细胞增生性肿瘤。合并肿瘤以淋巴增生性肿瘤最为多见，可以是良性的，也可以是恶性的。国内徐婷等综述报道的285 例 Castleman 病患者中，有 19 例合并副肿瘤性天疱疮。朱学骏等报道的 12 例患者中，9 例（75%）合并 Castleman 病，肿瘤位置主要位于纵隔（2 例）和后腹膜（7 例）。肿瘤大小不等，瘤体表面光滑，病理检查为淋巴滤泡，中心血管增生及透明样变，外周有"洋葱皮"样紧密排列的皮质淋巴细胞。免疫组化可见滤泡中大多数细胞膜 CD20 染色阳性，滤泡间隙 CD45Ro 阳性细胞散在分布。可见 CD34 阳性的内皮样血管穿行于滤泡中央。

合并肿瘤的发病机制有：①交叉反应学说，认为患者体内产生针对抗肿瘤组织抗原的抗体，该抗体与皮肤中的抗原交叉反应而致病。②细胞免疫学说，认为细胞介导的免疫反应参与。③表位扩散学说，认为初次免疫应答或炎性过程导致组织损伤，使隐蔽抗原暴露于免疫系统，从而导致继发性免疫应答。④细胞因子学说，认为细胞因子分泌紊乱刺激 B 淋巴细胞分化增殖和产生免疫球蛋白。

六、Castleman 病、副肿瘤性天疱疮合并重症肌无力的病例是否多见？

重症肌无力（myasthenia gravis，MG）是一种由乙酰胆碱受体抗体（anti-AChR）介导、细胞免疫依赖、补体参与，累及神经肌肉接头突触后膜，引起神经肌肉接头传递障碍，出现骨骼肌收缩无力的获得性自身免疫性疾病。

主要临床特征：波动性骨骼肌无力，常伴真性肌肉疲劳，晨轻暮重，活动后加重、休息后可减轻。发病早期可仅出现眼外肌、咽喉肌或肢体的肌肉无力；脑神经支配的肌肉较脊神经支配的肌肉更易受累。眼外肌无力导致的对称或非对称性上睑下垂、双眼复视是最常见的首发症状。面肌受累时可导致鼓腮漏气、眼睑闭合不全、鼻唇沟变浅、苦笑或呈肌病面容。延髓肌受累时可导致咀嚼困难、吞咽困难、构音障碍、鼻音、饮水呛咳及声音嘶哑等，严重者会影响一般状态，导致营养不良，增加误吸风险。颈肌受累，以屈肌为著，出现头颈活动障碍、抬头困难或不能。肢体各组肌群均可出现肌无力症状，以近端为著。呼吸肌无力时可导致呼吸困难、无力，部分患者可出现肌无力危象，需行人工辅助呼吸。

Wang 等曾报道了国内副肿瘤性天疱疮患者合并重症肌无力的发病情况，认为重症肌无力是副肿瘤性天疱疮的并发症之一。58 例副肿瘤性天疱疮患者中，39% 的患者有肌无力症状，35% 的患者诊断为重症肌无力，35% 的患者乙酰胆碱受体抗体（anti-AChR）阳性，28% 的患者抗乙酰胆碱酯酶抗体（anti-AChE）阳性。这两个自身抗体的阳性率和非副肿瘤性天疱疮肌无力患者是一致的。有呼吸困难症状的患者，这两个自身抗体的滴度呈显著增加。但是，合并重症肌无力并不影响副肿瘤性天疱疮的总体生存率。

【麻醉管理】

患者，女性，26 岁，155 cm，64 kg，术前麻醉评估 ASA Ⅲ级。患者入手术室后开放外周静脉，常规监测生命体征，血压 120/70 mmHg，心率 60 次 / 分，脉搏氧饱和度 100%。分次静脉推注依托咪酯 16 mg、舒芬太尼 15 μg 和顺阿曲库铵 4 mg 进行麻醉诱导和气管插管。术中以吸入 50% 氧化亚氮、静脉持续输注丙泊酚和靶控输注瑞芬太尼维持麻醉。术中监测有创动脉压力、呼气末二氧化碳和脑电双频指数，血流动力学平稳。术中给予静脉补充氢化可的松 100 mg 维持手术应激。手术过程顺利，手术历时 70 min，术中出血 20 ml，尿量 750 ml，总入量 1500 ml。术毕患者因合并重症肌无力、术前肺功能差，带气管导管转入监护室。

【术后情况】

患者入监护室后给予心电监护、吸氧、呼吸机辅助呼吸、祛痰、营养支持、预防感染和双下肢血液循环驱动等治疗。术后 8 小时，改为自主呼吸模式通气，患者自主呼吸良好。术后 1 天，动脉血气分析结果提示，pH 7.427，PO_2 187 mmHg，PCO_2 39 mmHg，HCO_3^- 25.7 mmol/L，乳酸略高 1.9 mmol/L。患者拔除气管导管后改为持续鼻导管吸氧。恢复半流食，嘱避免进食呛咳和误吸，鼓励患者自己咳嗽咳痰，同时给予拍背排痰和胸部物理治疗。患者呼吸稳定，生命体征平稳，转回普通病房。继续给予术前口服的醋酸泼尼松 30 mg/d 及溴吡斯的明治疗。

术后 4 天，患者伤口恢复良好，一般情况可，顺利出院。出院后继续口服激素并规律减量，每两周减 1 片至每天 2 片，定期皮肤科就诊随访。术后病理回报：淋巴组织形态符合 Castleman 病，混合型。

【要点分析】

一、Castleman 病患者术前评估应注意哪些问题？

Castleman 病患者临床表现多样，轻者无明显症状，重症者危及生命。国内文献报道，Castleman 病患者可以合并副肿瘤性天疱疮、重症肌无力、系统性红斑狼疮、闭塞性细支气管炎、浆膜腔积液、淋巴瘤、肺腺癌、肝硬化和肾淀粉样变等。因此，术前评估应对患者病史、术前疾病控制状态和外科治疗有充分了解。对于多发淋巴结肿大患者，应完善 HIV、HHV-8 和 IL-6 检查。合并有自身免疫性疾病的患者中，皮肤和（或）黏膜损伤、肺部并发症的发生率更高。

（1）合并副肿瘤性天疱疮患者，术前应了解皮肤黏膜和口腔溃疡严重程度，是否因口腔和舌黏膜糜烂和疼痛严重影响进食或张口困难，术前营养和容量状态如何，是否合并有创面感染，以及面罩通气和气管插管是否受影响。对于术前一般状况差、合并贫血、血小板减少或低蛋白血症的患者，术前应积极纠正，给予营养支持、输血等治疗，改善患者的一般状况。

（2）合并重症肌无力患者，术前应了解肺功能、呼吸肌受累严重程度、是否存在咳嗽无力、排痰困难、阻塞性通气功能障碍、肺部感染，并评估术后拔管困难和肺部并发症风险。术前存在呼吸道感染的患者应控制感染后再手术。

（3）病灶位于纵隔或后腹膜的患者，术前应完善影像检查，明确肿物大小和位置，及是否存在压迫食管和气管的症状。肿物位于胸腔内时，应完善超声心动图和肺功能检查以评估心肺功能。

（4）由于肿瘤富含血管，手术挤压可能导致瘤细胞内的抗体大量释放，术后有可能出现临床症状的一过性加重，如呼吸困难、憋气等。较大肿瘤有可能与周围组织粘连，手术操作困难，术中失血多，术中应监测容量、凝血功能和动脉血气，并做大量输血和输液准备。

（5）患者术前使用大剂量激素和丙种球蛋白等治疗，手术应激状态情况下应给予短效激素，如氢化可的松进行替代治疗。

二、Castleman 病患者麻醉管理有哪些注意事项?

本例 Castleman 病、副肿瘤性天疱疮、重症肌无力、肺功能减退患者，术前经多学科会诊，给予激素加量和输注丙种球蛋白等术前准备后，手术过程顺利，术后没有出现严重并发症。但文献中也有报道类似病情患者，病情较重甚至危及生命。

叶俊杰等报道一例男性患者，26 岁，既往因体检发现纵隔肿物，在外院手术治疗，术后确诊是单中心型 Castleman 病。5 年后出现眼睑下垂、全身皮肤黏膜破溃、口腔溃疡、张口受限、进食困难、胸闷和呼吸困难。胸部 CT 检查提示胸腔积液、纵隔及右肺门多发淋巴结肿大。肺部结节穿刺病理检查提示透明血管型 Castleman 病，诊断为复发性多中心型 Castleman 病，合并副肿瘤天疱疮及重症肌无力，经糖皮质激素联合化疗等治疗后，因进行性呼吸衰竭而死亡。

对于 Castleman 病患者的麻醉管理，目前文献中没有明确的推荐意见。对于重症患者的麻醉应关注以下方面:

（1）气道管理:颈部及胸腔淋巴结肿大的患者可存在主气道及心脏受压，继发阻塞性通气功能障碍及通气血流比例失调。因免疫系统紊乱，患者常合并口咽腔及气道黏膜受损，术前存在张口困难和肺部感染病灶。部分患者可因长期使用糖皮质激素存在肥胖、满月脸、甲颏距小，造成困难气道。麻醉诱导前应评估气道，并选择合理的插管方式。困难气道患者可采用清醒气管插管、纤维支气管镜（纤支镜）引导下插管，尽量选择偏小号的加强型气管导管。吸痰操作采用低压吸引，以减小对气道黏膜的损伤。术中机械通气在保证每分通气量的同时，应避免气道压过高。

（2）容量管理：Castleman 病患者常合并肾功能不全，严重患者还伴有胸腔积液、腹水及外周组织水肿，因此术中需要精准的容量管理。高风险手术时，应监测有创动脉压力和动态容量评估指标（如每搏量变异度）。

（3）预防感染：Castleman 病患者因免疫系统异常、长期使用糖皮质激素，围手术期的感染风险较高。因此，麻醉操作过程应严格遵循无菌原则，手术期间应合理使用抗生素。

三、Castleman 病合并重症肌无力患者的术中管理有哪些要点？

本例患者为合并重症肌无力的单中心型 Castleman 病患者，类似病例目前国外文献报道 12 例、国内文献报道 3 例。合并重症肌无力的患者中，术后发生肌无力危象率为36.4%，远高于胸腺瘤合并肌无力患者的发生率（5.4%）。国内林称意等曾报道一例单中心型患者术后出现了肌无力危象。IL-6 引起的免疫功能异常可能是 Castleman 病患者合并重症肌无力的原因。既往有肌无力危象病史、手术时间长、术中出血量多及合并胸腺瘤是发生术后重症肌无力危象的高危因素。

术前病史＞6 年，合并肺部疾病，溴吡斯的明用量＞750 mg/d，术前肺活量＜2.9 L是患者术后需要机械通气的危险因素。术前如咽喉肌和呼吸肌有受累，应预防性给予质子泵抑制剂或组胺受体拮抗剂，以预防误吸性肺炎的发生。

重症肌无力患者对非去极化肌松剂较敏感，但对去极化肌松剂有抵抗趋势。此类患者术中应常规进行肌松监测，并谨慎使用肌松药。舒更葡糖钠可以逆转罗库溴铵的作用，但也有重症肌无力患者使用后拮抗失败的个案报道。术中尽量避免使用钙通道阻滞剂或镁剂，这些药物可能会潜在影响骨骼肌收缩。

要点总结

1. Castleman 病是慢性淋巴组织增生性疾病，主要表现为无痛性淋巴结肿大，病变多见于纵隔、腹部、颈部和后腹膜。临床分为单中心型和多中心型。前者首选外科手术治疗，预后良好。后者表现多样，可有全身炎症反应表现，需要激素治疗和联合化疗。

2. 副肿瘤性天疱疮是累及皮肤黏膜的自身免疫性大疱疾病，特点是常伴发淋巴细胞增生性肿瘤。国内报告病例有 75% 伴发 Castleman 病，病灶主要位于后腹膜和纵隔，早期手术切除的患者，多数预后较好。

3. Castleman 病合并副肿瘤性天疱疮患者全身麻醉管理要点包括：气道管理、术中出血和容量管理、术中激素替代应激、术后拔管困难和呼吸系统并发症风险。

4. 合并重症肌无力患者术前应完善肺功能检查，评估术后拔管困难和肺部感染等并发症风险。术前存在呼吸道感染的患者应控制感染后手术。应注意围手术期肌无力危象风险，术中应谨慎使用肌松剂并进行肌松监测，术后尽早恢复乙酰胆碱酯酶抑制剂的治疗。

参考文献

[1] 中华医学会血液学分会淋巴细胞疾病学组，中国抗癌协会血液肿瘤专业委员会，中国 Castleman 病协作组. 中国 Castleman 病诊断与治疗专家共识（2021 年版）. 中华血液学杂志，2021，42：529-534.

[2] 叶俊杰，尹竺晟，邓君健，等. 复发性 Castleman 病合并副肿瘤天疱疮及重症肌无力 1 例. 广西医学，2017，39：127-129.

[3] 朱学骏，王京，陈喜雪. 副肿瘤性天疱疮. 中国麻风皮肤病杂志，2004，20：565-567.

[4] 徐婷，徐姝，孙思庆，等. 纵隔 Castleman 病 1 例并文献复习. 临床肺科杂志，2017，22：2130-2132.

[5] 刘海玲，范磊，李建勇. Castleman 病的诊疗进展. 中华血液学杂志，2020，41：697-700.

[6] 林称意，严会志，郭家龙，等. 合并重症肌无力的单中心型 Castleman 病一例. 临床外科杂志，2015，23：227.

[7] Chigurupati K, Gadhinglajkar S, Sreedhar R, et al. Criteria for postoperative mechanical ventilation after thymectomy in patients with myasthenia gravis: a retrospective analysis. J Cardiothorac Vasc Anesth, 2018, 32: 325-330.

[8] Fernandes HDS, Ximenes JLS, Nunes DI, et al. Failure of reversion of neuromuscular block with sugammadex in patient with myasthenia gravis: case report and brief review of literature. BMC Anesthesiol, 2019, 19:160.

[9] Wang R, Li J, Wang M, et al. Prevalence of myasthenia gravis and associated autoantibodies in paraneoplastic pemphigus and their correlations with symptoms and prognosis. Br J Dermatol, 2015, 172: 968-975.

（刘雅菲，耿志宇）

第5节　冯希佩尔-林道综合征（VHL综合征）患者行全身麻醉肾部分切除术

【病史简介】

一、基本病史

患者，男性，30岁，因"体检发现双肾肿瘤5年"入院。患者5年前体检发现双肾肿瘤。3月前外院腹部CT提示双肾多发占位，胰腺多发囊性病变，考虑VHL综合征。1个月前在我院行开腹左肾部分切除，术后病理为透明细胞癌。此次为行右侧肾肿瘤手术收住院。

既往史：患者11年前因头痛、昏迷在外院发现小脑肿瘤，行手术治疗，术后病理为血管母细胞瘤（血管网状细胞瘤）。此后6年内因肿瘤复发又行3次小脑肿瘤切除术。7年前发现双眼视网膜血管母细胞瘤，行激光治疗，目前右眼仅有光感，左眼视力正常。吸烟5年，每日10支。否认家族遗传病和类似疾病史。

二、入院情况

患者血压144/92 mmHg，心率70次/分，发育正常，营养中等，神志清楚，查体合作。双肺呼吸音清，心律齐。左腹部皮肤可见手术瘢痕。双肾区无隆起，无压痛和叩击痛。

入院诊断：VHL综合征，右肾肿瘤，左肾部分切除术后，双眼视网膜血管母细胞瘤术后，小脑血管母细胞瘤术后。

三、术前情况

入院后完善术前检查，血常规、肝肾功能、凝血功能和心电图大致正常，血红蛋白144 g/L，尿素氮4.29 mmol/L，血肌酐101.9 μmol/L，估测肾小球滤过率（eGFR）84 ml/（min·1.73 m^2），血钾偏低3.15 mmol/L。

泌尿系超声检查提示右肾多发占位，最大4.4 cm×4.0 cm×3.9 cm，右肾多发囊肿，左肾部分切除术后，胰腺多发囊肿。

术前诊断：VHL综合征，右肾肿瘤，左肾部分切除术后，视网膜血管母细胞瘤术后，小脑血管母细胞瘤术后。拟全身麻醉下行开放右肾部分切除术。

【术前分析】

一、什么是冯希佩尔－林道综合征（VHL综合征）？

冯希佩尔－林道综合征（von Hippel-Lindau syndrome）又称为von Hippel-Lindau综合征、希佩尔－林道综合征、林岛综合征、VHL综合征、VHL病，是VHL抑癌基因突变引起的一种常染色体显性遗传病，可于儿童期、青春期或成年期发病，首发症状平均年龄约为26岁。患者表现为多器官肿瘤综合征，包括中枢神经系统血管母细胞瘤、视网膜血管母细胞瘤、肾透明细胞癌或肾囊肿、胰腺肿瘤或囊肿、肾上腺嗜铬细胞瘤、内耳淋巴囊肿瘤和生殖系统囊肿等病变。

1895年，德国眼科医生von Hippel首先发现具有家族特性的视网膜血管母细胞瘤。1926年，瑞典眼科医生Arvid Lindau也报道了家族性视网膜血管母细胞瘤同时伴发小脑及腹腔脏器病变的病例。1964年，Melmon和Rosen首次将这种家族性多发肿瘤综合征命名为"von Hippel-Lindau综合征"，简称VHL综合征。

1993年，Latif等确定了该病的致病基因为VHL基因，位于染色体3p25-26上。它是一种抑癌基因，其失活、部分或全部缺失均可导致VHL病的发生。该病临床罕见，国外报道的发病率为1/（9.1万~3.6万），国内尚缺乏流行病学数据。

（一）发病机制

VHL综合征是由VHL基因突变引起的。VHL基因是一种抑癌基因，编码含有213个氨基酸的VHL蛋白，与延长因子B和C组成VBC E3泛素连接酶复合体，通过泛素化途经，降解下游的缺氧诱导因子-α（hypoxia inducible factor，HIF-α）。

VHL蛋白是肿瘤抑制蛋白。VHL基因突变时，VHL蛋白功能丧失，导致其下游底物（HIF-α等）不能正常降解而累积，进而促进一系列促癌因子（如血管内皮生长因子、血小板源性生长因子、肿瘤生长因子和促红细胞生成素等）的表达，导致多肿瘤的发生。

我国VHL综合征的外显率高，国外报道60岁外显率为87%，国内患者60岁时外显率高达97%。目前，国际上报道的VHL基因突变有500多种，包括错义突变、无义突变、小片段缺失和插入、大片段缺失和剪接突变等。基因突变存在种族差异性，我国患者的热点突变区域位于1号和3号外显子，错义突变所占比例高于国外（50.7%与39.4%），而移码突变和无义突变占比较低（21%与32.8%）。

（二）临床表现

VHL综合征在家系内和家系间存在明显的表型差异，不同患者各器官肿瘤发生风险不同。我国患者中枢神经系统受累率最高（61.3%），其次为胰腺（46.7%）、肾（42.7%）、视网膜（22.3%）和肾上腺（13.0%）。各器官表现如下：

（1）中枢神经系统血管母细胞瘤：是VHL综合征最常见的肿瘤，也是最常见的死亡原因。平均发病年龄31岁，病变好发部位依次为小脑、脊髓和脑干等部位。临床表现主要取决于肿瘤位置和对周围神经组织压迫的程度，可以有颅内压增高表现，主要临床症状有头痛、肢体麻木、眩晕、平衡失调、四肢疼痛或四肢无力等。血管母细胞瘤出血少见，但有可能会导致突发意识障碍、运动或语言障碍甚至死亡。

（2）视网膜血管母细胞瘤：国外报道视网膜血管母细胞瘤是第二高发肿瘤，发病率为73%。而我国患者发病率仅22%，明显低于国外，提示VHL综合征可能具有种族差异性。平均发病年龄为28岁，多数表现为双侧多发。肿瘤较小时，无临床症状，难以被发现。随着肿瘤增大，因牵拉效应或者渗出可导致视网膜水肿或脱离，出现青光眼、眼内出血、视力障碍甚至失明等症状。

（3）肾细胞癌或肾囊肿：是VHL综合征最常见的临床表现，也是患者死亡的第二位原因。早期通常无特殊症状，多数通过影像学检查发现。晚期可出现血尿、疼痛、腹部肿块等症状体征。平均发病年龄为40岁，和散发性肾癌比较，病变特点是：发病年龄早，累及双侧且为多发，病理类型几乎全部为透明细胞癌，发病率约为25%~60%。肿瘤进展较慢，3 cm以下极少发生转移。VHL综合征相关肾囊肿与普通肾囊肿不同，囊壁和囊液中可能有癌细胞，有转变为肾癌的潜在风险，常被视为癌前病变。

（4）嗜铬细胞瘤：VHL综合征相关嗜铬细胞瘤发病率约为10%，平均发病年龄为34岁，90%以上发生在肾上腺，其余可发生在颈动脉窦、迷走神经和腹主动脉旁。发生在肾上腺的嗜铬细胞瘤，可表现为单侧多发或双侧多发，约有44%会累及双侧肾上腺。最常见临床表现为血压升高，其他症状包括头痛、心律失常、心悸、焦虑、恐惧和濒死感等。

（5）胰腺肿瘤或囊肿：胰腺相关病变包括囊肿、浆液性囊腺瘤和胰腺神经内分泌肿瘤，其中多发性囊肿最常见（30%~91%）。多数患者临床症状不明显，平均发病年龄34岁。当囊肿或肿瘤堵塞胰管时，可出现腹泻、便秘、脂肪泻等消化道症状。神经内分泌肿瘤也可转移至肝脏。如病变导致胰岛素分泌受阻时，患者可能出现血糖升高、低血糖发作或糖尿病。

（6）内淋巴囊肿瘤：约3%~16%的患者会出现内淋巴囊肿瘤，国外报道的发病年龄为22~40岁，目前尚无国内患者发病数据。常见病变部位是内淋巴囊或颞骨岩部，临床表现有耳鸣、眩晕、听力减退、耳胀感或颊部感觉减退等。内淋巴囊肿瘤造成的听力下降一旦发生便很难恢复，因此早期发现有助于手术切除，对患者听力的保护十分重要。

（7）生殖系统病变：男性患者多数表现为附睾囊腺瘤，累及单侧或双侧，发生率约为25%~60%，平均发病年龄24岁，一般不影响患者的生育功能。女性患者可表现为子宫阔韧带囊腺瘤，多数无明显症状，少数情况下有下腹疼痛、性交痛或月经过多。

二、VHL 病如何诊断?

（一）临床诊断标准和分型

VHL 综合征患者临床表现为多器官肿瘤综合征，包括：中枢神经系统或视网膜的血管母细胞瘤、肾透明细胞癌或囊肿、肾上腺嗜铬细胞瘤、胰腺多发囊肿或神经内分泌瘤、内耳淋巴囊肿瘤和生殖系统囊肿等。

当疑似患者符合以下条件时可临床诊断为 VHL 综合征：①有明确家族史，存在以上七种肿瘤之一即可诊断；②无家族史，患者出现至少两个血管母细胞瘤，或者一个血管母细胞瘤和上述七种肿瘤之一即可诊断。

由于临床诊断标准具有滞后性，部分患者疾病早期不符合临床诊断标准，易发生漏诊。因此，对于疑似 VHL 综合征的患者应行基因监测，包括：单发的视网膜或中枢神经系统血管母细胞瘤，家族性或双侧嗜铬细胞瘤，家族性或多发或早发的肾癌以及内淋巴囊肿瘤。

国际上根据患者是否存在嗜铬细胞瘤，将 VHL 综合征分为两型，并将其与患者的基因型相对应。

1 型患者：无嗜铬细胞瘤，可有视网膜血管瘤、中枢神经系统血管母细胞瘤、肾细胞癌、胰腺囊肿和神经内分泌肿瘤。进一步根据患者是否存在肾癌，又分为 1A 型（有肾癌）和 1B 型（无肾癌）。该型患者基因突变类型包括无义突变、小片段缺失和插入、大片段缺失和剪接突变，导致 VHL 蛋白功能完全缺失。

2 型患者：嗜铬细胞瘤高发，可进一步细分为 2A 型（表现为血管母细胞瘤和嗜铬细胞瘤，肾癌较少）、2B 型（表现为血管母细胞瘤、嗜铬细胞瘤和肾癌）和 2C 型（仅有嗜铬细胞瘤）。该型患者多为基因错义突变，仅导致 VHL 蛋白单个氨基酸的改变。

但是，我国学者研究提出，HIF-α 结合位点改变的错义突变与导致蛋白功能完全缺失的非错义突变具有相似的嗜铬细胞瘤发生风险，且两组患者中位生存期无差异。

（二）基因诊断标准

目前认为基因诊断是 VHL 综合征诊断的金标准。当患者存在 VHL 基因致病性突变时即可确诊。若为新发突变，应进一步在 mRNA 和蛋白水平检测其引起的功能改变，以明确其致病性。我国 VHL 综合征患者约 20% 为大片段缺失，且存在嵌合体现象，基因检测时应予考虑。

三、VHL 病如何治疗和筛查?

VHL 综合征为遗传病，目前尚无治愈方法。临床主要根据常见肿瘤进行综合治疗，外科手术切除常是首要治疗方法。VHL 相关肿瘤中，多数是良性的，但是肾脏、肾上腺和胰腺的 VHL 相关肿瘤可进展到恶性阶段。肾细胞癌为 VHL 病恶性度最高的肿瘤，发病率约为 25%～60%。

目前国外报道的 VHL 综合征中位生存期男 67 岁，女 60 岁。我国 VHL 综合征患者数据为男性 62 岁，女性 69 岁。影响患者预后的因素主要是首发年龄、肿瘤直径大小、是否有家族史以及基因突变类型。首发年龄早、有明确的家族史以及 VHL 基因非错义突变的患者预后较差。

晚期肾癌可选择靶向药物治疗，如舒尼替尼、索拉非尼和帕唑帕尼等。研究表明，高达 64.3% 的患者在一线使用舒尼替尼后达到部分缓解，2 年无进展生存率 71.4%。在帕唑帕尼治疗 VHL 病的二期临床试验中，患者反应率 42%（13/31），另外 58% 的患者均为疾病稳定，未出现不可耐受的不良反应。对于一般状况较差的患者，可选不良反应较小的索拉非尼和阿昔替尼。联合靶向药物治疗与局部能量治疗，可以更大地延长患者的肾功能保留时间。

VHL 综合征呈常染色体显性遗传方式，先证者有 50% 的机会将突变等位基因传递给子女。基因确诊的患者都应进行详细的家系调查。对于有生育需求的患者，应进行产前诊断，在妊娠 11～13 周采集胎儿绒毛或在妊娠 18～22 周羊水穿刺进行产前 VHL 基因检测。

大部分 VHL 相关病变在早期是可控制的。所有确诊患者的直系亲属建议进行基因检测。基因确诊的患者应尽早开始规律筛查。早期监测方案应侧重于血管母细胞瘤、肾细胞癌和嗜铬细胞瘤，因为这三种肿瘤最易导致患者失能或死亡。近年，由于认识到 VHL 综合征患者内淋巴囊肿瘤发病风险增加，也将听力检查加入监测方案。我国 VHL 患者家系中存在遗传早现现象，即子代比亲代发病更早，症状更重，故在对家系患者的监测中，对子代的关注时间应适当提前。

【麻醉管理】

患者，男性，30 岁，175 cm，64 kg，术前麻醉评估 ASA Ⅱ 级。入手术室后开放外周静脉，常规监测生命体征，患者血压 130/85 mmHg，心率 80 次/分，脉搏氧饱和度 98%。分次静脉推注依托咪酯 20 mg、丙泊酚 80 mg、舒芬太尼 10 μg 和罗库溴铵 40 mg 进行麻醉诱导和气管插管。术中监测有创动脉压力、呼气末二氧化碳和脑电双频指数，采用自体血回收，血流动力学平稳。手术过程顺利，手术历时 2.5 h，出血 100 ml，尿量 200 ml，入量 2600 ml。

术毕给予新斯的明和阿托品拮抗肌松，患者意识清醒，自主呼吸完全恢复后拔除气管导管。在恢复室观察半小时后，患者生命体征平稳，返回病房。

【术后情况】

术后 1 天，患者生命体征平稳，尿量 600 ml，腹膜后引流 750 ml，复查血红蛋白 127 g/L，血尿素氮 4.57 mmol/L，血肌酐升高 188.7 μmol/L，估测肾小球滤过率 40 ml/（min·1.73 m²），血糖升高 11.2 mmol/L，血钙降低 2.08 mmol/L，乳酸脱氢酶升高 289 IU/L。给予抗感染、补液和对症治疗。

术后 3 天，复查血红蛋白 108 g/L，血尿素氮 5.7 mmol/L，血肌酐 167.1 μmol/L，估测肾小球滤过率 46 ml/（min·1.73 m²），血糖、血钙和血磷正常，乳酸脱氢酶 466 IU/L，拔除尿管。

术后 7 天，复查血红蛋白 112 g/L，血尿素氮 5.37 mmol/L，血肌酐 159.8 μmol/L，估测肾小球滤过率 49 ml/（min·1.73 m²），乳酸脱氢酶升高 435 IU/L，腹膜后引流 10 ml，拔除引流管。患者伤口愈合好，生命体征平稳，顺利出院。术后病理：右肾多发透明细胞癌，伴出血及囊性变；右肾囊肿，囊壁局部被覆上皮可见透明细胞，不除外恶变潜能。

【要点分析】

一、VHL 综合征患者肾脏手术有哪些特点？

（1）治疗原则：由于 VHL 综合征相关肾肿瘤特点是双侧、多发且不断新生，因此治疗原则是以最少的手术次数获得最大肾功能保护以及肿瘤特异性生存时间。治疗关键在于决定最佳手术时机：既要及时干预避免转移，又需要尽可能延长患者的治疗间隔。

（2）主动监测：由于 VHL 综合征患者一生可能经历多次肾脏手术，临床中应尽可能减少手术次数。肿瘤直径＜3 cm 时，因发生转移概率低，推荐患者常规进行腹部增强 CT 检查，每年一次。

（3）保留肾单位治疗：目标是在切除肿瘤的前提下尽可能保留正常肾组织，保护肾功能。目前国际上主张以肿瘤直径 3 cm 为手术干预的界值，也有学者认为以 4 cm 为界值可延长手术间隔且不增加转移风险。对于患侧多发肿瘤，应尽可能通过一次手术解决，手术中尽量采取肿瘤剜除方式，缝合时减少正常肾组织缺血的范围。如预计缺血时间较长，建议阻断肾血流后采用冰屑降温。囊性病变的囊壁和囊液可能存在癌细胞，手术中应避免囊液外溢，造成种植。囊肿去顶时须注意切口周围的保护，可以考虑先吸净囊液后再进行去顶，囊壁需常规送病理检查，对于去顶后发现囊壁结节者建议改行肾部分切除术。对于肿瘤负荷过大、残余正常肾组织几乎无功能，或肿瘤位置特殊肾部分切除风险过高的患者，可选择根治性肾切除术。

（4）手术方式：微创腔镜手术（包括机器人辅助）与开放手术均可选择，但因为肿瘤与囊肿多发时，术中缺血时间可能会延长，开放手术仍是常规术式。对于直径 3 cm 以内的肾肿瘤也可以考虑局部治疗，如射频、微波、冷冻和高能聚焦超声等。其优点是便于反复治疗，缺点是因部分肿瘤与集合系统关系密切，术后可能会造成迟发性尿瘘。

二、VHL 综合征患者的麻醉管理有哪些注意事项？

VHL 综合征是一种表现为多器官肿瘤的常染色体显性遗传疾病，相关肿瘤包括小脑和脊髓血管母细胞瘤、视网膜血管母细胞瘤、肾透明细胞癌或肾囊肿、胰腺肿瘤或囊肿、肾上腺嗜铬细胞瘤、内耳淋巴囊肿瘤和生殖系统囊肿等病变。麻醉管理根据不同患者的临床表现和手术类型，可有不同的侧重点。

Ercan 等报道一例 26 岁患者因出现高血压、心悸、头晕、腹泻和消瘦症状就诊。患者既往有 VHL 家族史，12 岁时行双侧肾上腺嗜铬细胞瘤切除术，22 岁时行颈部脊髓血管母细胞瘤切除术。此次检查发现是嗜铬细胞瘤术后复发，在全身麻醉下行双侧肾上腺及肿物切除术。术前给予降压、扩容，术中监测有创动脉压力、动脉血气和容量。术中曾出现低血压，经扩容和输血给予纠正，术后患者清醒，拔除气管导管后进入监护室，15 天后顺利出院，术后 2 个月死于肾上腺皮质功能不全。该病例提示，对于 VHL 综合征患者如果出现高血压症状，一定要排查是否合并有嗜铬细胞瘤。

Goel 等报道一例 36 岁男性患者因出现颅压高的症状前来就诊。既往有 3 年高血压病史，一直规律治疗，此次检查发现小脑血管母细胞瘤伴阻塞性脑积水、左眼底血管病变、多发肾囊肿、肾上腺肿物和嗜铬细胞瘤，确诊为 VHL 综合征。因患者急性颅高压，决定先保守治疗，待症状稳定后同期进行开颅和肾上腺手术。保守治疗 3 天后，患者病情恶化，决定急诊行开颅脑肿瘤手术。因合并嗜铬细胞瘤，术中给予丙泊酚、七氟烷、艾司洛尔和拉贝洛尔，保持血流动力学稳定，术后患者苏醒拔除气管导管。术后继续使用硝酸甘油和艾司洛尔控制血压。10 天后，在全身麻醉复合硬膜外麻醉下顺利完成双侧肾上腺肿物切除术。该患者病情危重，两次手术都没有出现术后并发症，这提示 VHL 综合征患者术前一定要完善检查，明确诊断，做好术前准备工作，同时术中和术后应密切监测血流动力学，尤其开颅手术诱导插管和术后拔管期间，要避免出现血压波动影响颅内压和增加肿瘤出血风险。

虽然硬膜外麻醉术中和术后镇痛效果好，能够显著降低手术应激反应，但是目前文献并不推荐 VHL 综合征患者选择椎管内麻醉，因为部分患者不能完全排除病变是否累及脊髓。Boker 等报道一例 30 岁孕妇合并 VHL 综合征、右眼视网膜血管母细胞瘤导致视网膜脱离失明、左眼视网膜血管母细胞瘤多次光凝术后，3 次小脑血管母细胞瘤开颅术后。此次孕前检查发现小脑和颈段脊髓有多发病变，病灶较小，没有压迫症状。患者孕 30 周开始出现头痛和头晕症状，孕 36 周 MRI 检查发现小脑病变增大，合并脑干移位和扁桃体疝，需要急诊手术干预。患者孕 37 周时在全身麻醉下行剖宫产和开颅肿瘤切除术，新生儿娩出后有一过性呼吸抑制，给予纳洛酮拮抗后好转。手术共出血 1200 ml，术后给予拮抗肌松，患者清醒后拔管。该病例对临床有两条经验：一是孕妇合并 VHL 综合征时，孕期原有病情可能会加重，或者出现新发病变；二是对于无症状的患者，术前麻醉评估一定要关注小脑、脊髓、眼、肾上腺等潜在病变的围手术期风险。

要点总结

1. VHL 综合征是一种涉及多器官的遗传性肿瘤综合征，肿瘤病变可累及多系统，包括：中枢神经系统、胰腺疾病、肾脏肿瘤、视网膜、肾上腺、内淋巴囊肿瘤及生殖系统病变。

2. 术前访视时应详细了解既往病史和治疗经过，完善影像检查和眼底检查，明确病变受累情况，应确认术前是否合并有嗜铬细胞瘤。

3. VHL 综合征患者的麻醉管理视患者具体病情和手术特点而定。对于合并嗜铬细胞瘤的患者，术前应给予降压和扩容准备，术中和术后应监测有创血压和容量，避免出现血流动力学的剧烈波动。

4. VHL 综合征患者可能合并脊髓血管母细胞瘤，硬膜外穿刺并发症风险因此增加，应谨慎使用。

参考文献

[1] 北京医学会罕见病分会. 中国 von Hippel-Lindau 病诊治专家共识. 中华医学杂志，2018，98：2220-2224.

[2] Gossage L, Eisen T, Maher ER. VHL, the story of a tumour suppressor gene. Nat Rev Cancer, 2015, 15: 55-64.

[3] Wang JY, Peng SH, Ning XH, et al. Shorter telomere length increases age-related tumor risks in von Hippel-Lindau disease patients. Cancer Med, 2017,6: 2131-2141.

[4] Ercan M, Kahraman S, Basgul E, Aypar U. Anaesthetic management of a patient with von Hippel-Lindau disease: a combination of bilateral phaeochromocytoma and spinal cord haemangioblastoma. Eur J Anaesthesiol, 1996, 13: 81-83.

[5] Goel S, Johar N, Abraham M. Anesthesia for emergency craniotomy in a patient with von Hippel Lindau disease with pheochromocytoma. J Neurosurg Anesthesiol, 2005, 17: 173-174.

[6] Boker A, Ong BY. Anesthesia for Cesarean section and posterior fossa craniotomy in a patient with von Hippel-Lindau disease. Can J Anaesth, 2001, 48: 387-390.

（刘雅菲，耿志宇）

第6节　遗传性包涵体肌病患者行全身麻醉腹腔镜结肠癌根治术

【病例简介】

一、基本病史

患者，男性，50岁，因"黑便1年，血便2个月"入院。患者1年前出现黑便、未诊治。2个月前出现黏液血便，血红蛋白低至60 g/L，给予输血治疗。腹部CT检查提示乙状结肠占位，肝脏多发小囊肿，左侧肾上腺增生不除外。结肠镜检查提示乙状结肠腺癌浸润，活检病理为高分化腺癌。患者为行手术治疗收住院。

既往史：患者5年前出现肌无力症状，以双下肢肌无力明显，表现为上下楼梯困难，并逐渐累及双上肢。4年前肌肉活检和基因检测确诊为VCP基因突变导致的遗传性包涵体肌病。目前口服艾地苯醌、硫辛酸和乙酰半胱氨酸，以及康复训练治疗。饮酒20年，否认吸烟史。家族成员中其父亲曾有类似肌无力症状，后因吞咽困难去世。

辅助检查：血常规提示轻度贫血，血红蛋白105 g/L。心电图提示窦性心动过速。超声心电图提示左心室射血分数62%，左心室舒张功能降低。

Holter结果提示窦性心律，房性早搏，短阵房性心动过速。

肺功能检查提示通气功能轻度减退，限制型通气功能障碍，用力肺活量（FVC）下降，占预计值的71%；第1秒用力呼气量（FEV1）占预计值的79%，FEV1/FVC%正常。弥散功能轻度减退，DLCO占预计值的72.9%。

基因检测提示POLG基因杂合错义突变。

二、入院情况

患者血压127/74 mmHg，脉搏80次/分，呼吸18次/分。发育良好，营养中等，神志清楚，鸭步步态。心律齐，双肺呼吸音清。双上肢肌力4级，左下肢肌力4级。外科情况：腹部平坦，未见胃肠型及蠕动波，腹壁软，无压痛、反跳痛及肌紧张。麦氏点无压痛，肝脾肋下未及，肝区和肾区无叩痛，腹部叩诊呈鼓音，肠鸣音3次/分，移动性浊音阴性。

入院诊断：乙状结肠癌，遗传性包涵体肌病，房性早搏，短阵房性心动过速，贫血，肝囊肿，左侧肾上腺增生可能

三、术前情况

入院后完善检查，血常规大致正常，白细胞 9.9×10^9/L，血红蛋白 120 g/L，血小板 319×10^9/L。生化检查：肝肾功能、电解质、钠尿肽和凝血功能正常。肌酸激酶（CK）和乳酸脱氢酶正常，CK-MB 略高 11.7 ng/ml。

心电图提示窦性心律，93 次 / 分。

术前请神经内科会诊评估病情：患者目前肌无力症状稳定，无明显憋气症状，查体双上肢肌力 5⁻ 级，双下肢近端肌力 5⁻ 级，远端 4⁺ 级。考虑患者肌无力病情稳定，口服药围手术期可短暂停药。

术前诊断：入院诊断：乙状结肠癌，遗传性包涵体肌病，肝囊肿，左侧肾上腺增生可能。拟全身麻醉下行腹腔镜乙状结肠癌根治术。

【术前分析】

一、什么是遗传性包涵体肌病？

1971 年 Yunis 等首先提出包涵体肌炎（inclusion body myositis，IBM）这一疾病名称，它是一种慢性炎症性肌病，主要病理特点是：肌质或肌核内有管状细丝包涵体。1978 年 Carpenter 等对该病的临床病理特点进行了总结，并正式确立包涵体肌炎为一个独立疾病。由于包涵体肌炎多为散发，因此又称之为散发性包涵体肌炎（sporadic inclusion body myositis，s-IBM）。包涵体肌炎多数在 50 岁以后发病，男性患者多见，男女比例为 3∶1。

遗传性包涵体肌病（hereditary inclusion body myopathy，h-IBM）是一组病理表现类似于散发性包涵体肌炎的遗传性骨骼肌疾病的总称，呈常染色体显性或隐性 2 种遗传方式，临床表现具有明显的异质性。1993 年 Askanas 和 Engel 等将临床病理表现类似于包涵体肌炎，但是肌肉活检病理缺乏炎症细胞浸润的一组镶边空泡肌病称为遗传性包涵体肌病（h-IBM）。免疫组化染色及电镜超微结构检查发现，包涵体是由许多异常蛋白堆积而成，如 β 类淀粉样蛋白、β 淀粉样前体蛋白、泛素、prion 蛋白、磷酸化 tau 蛋白等。镶边空泡为自噬空泡，由于肌核崩解产生细丝状包涵体，释放到胞质中进一步诱发局部肌纤维变性，从而使溶酶体活性上调。当被激活的溶酶体不足以将自噬体内的异常物质完全清除时，就产生了镶边空泡。

根据致病基因不同，h-IBM 目前主要分为 7 种类型（见表 1-6）。

1. GNE 肌病

又称为镶边空泡的远端肌病（distal myopathy with rimmed vacuoles，DMRV）或股四头肌不受累的空泡肌病（vacuolar myopathy sparing quadriceps，VMSQ），是 h-IBM 中最

表1-6　遗传性包涵体肌病的分型

疾病分型	其他名称	遗传方式	致病基因和染色体定位
GNE 肌病	IBM2 型 DMRV、VMSQ	常染色体隐性	9q13.3/GNE
肌球蛋白重链Ⅱα病	IBM3 型	常染色体显性	17p13.1/MYH2
伴 Paget 骨病和额颞叶痴呆的包涵体肌病（IBMPFD）	Vakosin 病	常染色体显性	9p13.3-p12/VCP，hnRNPA 2B1
Welander 远端肌病（WDM）		常染色体显性	2p13/TIA 1
胫前肌营养不良（TMD）		常染色体显性	2q31/TTN
Markesbery-Griggs 远端肌病		常染色体显性	10q22.3/LDB3/ZASP
眼咽型远端肌病（OPDM）		常染色体显性和隐性	不明确

常见类型，呈常染色体隐性遗传。1981 年日本 Nonaka 报道首例患者，国外文献中习惯性称为 HIBM 或 IBM 2 型。

尿苷二磷酸 -N- 己酰葡糖 2 表位酶 N 己酰甘露糖激酶（UDP-N-acetylglucosamine 2-epimerase-N-acetylmannosamine kinase，GNE）基因定位于 9q13.3，编码含有 722 个氨基酸的 GNE 酶，该酶在唾液酸的生物合成途径中起重要重要。GNE 基因突变可导致两种不同的疾病，GNE 疾病和唾液酸尿症，后者是因为基因突变导致唾液酸产生过量。GNE 的发病机制是因突变导致唾液酸的生物合成减少，肌细胞表面的糖蛋白唾液酸化受到影响，从而导致肌肉组织变性及萎缩。

GNE 肌病患者多于 30 岁以前发病，以进行性远端肢体无力及肌萎缩为特点，主要累及胫前肌，疾病后期也可以逐渐累及近端肌群，但是股四头肌很少受累。上肢多于发病 5～10 年后受累，主要表现为肩胛带肌、腕部及手部肌群无力萎缩。

2. 肌球蛋白重链Ⅱα病

也称为 IBM 3 型，呈常染色体显性遗传。临床表现为可缓解的先天性关节挛缩，青少年期发病的眼外肌麻痹以及进行性近端肌无力。儿童期病情稳定，30～50 岁病情开始加重，出现胸肌、股四头肌萎缩和无力。骨骼肌病理表现为肌营养不良样改变，伴镶边空泡和较多的核内移肌纤维，电镜下肌纤维胞质和肌核内可见管丝状包涵体。该病由定位于 17p13.1 的肌球蛋白重链Ⅱα（myosin heavy chain Ⅱα，MYH 2）基因第 17 号外显子的错义突变引起。

3. 伴 Paget 骨病和额颞叶痴呆的包涵体肌病（inclusion body myopathy associated frontotemporal dementia，IBMPFD）

根据基因不同可分为 3 型，均为常染色体显性遗传，是 h-IBM 中唯一有中枢神经系统受累的分型。该病表现为成人起病的多系统退行性病变，主要临床表现有：肌无力（90%）、早期起病的 Paget 骨病（51%）及额颞叶痴呆（32%）。

（1）IBMPFD 1 型：由定位于 9p13.3-p12 的 Valosin 包含蛋白基因（Valosin-containing protein，VCP）突变导致。VCP 蛋白是泛素 – 蛋白酶体系统的一部分，该系统通过处理受损、畸形和过量的蛋白质来进行异常蛋白的识别和降解。基因突变可使 VCP 蛋白酶结构发生改变，从而削弱其分解其他蛋白的能力，使过量和异常的蛋白在肌肉、骨骼和脑组织中堆积，干扰细胞的正常功能。

（2）IBMPFD 2 型：由 hnRNPA 2B1 基因突变导致，多于青年期发病，表现为足下垂、骨损伤、认知功能减退，可伴有运动神经元病，骨骼肌 TDP-43 免疫组化染色阳性。

（3）IBMPFD 3 型：由 hnRNPA 1 基因突变导致，多于儿童期发病，表现为肌无力，一般不伴有认知功能减退。

4. Welander 远端肌病（Welander distal myopathy，WDM）

呈常染色体显性遗传，患者主要分布于瑞典和芬兰等地区。患者多于中老年发病，进展缓慢，以四肢远端伸肌受累为主，可逐渐累及近端，部分患者伴有四肢远端痛温觉减退等周围神经受损的表现。该病由定位于 2p13 的 TIA 1 基因突变导致，该基因编码的 TIA 1 蛋白是一种 RNA 结合蛋白，与程序性细胞凋亡有关。该基因突变后，导致 RNA 剪接紊乱、细胞应激、线粒体功能障碍及自噬。

5. 胫前肌营养不良（tibial muscular myopathy，TMD）

由位于 2q31 编码 Titin 蛋白的 TTN 基因的最后两个外显子 Mex5 和 Mex6 突变导致。Titin 蛋白是人体中最大的蛋白质，在维持骨骼肌和心肌肌原纤维结构和功能方面起重要作用。TMD 呈常染色体显性遗传，患者多于 35 岁以后起病，主要表现为肢体远端无力、萎缩、足下垂，但通常不会影响正常行走，上肢受累者罕见。该病进展缓慢，不会危及生命。

6. Markesbery-Griggs 远端肌病（Markesbery-Griggs distal myopathy）

由位于 10q22.3 的 LDB3 基因（也称为 ZASP 基因）突变导致，其编码的 ZASP 蛋白属于 Enigma 蛋白超家族，通过与心肌和骨骼肌中激动蛋白的相互作用，在肌肉收缩过程中稳定肌小节。该病呈常染色体显性遗传，发病年龄一般大于 30 岁，以下肢远端肌无力起病，逐渐向上肢及近端发展。

7. 眼咽型远端肌病（oculopharyngo-distal myopathy，OPDM）

较为罕见，致病基因尚不明确，常染色体显性遗传、不完全常染色体显性遗传和常染色体隐性遗传均有报道。临床上 40 岁前起病多见，主要特征是进行性眼外肌麻痹、面部和咽喉肌无力，可导致不同程度的上睑下垂、眼肌麻痹、面部肌肉萎缩、构音障碍、吞咽困难以及肢体远端无力，常伴有呼吸肌受累。

h-IBM 虽然临床表现具有异质性，但总体临床特点包括：①有家族遗传史，也有散发病例。②发病年龄通常在 40 岁以前，20 ~ 30 岁多见。③缓慢进展的远端肌无力，首发症状多数为下肢肌无力，以胫前肌和臀部肌群受累为主，也可累及眼肌、面肌、肩胛肌、胸肌和手部肌群。股四头肌受累较轻或不受累。④血清肌酶可正常或轻度升高，一般不超过参考值的 2 ~ 5 倍。肌肉电生理检查以肌源性损害为主，也可伴有神经源性损害。

二、遗传性包涵体肌病如何诊断和治疗？

h-IBM 的临床特点有：

（1）肌肉活检病理发现有镶边空泡、肌核和（或）胞质内有包涵体形成。

（2）肌肉活检病理无炎症细胞浸润。

（3）有家族遗传特征，为常染色体显性或者隐性遗传方式。

根据上述临床特点，进行肌肉活检、肌电图检查及基因检测到相关致病基因，可以确诊该疾病。

h-IBM 目前尚无有效治疗方法，主要以对症支持和物理康复治疗为主。

【麻醉管理】

患者，男性，50 岁，身高 175 cm，体重 85 kg，术前麻醉评估 ASA Ⅲ级。患者入手术室后开放外周静脉，常规监测生命体征，血压 130/80 mmHg，心率 80 次 / 分，脉搏氧饱和度 100%。分次静脉推注咪达唑仑 2 mg、丙泊酚 100 mg、依托咪酯 12 mg、舒芬太尼 15 μg 和罗库溴铵 50 mg 进行麻醉诱导和气管插管。麻醉诱导后在超声引导下实施双侧腹横肌平面阻滞，给予 0.375% 罗哌卡因双侧共 40 ml。术中吸入 50% 浓度氧气，以静脉持续输注丙泊酚和瑞芬太尼、间断推注舒芬太尼维持麻醉。

术中监测有创动脉压力、体温、呼气末二氧化碳、脑电双频指数和中心静脉压力，以肌松监测仪（TOF-watch）监测肌松，血流动力学平稳。术中腹腔镜探查发现肿瘤位于乙状结肠中段，已侵及浆膜并和大网膜粘连，遂改开腹手术。手术过程顺利，历时 3.5 h，术中出血 50 ml，输注晶体液 2300 ml，胶体液 500 ml，总入量 2800 ml，尿量 200 ml。术毕静脉给予舒更葡糖钠（布瑞亭）170 mg 拮抗肌松，待患者清醒，肌松完全恢复后拔除气管导管。术毕因患者合并神经肌肉疾病转运至监护室。

【术后恢复】

患者入监护室后给予鼻导管吸氧。心电监护提示：窦性心律，心率 78 次 / 分，血压 144/85 mmHg，脉搏氧饱和度 100%。给予抗感染、补液、抑酸、抗凝、祛痰、胸部物理治疗和营养支持，并监测肌力和呼吸情况。

术后 1 天，患者神志清楚，病情稳定，转回普通病房。复查血常规提示轻度贫血，白细胞 14.2×10^9/L，血红蛋白 101 g/L，血小板 256×10^9/L。生化检查提示白蛋白偏低 33.2 g/L。脑钠肽（BNP）149 pg/ml，降钙素原（PCT）0.23 ng/ml。继续抗感染治疗，监测体温变化。

术后 3 天，患者生命体征稳定，可少量饮水。复查血常规提示轻度贫血，白细胞降低，白细胞 6.3×10^9/L，血红蛋白 105 g/L，血小板 247×10^9/L。肝肾功能大致正常，白蛋白偏低 33.4 g/L。

术后 5 天，患者一般状况可，给予要素饮食。复查血常规，血红蛋白 113 g/L。术后 7 天，患者可进半流食，未诉不适，遂出院。

【要点分析】

一、遗传性包涵体肌病患者术前评估有哪些要点？

遗传性包涵体肌病患者属于罕见遗传病，国内外报道均较少。

张羽彤等曾报道 20 例 GNE 肌病患者，平均年龄 26 岁，多数表现为四肢受累或者单纯下肢受累，远端重于近端，病理结果中镶边空泡以圆形或卵圆形多见，多数位于萎缩肌纤维中央，嗜碱性颗粒较为粗大。

田冉等报道的 8 例患者中，平均年龄 40.7 岁，3 例有家族史，4 例首发症状为双下肢肌无力。肌无力表现有：下肢（行走不稳、容易跌倒、上楼费力），手部（握力差、精细动作差），咽喉肌（声音嘶哑、饮食呛咳、吞咽困难），面肌和眼肌（闭目鼓腮力弱、上睑下垂）等。双下肢可有明显肌群萎缩，远端重于近端。实验室检查中，7 例患者有肌酸激酶升高，肌电图均为肌源性损害，3 例有心电图异常，表现为心律失常或心肌缺血。

因此，术前评估时应详细询问病史和家族史，评估肌无力受累肌群及严重程度，并完善心电图、超声心动图、肺功能、血气分析和心肌酶谱等检查。病情严重者应进行包括神经内科和呼吸内科的多学科会诊。

二、遗传性包涵体肌病患者麻醉管理有哪些注意事项？

目前文献中鲜有关于遗传性包涵体肌病患者麻醉的报道。但是对于包涵体肌炎的麻醉管理有一些报道，其经验可以借鉴。

Mortenson 等回顾分析了 16 例包涵体肌炎患者的 18 次全身麻醉手术的围手术期结局。患者平均年龄 71 岁，其中男性患者 10 例。14 例患者有肌无力表现，8 例有吞咽困难，3 例有呼吸困难，4 例长期使用泼尼松治疗。

18 次全身麻醉手术包括环咽肌切开术、气管切开术、心脏手术、前列腺手术、门诊手术等。麻醉诱导时有 14 例患者使用肌松剂建立气道，其中 6 例患者使用琥珀胆碱，8 例患者使用非去极化肌松剂。术中麻醉维持用药，有 11 例患者使用吸入麻醉剂，5 例患者使用全静脉麻醉，2 例患者使用静脉和吸入复合麻醉。

术后有 11 例患者使用新斯的明拮抗肌松。术后有 13 例患者在手术间拔除气管导管，没有发生术后呼吸系统并发症。4 例心脏手术患者术后继续气管插管进行机械通气；1 例行气管切开术，患者术后也继续维持机械通气。3 例患者术后 30 天死亡，包括 1 例慢性呼吸衰竭行气管切开术、计划长期机械通气的患者，1 例 80 岁慢性肾病、败血症的患者，还有 1 例 66 岁吞咽困难、严重营养不良、肝硬化和慢性阻塞性肺疾病患者。这些患者的死亡原因都和麻醉无关。

包涵体肌炎患者全身麻醉的关键问题是麻醉药物对咽喉肌和呼吸肌的潜在影响，这会导致术后呼吸功能不全或者误吸性肺炎的发生。本组病例回顾中，术后气管插管的 5 例患者都是术前预期内的，其他 13 例患者术后并没有发生二次气管插管、无创机械通气和误吸性肺炎等并发症。因此，包涵体肌炎患者全身麻醉时可以安全地使用肌松剂，患者的术后结局主要和疾病进展以及术前其他内科合并症有关。对于术前存在吞咽困难、肺功能不全的患者，术后并发症的风险依然较高。

综上，对于术前合并神经肌肉疾病的患者，全身麻醉术中推荐常规进行肌松监测，术后恢复过程也应该密切关注肺部并发症。

要点总结 ━━━━━━━━━━━━━━━━━━━━━━━━━━━━━━━━━━━━

1. 遗传性包涵体肌病是一组遗传性骨骼肌疾病的总称，呈常染色体显性或常染色体隐性两种遗传方式，临床表现具有明显的异质性。临床特点包括：有家族遗传史，发病年龄通常在 40 岁以前，缓慢进展的远端肌无力，以胫前肌和臀部肌群受累为主，主要表现为双下肢无力，也可累及眼肌、面肌、肩胛肌、胸肌和手部肌群，但股四头肌很少受累，血清肌酶可正常或轻度升高，肌肉电生理检查以肌源性损害为主。

2. 遗传性包涵体肌病患者围手术期的主要风险是术后呼吸功能衰竭。患者应在术前完善心肺功能检查，严重患者可经神经科和呼吸科的多学科会诊评估。术前肺功能严重减退的患者，全身麻醉术后应谨慎拔除气管导管。

3. 遗传性包涵体肌病患者对肌松剂的敏感性增加，术中应使用低于常规剂量的药量，并推荐在术中常规进行肌松监测。

参考文献 ━━━

[1] 张羽彤，蒲传强. 遗传性包涵体肌病的基因研究进展. 国际神经病学神经外科杂志，2019，46：572-576.

[2]　鲁向辉，蒲传强. 遗传性包涵体肌病研究进展. 国际神经病学神经外科杂志，2010，37：73-76.

[3]　田冉，陈金亮. 遗传性包涵体肌病 8 例临床分析. 中风与神经疾病杂志，2013，30：173-174.

[4]　Mortenson AR, Sprung J, Cavalcante AN, et al. Inclusion body myositis and anesthesia: a case series. J Clin Anesth, 2016, 31: 282-287.

[5]　Katz JA, Murphy GS. Anesthetic consideration for neuromuscular diseases. Curr Opin Anaesthesiol, 2017, 30: 435-440.

（耿志宇）

第 7 节　肝豆状核变性患者行腰麻睾丸固定术

【病例简介】

一、基本病史

患者，男性，44 岁，因"右侧睾丸肿痛 5 天，加重伴发热 3 天"入院。患者 5 天前出现右侧睾丸肿痛，伴恶心呕吐，超声检查提示右侧睾丸扭转。3 天前患者出现发热，体温 38℃，超声检查提示，右侧睾丸内未探及血流，右睾丸旁探及强回声团，右侧附睾显示不清。患者为行手术治疗收住院。

既往史：患肝豆状核变性变性、肝硬化 16 年，目前口服青霉胺和硫酸锌等治疗。股骨头坏死 10 年，骨质疏松 1 年。否认家族遗传病史及类似病史。

二、入院情况

患者血压 128/79 mmHg，心率 90 次 / 分，发育正常，营养中等，轮椅推入病房，神志清楚，查体合作。心律齐，双肺呼吸音清，双侧病理征阴性。外科情况：右侧阴囊红肿，附睾触不清，右侧精索增粗。

入院诊断：右侧睾丸扭转? 肝豆状核变性，肝硬化，股骨头坏死

三、术前情况

入院后完善检查，血常规、肝肾功能和电解质、凝血功能、心电图大致正常。X 线

胸片提示胸 11~12、腰 1 椎体轻度楔形变。给予抗感染、补液治疗后，患者体温正常，全身症状好转，右侧阴囊红肿明显减轻，准备择期手术治疗。

术前诊断：右侧睾丸扭转并感染，肝豆状核变性，股骨头坏死。拟腰麻下行右侧睾丸探查术。

【术前分析】

一、什么是肝豆状核变性？

肝豆状核变性（hepatolenticular degeneration，HLD），又称为威尔逊病（Wilson disease，WD），是一种遗传性铜代谢障碍导致的肝硬化和以基底核为主的脑部变性疾病，呈常染色体隐性遗传。1912 年由 Wilson 首次报道，发病率约为 1/（2600~30 000），是迄今少数几种可治疗的神经遗传病之一。2018 年 5 月，该疾病被列入国家卫生健康委员会等 5 部门联合发布的《第一批罕见病目录》。

（一）发病机制

致病基因定位于染色体 13q14.3，由 ATP7B 编码的一种铜转运 P 型 ATP 酶变异，导致 ATP 酶的功能缺陷或者丧失，造成胆道排铜障碍，大量铜在肝、脑、肾、骨关节、角膜等组织和器官蓄积，患者出现肝损害、神经精神表现、肾损害、骨关节病及角膜色素环（Kayser-Fleischer ring，K-F 环）等临床表现。

（二）临床表现

可在任何年龄发病，但多见于 5~35 岁。

（1）神经精神表现：多见于 10~30 岁发病患者，表现为肌张力障碍、震颤、肢体僵硬和运动迟缓、精神行为异常等。神经精神症状发生经常迟于肝脏症状。肌张力障碍可以是局灶、节段性、全身性的。口面肌张力障碍较为常见，表现为构音障碍、吞咽困难和流涎等。震颤多为姿势性或动作性震颤，最常见粗大、不规则震颤，也可见振幅较小的细颤，静止样震颤较少见。精神行为异常在青少年患者中可表现为学习能力下降、人格改变、情绪波动、易激惹等。年长患者中，类偏执妄想、精神分裂样表现、抑郁状态甚至自杀更为常见。

（2）肝脏损害：多见于婴幼儿和儿童患者，大部分在 10~13 岁发病，肝损害可以表现为急性肝炎、暴发性肝衰竭、慢性肝病或肝硬化等。

（3）其他系统损害：可有角膜 K-F 环、向日葵样白内障；肾脏损害，如肾结石、氨基酸尿；骨关节病、骨骼畸形和骨质疏松；心肌损害，如心肌病和心律失常、肌病等。青年女性患者可出现月经失调、不孕和反复流产等。

也有一些个体表现为转氨酶轻度增高但无临床症状，基因筛查ATP7B为阳性而确诊。

（三）辅助检查

（1）较特异性的可在裂隙灯下见角膜边缘的黄绿色或黄灰色色素环，称为K-F环。铜代谢检查：血清铜蓝蛋白降低，24 h尿铜增加。铜蓝蛋白<80 mg/L和24 h尿铜≥100 μg是诊断的证据之一。

（2）头颅MRI检查，病灶主要表现为壳核、尾状核头部、丘脑、中脑、脑桥及小脑的T1低信号、T2高信号。

（3）基因筛查可见ATP7B的致病基因突变，我国患者主要有3个高频致病变异，即p.R778L、p.P9921和p.T935M，占所有致病变异的50%~60%。

（4）其他检查，可有肝硬化或脾功能亢进表现。

二、肝豆状核变性如何诊断?

对于原因不明的肝病表现、神经症状（尤其是锥体外系症状）或精神症状患者均应考虑本病的可能性。

诊断要点包括：①神经和（或）精神症状；②不明原因的肝损害；③血清铜蓝蛋白降低和（或）24 h尿铜升高；④角膜K-F环阳性；⑤两条染色体均携带ATP7B基因致病变异。

确诊标准：符合（1或2）+（3和4），或者（1或2）+（5）可确诊。符合前3条中的任何2条，均建议进行ATP7B基因检测。以明确诊断。

符合（3+4）或（5），但无临床症状时，诊断为症状前个体。

三、肝豆状核变性如何治疗?

肝豆状核变性的治疗原则包括：

（1）早期治疗，终生治疗和监测。

（2）神经精神症状明显的患者在治疗前应先做症状评估和头颅MRI检查。

（3）症状前个体和治疗有效患者的维持治疗，可单用锌剂或者联合应用小剂量络合剂。

（4）治疗中定期监测血尿常规、肝肾功能、凝血功能、24 h尿铜、肝脾B超、头颅MRI，以及药物不良反应。

治疗方法包括：

（1）低铜饮食，勿用铜制餐具和用具。

（2）排铜或阻止铜吸收的药物。

D- 青霉胺是最常用药物，由于会影响体内维生素 B$_6$ 的作用，因此用药期间应补充维生素 B$_6$ 25 ~ 50 mg/d。D- 青霉胺不良反应较多，有严重神经症状者应慎用，出现严重肢体扭转变形或口面肌肉张力障碍者应停用。其他不良反应有恶心、呕吐、皮疹、发热、蛋白尿等。最严重的是过敏反应，可采用复合激素的脱敏治疗。葡萄糖酸锌和硫酸锌不良反应较少，主要用于症状前个体和有效患者的维持治疗、妊娠期患者、对 D- 青霉胺不耐受的患者。

其他推荐药物还有：二硫丙磺酸钠、二巯丁二酸胶囊、曲恩汀和四硫代钼酸铵，主要用于有神经症状和不能耐受 D- 青霉胺的患者。

【麻醉管理】

患者，男性，44 岁，157 cm，56 kg，术前麻醉评估 ASA Ⅱ级。患者入手术室后开放外周静脉，常规监测生命体征，血压 130/80 mmHg，心率 70 次 / 分，脉搏氧饱和度 98%。患者呈右侧卧位，在腰椎 3 ~ 4 间隙实施穿刺，蛛网膜下腔注入 0.5% 重比重布比卡因 12.5 mg，阻滞平面达 T8 水平。手术过程顺利，历时 1 h，术中入量 1000 ml，出血少量。术后患者返回病房。

【术后情况】

术后 1 天，患者生命体征平稳，伤口引流管通畅，继续抗感染治疗。术后 2 天，伤口换药，给予拔除引流管。术后 3 天，患者术后恢复好，顺利出院。

【要点分析】

一、肝豆状核变性患者术前评估应注意哪些问题？

肝豆状核变性是先天性铜代谢障碍导致的肝硬化和以基底核为主的脑部变性疾病，术前应重点评估患者肝脏和神经精神受累情况。对于合并肝硬化、肝功能不全患者，应注意有无贫血、凝血功能异常、低蛋白血症、腹水和门静脉高压表现。这些会影响麻醉方法选择，并可能对全身麻醉药、阿片类镇痛药物和肌松剂的代谢造成影响。

对于严重凝血功能异常，血小板和纤维蛋白原减少的患者，围手术期出血风险较高，术前应通过输注血小板、新鲜血浆和纤维蛋白原等积极纠正。

二、肝豆状核变性患者麻醉管理应注意哪些问题?

肝豆状核变性患者麻醉需要考虑原发疾病和治疗用药两方面的影响。对于临床表现较轻、肝功代偿期患者,根据手术范围,可尽量选择对全身影响较小的区域阻滞麻醉。对于凝血功能异常、血小板和纤维蛋白原减少的患者,应选择全身麻醉,术中还应监测凝血功能,注意手术出血风险,必要时应输注血小板、新鲜血浆和纤维蛋白原。

由于肝功能异常,血浆假性胆碱酯酶活性降低,可能会影响琥珀胆碱的代谢,导致药效延长。非去极化肌松剂建议选择不依赖肝肾代谢的苄异喹啉类药物,如顺阿曲库铵和阿曲库铵。

Kaur 等报道一例 40 岁女性患者在臂丛麻醉下完成右上肢骨科手术。患者 8 年前确诊为肝豆状核变性,术前合并有抑郁症,言语模糊,双手震颤,口服药物治疗。既往 5 年前有髋部手术史,8 个月前在区域麻醉下行肱骨钢板固定手术。术前检查发现患者右侧声带活动差,最后在超声引导的肌间沟臂丛阻滞下顺利完成手术,避免了使用全身麻醉。

三、合并肝豆状核变性孕产妇的麻醉管理应注意哪些问题?

对于肝豆状核变性的重症患者,孕期由于激素水平改变和循环负荷增加,围产期出现急性肝衰竭,以及胎盘早剥、重度子痫前期等产科合并症的风险较高。围生期应重点关注患者的凝血功能和容量管理,术前可经多学科会诊讨论术前准备、妊娠终止时间及分娩方式。

Saito 等报道了一例孕 30 周、术前肝功能不全合并凝血异常的产妇在全身麻醉下行急诊剖宫产术。患者 24 岁,3 岁时确诊为肝豆状核变性,20 岁时因中断药物治疗出现肝衰竭,此次孕期继续给予抗铜治疗后,肝功能有所改善。孕 25 周时因血小板减少、抗凝血酶Ⅲ活性重度降低、胎盘功能不全导致胎儿生长受限住院治疗。肝功能检查谷丙转氨酶和谷草转氨酶正常,血小板最低 $57 \times 10^9/L$。之后患者因体重快速增长、腹水、全身严重水肿、少尿、呼吸功能衰竭、凝血功能障碍,诊断为弥散性血管内凝血。经补充血小板、冰冻血浆和纤维蛋白原后,在孕 30 周时急诊全身麻醉剖宫产终止妊娠。

患者面部和舌均出现明显水肿,为预期困难气道。于是在丙泊酚、瑞芬太尼和罗库溴铵快速诱导下、经可视喉镜完成气管插管。术中以丙泊酚和瑞芬太尼维持麻醉。术中出血少量,给予输血和新鲜血浆治疗。术后患者出现急性肺水肿,在监护室继续机械通气,并给予白蛋白和利尿剂改善氧合。术后 1 天患者拔除气管导管,术后 3 天返回普通病房,术后 15 天患者体重较产前减少 20 kg,顺利出院,术后 40 天患者凝血功能基本恢复至孕期水平。

要点总结

1. 肝豆状核变性是一种遗传性铜代谢障碍导致的肝硬化和以基底核为主的脑部变性疾病，呈常染色体隐性遗传，是迄今少数几种可治疗的神经遗传病之一。

2. 肝豆状核变性患者术前应重点评估肝功能变化。对于合并血小板减少、凝血功能异常、低蛋白血症、腹水、门静脉高压等失代偿期患者，应注意手术出血风险、麻醉药物选择，术中应监测凝血功能变化。

3. 肝功能异常患者因血浆假性胆碱酯酶活性降低，可能会出现琥珀胆碱药效延长。使用非去极化肌松剂时，建议选择不依赖肝肾代谢的苄异喹啉类药物。

参考文献

[1] 中华医学会神经病学分会神经遗传学组. 中国肝豆状核变性诊治指南. 中华神经科杂志, 2021, 54: 310-319.

[2] Kaur A, Gupta KK, Deep G, Thakur S. Wilson disease - Challenge for safe anesthesia! Saudi J Anaesth, 2019, 13: 384-385.

[3] Saito K, Onishi E, Itagaki J, Toda N, Haitani A, Yamauchi M. Perioperative anesthetic management for cesarean delivery of severe Wilson's disease with liver failure: a case report. JA Clin Rep, 2019, 5: 75.

（耿志宇）

第8节　肺泡蛋白沉积症患者行全身麻醉肺泡灌洗术

【病例简介】

一、基本病史

患者，男性，57岁，因"咳嗽伴喘憋17年，加重3个月"入院。患者17年前接触冷空气、烟草、刺激性食物后出现咳嗽、咳白痰和喘憋，可自行缓解，外院就诊考虑"过敏性支气管哮喘"，使用中药治疗。3个月前患者症状加重，步行200 m有胸闷和憋气感。外院血常规提示血象偏高，白细胞10.58×10^9/L，中性粒细胞75.8%。胸部CT检查提示双肺大片磨玻璃影，给予抗生素输液治疗，未见好转。进一步动脉血气分析检查提示低氧血症，PaO_2 55.1 mmHg，$PaCO_2$ 37.8 mmHg。肺功能检查提示轻度通气功能减退，FEV1 2.36 L，占预计值的 74%，FEV1/FVC% 占预计值的 77.1%。弥散功能中度减退，DLCO 占预计值的 53%，激发试验阴性。支气管肺泡灌洗，PAS 染色阳性，诊断为"肺泡蛋白沉积症，Ⅰ型呼吸衰竭"。患者为行全肺灌洗手术收住院。

既往史：否认家族中类似疾病史和遗传病史。

辅助检查：超声心电图提示左心室射血分数 63.3%，三尖瓣关闭不全。痰涂片检查未见真菌、抗酸杆菌、痰培养无致病菌生长。过敏原特异性 IgE 抗体筛查阴性。肿瘤标记物：CEA 10.7 ng/ml（参考值：< 5 ng/ml），CA15-3 44.16 U/ml（参考值：< 28 U/ml）。

二、入院情况

患者血压 130/74 mmHg，脉搏 80 次 / 分，呼吸 20 次 / 分。发育良好，营养中等，神志清楚，查体合作。双肺可闻及少许湿啰音，偶尔闻及干啰音，未及胸膜摩擦音。心界不大，心律齐。腹软，无压痛及反跳痛。脊柱四肢无畸形，双下肢无水肿，双侧膝腱反射对称引出，双侧 Babinski 征阴性。

入院诊断：肺泡蛋白沉积症，Ⅰ型呼吸衰竭，支气管哮喘？

三、术前情况

入院后完善检查，血常规：白细胞 9.5×10^9/L，血红蛋白 149 g/L，血小板 366×10^9/L。肝肾功能、电解质、脑钠肽和凝血功能正常。乳酸脱氢酶偏高 296 IU/L（参考值 100～240 IU/L）。心电图提示窦性心律，93 次 / 分。超声心动图提示左心室射血分数 67.5%，主动脉瓣轻度反流。

胸片提示双肺间质病变伴渗出。胸部高分辨 CT 提示双肺弥漫病变，考虑肺泡蛋白沉积症。复查肺功能，提示轻度限制性通气功能障碍，FEV1 2.97 L，占预计值的 80.6%，FEV1/FVC% 占预计值的 94.4%。弥散功能严重减退，DLCO 占预计值的 36.9%，支气管舒张试验阴性。

局麻下行支气管镜检和肺泡灌洗液检查，除外真菌、病毒感染和肿瘤。肺组织病理检查提示嗜伊红物 D-PAS 染色阳性，符合肺泡蛋白沉积症，并肺间质纤维化。动脉血气分析提示 Ⅰ 型呼衰，pH 7.436，$PaCO_2$ 35.9 mmHg，PaO_2 51.7 mmHg，HCO_3^- 24.5 mmol/L。

术前给予面罩吸氧和粒细胞－巨噬细胞集落刺激因子（GM-CSF）雾化吸入治疗，患者自觉憋气症状有好转，食欲有改善。一周后复查肺功能，FEV1（2.8 L）占预计值的 76.1%，FEV1/ FVC% 占预计值 87.8%，DLCO 占预计值的 38%。

术前诊断：肺泡蛋白沉积症，Ⅰ型呼吸衰竭。拟全身麻醉下行肺泡灌洗术。

【术前分析】

一、什么是肺泡蛋白沉积症？

肺泡蛋白沉积症（pulmonary alveolar proteinosis，PAP）是由于肺泡巨噬细胞清除表面活性物质障碍或者表面活性物质产生异常，导致表面活性物质在肺泡腔内大量沉积为特征的罕见疾病。临床特征无特异性，包括发热、咳嗽、呼吸困难等。肺泡蛋白沉积症属于罕见病，1958 年由 Rosen 等首次报道，发病率为（0.36 ~ 3.7）/100 万，男性多于女性，其中自身免疫性肺泡蛋白沉积症占 85%，约 72% 患有吸烟史。

（一）发病机制

肺泡表面化学物质是由肺泡 II 型上皮细胞分泌的一种脂蛋白，主要由脂质（90%）和蛋白质（10%）组成。其主要作用是降低肺泡表面张力，防止呼吸过程中肺泡塌陷。肺泡表面化学物质过多时，会阻碍氧气进入肺泡及二氧化碳排出体外。

表面化学物质的清除主要是通过肺泡 II 型上皮细胞循环及分解代谢，或者巨噬细胞的摄取来完成。而巨噬细胞需要通过粒细胞 – 巨噬细胞集落刺激因子（granulocyte macrophage colony-stimulating factor，GM-CSF）在肺中成熟，从而承担清除表面活性物质的作用。肺泡表面活性物质的清除障碍或产生异常是其发病的主要原因。

根据发病机制不同可分 3 类：

（1）原发性肺泡蛋白沉积症（自身免疫性肺泡蛋白沉积症和遗传学肺泡蛋白沉积症）：是由于抗 GM-CSF 信号通路中断所致。

自身免疫性肺泡蛋白沉积症：约占 85%，是由于患者存在较高滴度的抗 GM-CSF 抗体，该抗体特异性结合 GM-CSF 抗原，阻断信号通路传导，胆固醇被酯化并聚集在细胞内，从而导致泡沫巨噬细胞的形成。泡沫巨噬细胞减少了表面活性物质的吸收和清除，多余的表面活性物质聚集在气 – 液界面，阻碍了氧气的进入和二氧化碳的排出。

遗传性肺泡蛋白沉积症：约占 5%，CSF2RA 和 CSF2RB 是编码 GM-CSF 受体的两个亚单位。由于该基因发生常染色体隐性突变，导致 GM-CSF 受体蛋白表达异常。

（2）继发性肺泡蛋白沉积症：约占 5%，是由于其他疾病导致肺泡巨噬细胞的数目或功能异常。常见于血液疾病（骨髓增生异常综合征、慢性粒细胞白细胞多见）、慢性感染、有毒物质吸入、恶性肿瘤、免疫缺陷及慢性炎症等。

（3）先天性肺泡蛋白沉积症：由于编码表面活性物质蛋白或参与其合成的蛋白基因突变，导致肺泡表明活性物质产生障碍引起，约占 5%，多见于儿童。SFTPB 和 SFTPC 是存在于表面活性物质磷脂层中的疏水键，ABCA3 是参与脂质运输和表面活性物质复合体合成及储存的膜蛋白。SFTPB、SFTPC 和 ABCA3 突变是其致病原因。

（二）临床表现

通常隐匿起病，可有咳痰、消瘦、乏力等症状。继发感染时可有发热、咳脓性痰、胸痛、咯血等。少数患者可无症状。临床表现通常比胸部影像受累程度轻，症状和影像不一致是其特征之一。继发于血液系统疾病或感染导致的肺泡蛋白沉积症，患者还有原发病的相应表现。

辅助检查：

（1）化验检查可见血清乳酸脱氢酶、癌胚抗原、表面活性蛋白、细胞角蛋白 19 及黏蛋白 KL-6 升高。自身免疫性肺泡蛋白沉积症患者血清和肺泡灌洗液中 GM-CSF 抗体升高是诊断标准之一。

（2）肺功能检查，早期可正常或有弥散功能下降，随着病情进展，可以出现限制性通气功能障碍。动脉血气分析可见低氧血症和肺动脉氧分压差的增加。

（3）影像检查：胸部 X 线表现为双肺弥漫性磨玻璃样高密度影，常融合成片状，类似肺水肿，但无心功能不全表现。胸部 CT 表现为小叶间隔增厚伴有弥漫性磨玻璃影，病变与正常肺组织分界清楚，表现为"铺路石征"和"地图征"。

二、肺泡蛋白沉积症如何诊断？

目前国际上病无统一的诊断标准，国内诊断标准如下：

（1）临床症状：主要表现为程度不等的呼吸困难，少数患者可无明显症状。

（2）查体：可有发绀、杵状指和肺部啰音，也可无阳性体征。

（3）影像检查：典型病例胸部 CT 可见表现为"铺路石征"和"地图征"的磨玻璃影。

（4）肺泡灌洗液检查：静置或离心后可见明显沉淀物，免疫组织化学染色光镜下可见嗜伊红性细颗粒状脂蛋白性物质，抗淀粉酶过碘酸希夫（D-PAS）染色阳性，黏卡红染色阴性，电镜下可见洋葱皮样类圆形板层结构小体。

（5）肺组织病理：可见肺泡结构完好，肺泡内被细小颗粒状或嗜伊红的脂蛋白性物质填充，且 D-PAS 染色阳性，有散在分布的肺泡巨噬细胞和针状裂隙，有时可见轻度间质纤维化。

（6）自身免疫性肺泡蛋白沉积症：血清抗 GM-CSF 抗体升高。

（7）先天性肺泡蛋白沉积症：存在编码表面活性物质蛋白及其受体的基因突变。

（8）继发性肺泡蛋白沉积症包括硅暴露、血液系统疾病、免疫性疾病、感染性疾病及某些药物等。

确诊需要满足：（1，2，3）+［4 和（或）5］。进一步根据 6~8 项区分病因。

三、肺泡蛋白沉积症如何治疗?

肺泡蛋白沉积症的治疗目标是清除沉积在肺泡腔内的脂蛋白样物质。使用双腔气管插管进行全肺灌洗术是目前的首选治疗方法。合并肺部感染的患者需要同时进行抗感染治疗。自身免疫性 PAP 患者还可使用 GM-CSF 雾化吸入治疗,主要用于灌洗后复发或没有条件进行灌洗术等情况。其他治疗建议还有戒烟等。

【麻醉管理】

患者,男性 57 岁,身高 170 cm,体重 74 kg,术前麻醉评估 ASA Ⅱ级。患者入手术室后开放外周静脉,常规监测生命体征,血压 160/100 mmHg,心率 80 次 / 分,吸空气时脉搏氧饱和度(SpO$_2$)89%,面罩预吸氧后 SpO$_2$ 可达 99%。分次静脉推注丙泊酚 100 mg、舒芬太尼 15 μg 和罗库溴铵 50 mg 进行麻醉诱导,并插入 37 号左双腔气管导管。术中吸入纯氧、以静脉持续输注丙泊酚、瑞芬太尼和右美托咪定,间断推注舒芬太尼维持麻醉。

术中监测有创动脉压力、呼气末二氧化碳和脑电双频指数,血流动力学平稳。术中患者 SpO$_2$ 维持在 89% ~ 95%。术中共灌注乳酸林格液 15 L,肺内引流 14 L,手术过程顺利,历时 3 h。术中给予呋塞米 10 mg,术中出血 50 ml,输注晶体液 1200 ml,胶体液 500 ml,总入量 2500 ml,尿量 2000 ml。术毕给予新斯的明和阿托品拮抗肌松,待患者意识清醒,自主呼吸完全恢复后拔除气管导管。在术后恢复室,患者 SpO$_2$ 维持在 89% ~ 92%,半小时后,转运回病房。

【术后恢复】

患者回病房后给予储氧面罩(6 L/min)吸氧,心电监护提示窦性心律,83 次 / 分,血压 156/100 mmHg,脉搏氧饱和度 100%。术后 1 天,患者神志清楚,憋气症状较前明显缓解,持续面罩吸氧时将氧流量减为 4 L/min。术后 2 天,患者病情稳定,顺利出院。术后病理符合肺泡蛋白沉积症,并肺间质纤维化。

【要点分析】

一、什么是全肺灌洗术?

全肺灌洗技术始于 1960 年左右。使用双腔气管插管进行全肺灌洗术至今仍是肺泡蛋白沉积症的首选治疗方法，有效率约为 80%，治疗作用平均可持续 15 个月。通常先灌洗病变较严重的一侧肺，3 周后再灌洗对侧肺。

灌洗指征：动脉血氧分压≤65 mmHg、肺泡动脉氧分压差值≥40 mmHg、肺内分流≥10%、运动时严重缺氧或影像学检查提示病变进展明显。

禁忌证：合并严重心脏病或心功能衰竭、败血症或中度肺部感染、终末期肺纤维化。

并发症：低氧血症、气胸、肺部感染、肺水肿和肺不张、灌入的生理盐水外溢至通气肺、胸腔积液、心律失常等。

对于严重呼吸困难患者，可以在体外膜肺氧合的基础上进行肺灌洗。

二、全肺灌洗术的麻醉要点有哪些?

1. 推荐选择左双腔气管导管，插管时可用纤支镜检查定位。患者体位变动时，应注意导管位置是否发生变化，是否有漏气发生，避免灌洗液流入通气侧肺。

2. 推荐使用全静脉麻醉方式维持麻醉，避免使用吸入麻醉。

3. 推荐术中进行有创动脉压力监测，便于容量管理和进行动脉血气分析。因灌洗液体可通过肺泡吸收入血，术中应限制液体入量，避免出现肺水肿。

4. 推荐术中实施肺保护通气策略，即小潮气量（4~8 ml/kg 理想体重）和呼气末正压通气（positive end-expiratory pressure，PEEP）7~12 cmH$_2$O，避免气道峰压超过 30 cmH$_2$O。

5. 灌洗结束后拔除气管导管前，患侧肺应纯氧通气 30~60 s，并采用肺复张手法膨肺。

三、全肺灌洗术中发生严重低氧血症时应该如何处理?

肺泡蛋白沉积症患者术前因弥散功能障碍往往合并有低氧血症，术中单肺通气和灌洗会进一步使低氧血症加重。一旦出现顽固性低氧血症时，处理方法有：停止液体灌注、充分吸引肺内残留液体、在缓慢调节 PEEP 的基础上轻柔地使用肺复张方法、使用支气管扩张剂，以及恢复双肺通气。

术中肺隔离效果不满意也是急性低氧血症的原因之一，灌洗液流入通气侧肺会导致气道压力升高和潮气量下降。处理方法包括：吸入纯氧，立即吸引灌洗侧肺，重新在纤支镜引导下定位导管套囊位置。

Smith 等回顾分析了 40 例肺泡蛋白沉积症患者 79 次全肺灌洗术的围手术期结局。患者平均年龄 42±12 岁，其中男性患者 57 例（72%）。有 73 例（92%）患者使用左双腔气管导管，3 例（4%）患者使用右双腔气管导管，3 例（4%）患者使用单腔气管导管。平均灌注量为 15 262±5761 ml，平均手术时间 84±27 min。

72 例（91%）患者顺利完成灌洗术，7 例患者（9%）发生术中并发症，包括难以纠正的低氧血症、导管移位、血流动力学不稳定和支气管痉挛等。术后患者均转运至监护室。6 例患者（8%）术后 30 天出现并发症，包括呼吸道感染、缺氧和呼吸系统症状。没有患者发生术中低血压、气胸、胸腔积液、心搏骤停、需要二次气管插管等严重并发症。术后 6 个月随访时，68% 的患者报告呼吸系统症状和肺功能有显著改善。

四、儿童患者全肺灌洗如何进行单肺通气？

儿童患者因气管内径小，选择使用双腔气管导管进行单肺隔离具有一定难度。Eklund 等报道 1 例因 STAT5b 蛋白基因缺陷导致的身材矮小、免疫缺陷、合并肺泡蛋白沉积症患者进行全肺灌洗的气道管理。该患者 16 岁，身高 105 cm，体重 22 kg，如果使用 26 号左双腔气管导管，因导管管腔狭窄，纤支镜可能无法通过。最后尝试使用两个 4 号单腔气管导管并行插入，一个导管末端位于主气管内，一个导管末端位于左侧气管内，顺利完成两侧肺灌洗。

要点总结

1. 肺泡蛋白沉积症是由于肺泡巨噬细胞清除表面活性物质障碍或者表面活性物质产生异常，导致表面活性物质在肺泡腔内大量沉积为特征的罕见疾病。全肺灌洗是首选的治疗方法。

2. 全肺灌洗术是肺泡蛋白沉积症患者的首选治疗方法，通常在全身麻醉双腔气管插管下进行。术中应进行有创动脉压力监测，限制液体入量，避免出现肺水肿。

3. 全肺灌洗术推荐术中实施肺保护通气策略，即小潮气量（4～8 ml/kg 理想体重）和 PEEP 7～12 cmH$_2$O，避免气道峰压超过 30 cmH$_2$O。

4. 术中低氧血症的处理方法有：停止液体灌注、充分吸引肺内残留液体、使用肺复张手法、使用支气管扩张剂，以及恢复双肺通气。

参考文献

[1] 王天真，曹孟淑. 肺泡蛋白沉积症的诊治进展. 临床肺科杂志，2022，27：598-1798.

[2] 陈艳瑛，隆彩霞，罗兰. 先天性无痛无症 1 例并文献复习. 中南大学学报（医学版），2019，44：1203-1208.

[3] Mata-Suarez SM, Castro-Lalín A, Mc Loughlin S, et al. Whole-lung lavage-a narrative review of anesthetic management. J Cardiothorac Vasc Anesth, 2022, 36: 587-593.

[4] Eklund SE, Levin DN. Lung Isolation for whole lung lavage in a pediatric patient with atypical airway anatomy due to short stature: a case report. A A Pract, 2019, 13: 253-256.

[5] Smith BB, Torres NE, Hyder JA, et al. Whole-lung lavage and pulmonary alveolar proteinosis: review of clinical and patient-centered outcomes. J Cardiothorac Vasc Anesth, 2019, 33: 2453-2461.

（耿志宇）

第 9 节　兰伯特 - 伊顿肌无力综合征（Lambert-Eaton 肌无力综合征）患者行全身麻醉气管镜检查

【病例简介】

一、基本病史

患者，男性，52 岁，因"间断咳嗽、咳痰 1 年，双下肢无力 2 个月"入院。患者 1 年前出现间断咳嗽和咳白痰，吸烟后加重。2 个月前出现双下肢无力，伴口干和眼干。1 个月前因下肢无力症状加重就诊外院，诊断吉兰 - 巴雷综合征、Lambert-Eaton 肌无力综合征，给予泼尼松激素冲击联合丙种球蛋白治疗 5 天，肌无力、口干和眼干症状有好转。住院期间检查提示自身抗体谱中抗 SSA 抗体、抗线粒体 M2 亚型抗体、RO-52 均升高，胸部 CT 检查提示慢性支气管炎，肺气肿并肺大疱表现，双下肺间质病变，局部胸膜增厚，气管隆嵴下淋巴结肿大。患者为进一步明确纵隔肿物性质收住院。

既往史：鼻中隔偏曲术后 20 年。抽烟 30 年，20 支 / 日，已戒烟 2 周。家族中母亲患小细胞肺癌。

二、入院情况

患者血压 93/66 mmHg，心率 66 次 / 分，发育正常，营养中等，轮椅推入病房，神志清楚，查体合作。心律齐，双肺呼吸音清，双上肢肌力 V 级，双下肢远端肌力 IV 级，双侧病理征阴性。

入院诊断：纵隔肿物待查，吉兰 - 巴雷综合征、Lambert-Eaton 肌无力综合征，鼻中隔偏曲术后

三、术前情况

入院后完善检查，血常规、肝肾功能和电解质、凝血功能、心电图大致正常。动脉血气分析提示，pH 7.411，PCO_2 43.5 mmHg，PO_2 76.8 mmHg，HCO_3^- 26.6 mmol/L，血红蛋白 15.1 g/dl。

肺功能检查提示通气功能轻度减退属阻塞型障碍，用力肺活量（FVC）正常，FEV1 占预计值的 89%，FEV1/FVC% 占预计值的 86.4%，弥散功能显著减退，DLCO 占预计值的 57.8%，支气管舒张试验阴性。

基因检测：POLG 基因杂合错义突变。

术前经神经内科会诊，考虑患者 Lambert-Eaton 肌无力综合征，全身麻醉术后可能出现气管导管拔除困难。

术前诊断：纵隔肿物待查，吉兰 - 巴雷综合征、Lambert-Eaton 肌无力综合征。拟全身麻醉下行气管镜检查。

【术前分析】

一、什么是兰伯特 - 伊顿肌无力综合征（Lambert-Eaton 肌无力综合征）？

Lambert-Eaton 肌无力综合征（Lambert-Eaton myasthenic syndrome，LEMS）是一种罕见的神经肌肉接头传递障碍的自身免疫性疾病，由于神经肌肉接头突触前膜乙酰胆碱释放异常导致的类似重症肌无力临床表现的综合征。1955 年，Lambert 和 Eaton 首次将该病与重症肌无力从临床和电生理特征上进行区分并命名。国内发病率不详，国外报道的发病率约为（1~3）/100 万。临床上根据是否合并肿瘤分为肿瘤性和非肿瘤性两大类型。肿瘤性中最常见的并发肿瘤是小细胞肺癌，非肿瘤性的常见合并自身免疫性疾病，如类风湿关节炎和干燥综合征等。

（一）发病机制

1995 年 Motomura 等发现其致病原因是患者血清中存在电压门控式钙离子通道（voltage-gated calcium channels，VGCC）抗体。根据编码基因不同，电压门控式钙离子通道可分为 L、N、P/Q、R 及 T 共 5 种类型。神经肌肉接头突触前膜主要分布 P/Q 及 N 型 VGCC 抗体。

Lambert-Eaton 肌无力综合征与重症肌无力都是由自身抗体引发的以肌无力为主要表现的自身免疫疾病。两者区别在于：

重症肌无力是由神经肌肉接头"突触后膜"的乙酰胆碱受体抗体引起，Lambert-Eaton

肌无力综合征是由神经肌肉接头"突触前膜"的 P/Q- 电压门控式钙离子通道抗体引起。运动神经前膜乙酰胆碱的释放主要依赖于 P/Q- 电压门控式钙离子通道，Lambert-Eaton 肌无力综合征患者血清中存在 P/Q- 电压门控式钙离子通道的自身抗体，它作用于神经肌肉接头突触前膜的 P/Q- 电压门控式钙离子通道，可阻断钙离子内流，使神经末梢突触前膜释放乙酰胆碱减少，导致肌肉细胞中的动作电位减少，影响肌肉的收缩过程，产生肌无力等临床症状。自主神经系统也需要乙酰胆碱作为神经递质，因此，这些患者会也出现自主神经系统的一系列症状。

小细胞肺癌细胞表面可表达 L、N 及 P/Q 亚型的电压门控式钙离子通道抗原，触发突触前膜上的抗体交叉反应，产生 P/Q- 电压门控式钙离子通道抗体，从而使 Lambert-Eaton 肌无力综合征患者产生症状，这是肿瘤性 Lambert-Eaton 肌无力综合征患者的发病原因。非肿瘤性 Lambert-Eaton 肌无力综合征患者的发病机制还不清楚。对于血清电压门控式钙离子通道抗体阴性的患者，发病原因推测是突触前膜产生的其他自身抗体所致，例如突触结合蛋白、M1 型乙酰胆碱受体、SOX1 抗体、ERC1 自身抗体等。

（二）临床表现

典型临床三联征包括近端肢体无力，自主神经症状和腱反射减退。通常起病缓慢，近端肢体无力是最突出表现，下肢重于上肢，最后可累及眼肌。自主神经症状主要表现有口干、眼干、出汗减少、直立性眩晕、视物模糊、排尿困难、尿失禁和便秘等。

临床上根据是否合并肿瘤分为肿瘤性（T-LEMS）和非肿瘤性（NT-LEMS）两大类型。肿瘤性 -Lambert-Eaton 肌无力综合征较多见，约占 50%～87%，最常见合并小细胞肺癌，其他肿瘤有乳腺癌、胃癌、前列腺癌、直肠癌、肾癌、白细胞和淋巴瘤等恶性肿瘤，患者肌无力进展速度快，而且恶性肿瘤常在肌无力症状后数月甚至数年才发现。平均发病年龄60 岁，男性患者居多。

非肿瘤性 -Lambert-Eaton 肌无力综合征约占 13%～50%，常合并自身免疫疾病，如甲状腺疾病、类风湿关节炎、系统性红斑狼疮、干燥综合征、炎性肠病等。发病峰值集中于35 岁和 60 岁左右。

二、Lambert-Eaton 肌无力综合征如何诊断？

一般根据临床症状、电生理检查和血清抗体检测来诊断。典型临床三联征包括：近端肢体无力、自主神经症状和腱反射减退。对于临床疑似患者应采取电生理检查和抗体检测。重复神经电刺激是主要检测方法，复合肌肉动作电位（CMAP）增量幅度超过 100% 具有诊断意义。血清 P/Q- 电压门控式钙离子通道抗体检测结合临床症状和电生理检查可确诊 Lambert-Eaton 肌无力综合征。

临床诊断时需要和重症肌无力鉴别。重症肌无力患者首发症状是上睑下垂和复视，肌无力通常从头向脚发展，也很少观察到自主神经症状和腱反射减退。而 Lambert-Eaton 肌无力综合征患者多数以下肢近端肌无力起病，逐渐累及上肢，眼外肌受累少见。

三、Lambert-Eaton 肌无力综合征如何治疗？

Lambert-Eaton 肌无力综合征患者一经确诊，应当首先给予钾离子通道阻滞剂进行对症治疗，然后检查有无伴发肿瘤。目前，顺铂和依托泊苷的联合用药配合放射性治疗已逐渐成为小细胞肺癌 LEMS 患者肿瘤治疗的标准方案。

磷酸二氨吡啶（磷酸阿米吡啶，Amifampridine phosphate，商品名 Firdapse）是由美国公司研发的钾离子通道阻滞剂。2009 年在欧洲获得批准上市，2018 年被美国 FDA 批准用于治疗成人 Lambert-Eaton 肌无力综合征患者。阿米吡啶（二氨吡啶，Amifampridine，商品名 Ruzurgi），2019 年被美国 FDA 批准用于治疗 6 ~ 17 岁的 Lambert-Eaton 肌无力综合征患者。对于非肿瘤性 -Lambert-Eaton 肌无力综合征，对症治疗往往配合免疫抑制或调节治疗。

肿瘤性 -Lambert-Eaton 肌无力综合征的长期预后主要取决于相关肿瘤的治疗效果及复发率，经积极手术、放化疗的抗肿瘤治疗后，Lambert-Eaton 肌无力综合征的症状基本改善。非肿瘤性 -Lambert-Eaton 肌无力综合征的长期预后受限于相关的自身免疫性疾病，结局多变但未明显降低预期寿命。

【麻醉管理】

患者，男性，52 岁，180 cm，75 kg，术前麻醉评估 ASA Ⅲ级。患者入手术室后开放外周静脉，常规监测生命体征，血压 115/70 mmHg，心率 60 次 / 分，脉搏氧饱和度 95%。面罩预吸氧 3 min 后开始诱导，分次静脉推注丙泊酚 50 mg、依托咪酯 10 mg、舒芬太尼 10 μg 和罗库溴铵 40 mg 进行麻醉诱导并置入 4 号喉罩。术中以静脉泵注丙泊酚和瑞芬太尼维持麻醉，术中监测呼气末二氧化碳和脑电双频指数，以肌松监测仪（TOF-watch）监测肌松。手术过程顺利，历时 30 min，术中入量 1000 ml，出血少量。

术毕给予舒更葡糖钠（布瑞亭）200 mg 拮抗肌松，效果不满意，再次给予布瑞亭 200 mg，患者自主呼吸恢复满意，意识清醒后拔除喉罩。送至恢复室观察半小时后，患者生命体征平稳，安返病房。

【术后情况】

患者术后 6 h 出现头晕、乏力、持续 2 h 无缓解，伴视物旋转、言语不清、双下肢乏力加重。神经内科会诊考虑副肿瘤综合征合并急性脑血管病，建议完善影像检查。急诊颅脑 CT 检查未见出血，MRI 检查提示颅内外大血管未见明显狭窄及闭塞，考虑仍不除外脑血管病变，建议急性溶栓。患者拒绝，给予阿司匹林抗血小板治疗。

术后 1 天，患者头晕症状好转。术后 2 天，完善腰穿脑脊液检查，开始给予连续 5 天的丙种球蛋白 30 g/d 治疗。术后 4 天，患者再次出现头晕症状，较前加重，双下肢肌力Ⅲ级，头颅 MRI 检查未见异常，加用甲磺酸倍他司汀（敏使朗）对症治疗。

术后 12 天，患者出现双上肢麻木、肌力减弱、睁眼费力、吞咽困难。神经内科会诊建议完善肌电图、血抗 VGCC 抗体和重症肌无力相关抗体检查。暂不考虑脑血管疾病。因患者吞咽困难有误吸风险，建议置入胃管进行营养补充治疗。肿瘤医院会诊病理结果提示为小细胞肺癌。术后 14 天，开始给予卡铂和依托泊苷化疗。

术后 20 天，患者重症肌无力抗体和副肿瘤综合征抗体检查均阴性，抗 P/Q 型电压门控钙通道自身抗体增高。神经内科会诊考虑合并亚急性小脑变性，可试用激素冲击、丙种球蛋白、血浆置换和免疫吸附治疗。头晕可试用敏使朗和地芬尼多对症治疗。患者诊断明确，考虑为小细胞肺癌所致 Lambert-Eaton 肌无力综合征，病情平稳出院，院外继续肿瘤放化疗。

【要点分析】

一、Lambert-Eaton 肌无力综合征患者的围手术期管理要点有哪些？

Lambert-Eaton 肌无力综合征患者是由于体内存在 P/Q 型电压门控式钙离子通道（VGCC）自身抗体，作用于神经肌肉接头突触前膜的 VGCC，阻断钙离子内流，使乙酰胆碱释放减少，从而影响肌肉收缩，产生肌无力的临床症状。

Lambert-Eaton 肌无力综合征患者围手术期的主要风险是术后呼吸功能衰竭。患者术前可能存在呼吸肌力弱、咳痰无力、延髓功能麻痹和限制性通气功能障碍等症状。因此，术前应完善心肺功能检查，经神经科、呼吸科和心血管内科进行多学科评估会诊。术前肺功能严重减退的患者，全身麻醉术后应谨慎拔除气管导管。

Lambert-Eaton 肌无力综合征患者和迪谢内肌营养不良患者尽管都属于神经肌肉病，但因发病机制不同，二者术中麻醉药物的选择也有不同（见表 1-7）。

Lambert-Eaton 肌无力综合征患者术中应避免使用加重肌无力的药物，例如庆大霉素、硫酸镁。术中应维持电解质在正常范围，避免出现低钾和低镁血症。

Weingarten 等回顾分析了 37 例 LEMS 患者 60 次手术的围手术期结局。这 37 例患者中，合并恶性肿瘤者 21 例，包括肺癌 19 例（小细胞肺癌 16 例），肾癌 1 例，皮肤癌 1 例，

表1-7　不同神经肌肉疾病患者的麻醉药物和方法选择

疾病名称	吸入麻醉剂	琥珀胆碱	非去极化肌松剂	椎管内麻醉
迪谢内和贝克肌营养不良	（－）	（－）	减量	（＋）
重症肌无力	（＋）	有耐药性	减量	（＋）
Lambert-Eaton 肌无力综合征	（＋）	减量	减量	（＋）
吉兰－巴雷综合征	（＋）	（－）	减量	（＋）

合并自身免疫疾病者 16 例。临床表现中，34 例患者（91.9%）有肢体力弱，20 例患者有自主神经功能异常，7 例患者有阻塞性通气功能障碍，9 例患者有呼吸肌力弱表现，多数患者使用溴吡斯的明或者磷酸阿米吡啶治疗。

37 例患者的 60 次手术中有 20 例是门诊手术，40 例是住院手术，其中全身麻醉 48 例（气管插管 43 例，使用喉罩 3 例，气管切开 2 例，12 例没有气道干预），阻滞麻醉 2 例，神经阻滞和监护麻醉 10 例。麻醉维持用药：静脉麻醉 10 例，氧化亚氮 12 例，吸入麻醉剂 38 例。术中肌松剂使用情况：琥珀胆碱 10 例，非去极化肌松剂 18 例，同时使用琥珀胆碱和非去极化肌松剂者 5 例。术中有 28 例（46.7%）患者因自主神经功能障碍导致低血压的发生，通过补液或者静脉给予去氧肾上腺素或者麻黄碱可以纠正。

二、Lambert-Eaton 肌无力综合征患者全身麻醉时的肌松管理有哪些注意事项？

和重症肌无力患者不同，Lambert-Eaton 肌无力综合征患者对去极化肌松剂和非去极化肌松剂的敏感性都显著增加，术中应避免使用肌松剂，或者使用较常规剂量偏小的药量，并在术中常规进行肌松监测，避免术后残余肌松加重肌无力的症状。个别患者术后肌松恢复异常延时时，可考虑术后去监护室继续机械通气治疗。

Weingarten 等报道的 37 例患者中，有 4 例患者术后因肌松恢复异常延迟或者呼吸系统并发症，需要机械通气或者无创呼吸机辅助通气治疗。

第 1 例患者是 77 岁女性，术前确诊为合并自身免疫疾病型 Lambert-Eaton 肌无力综合征，在全身麻醉下行髋关节手术。患者术后 3 天出现高碳酸血症，给予无创呼吸机辅助通气治疗。分析原因是，患者术前自行停用治疗药物溴吡斯的明和磷酸阿米吡啶治疗。

第 2 例患者是 56 岁女性，全身麻醉下行纵隔镜检查，给予静脉琥珀胆碱 120 mg 1 h 后，肌松监测仪（TOF-watch）提示仍无肌颤搐反应。术后给予持续机械通气 5 h，术后病理确诊为小细胞肺癌。

第 3 例患者是 65 岁女性，全身麻醉下行膝关节置换术。静脉给予琥珀胆碱 100 mg 后完成气管插管，之后静脉给予维库溴铵 6 mg。4 h 后手术结束，拔除气管导管，患者出现躁动和高碳酸血症，给予无创呼吸机辅助通气治疗。术后明确诊断是合并自身免疫疾病型 Lambert-Eaton 肌无力综合征。第 4 例患者是 85 岁男性，全身麻醉下行经尿道膀胱癌电切术，术前确诊为合并自身免疫疾病型 LEMS，存在下肢肌力弱和自主神经功能障碍表现。术中给予静脉罗库溴铵 40 mg 后完成气管插管，肌松监测仪（TOF-watch）提示，90 min 后仍无肌颤搐反应。2.5 h 后静脉给予新斯的明拮抗后成功逆转肌松。

因此，对于 Lambert-Eaton 肌无力综合征患者，术中应常规进行肌松监测，根据手术时间选择适宜的肌松剂的药量，术后在肌松完全恢复后方可拔除气管导管。

三、Lambert-Eaton 肌无力综合征患者是否可以使用舒更葡糖钠拮抗肌松？

目前文献中关于 Lambert-Eaton 肌无力综合征患者使用舒更葡糖钠的报道较少。Lambert-Eaton 肌无力综合征和重症肌无力都是由于神经肌肉接头存在自身抗体导致的以肌无力为主要表现的自身免疫疾病。两者区别仅在于：重症肌无力是由神经肌肉接头"突触后膜"的乙酰胆碱受体抗体引起，Lambert-Eaton 肌无力综合征是由神经肌肉接头"突触前膜"的 P/Q-VGCC 抗体引起。因此，文献中有关重症肌无力患者使用舒更葡糖钠的经验同样也适用于 Lambert-Eaton 肌无力综合征患者。

舒更葡糖钠是人工合成的改良 γ 环糊精类衍生物，其拮抗肌松的作用机制不同于胆碱酯酶抑制剂。它能够特异性地包裹血浆中的罗库溴铵或维库溴铵分子，以 1 : 1 的比例形成稳定的复合物后通过肾脏排泄。这样使得神经肌肉接头处的肌松剂药物浓度迅速下降，从而恢复肌肉收缩作用。神经肌肉接头处的胆碱酯酶和乙酰胆碱水平并没有发生变化。理论上对于该类患者，舒更葡糖钠应该是一个理想的肌松拮抗剂。

Mouri 等回顾分析了重症肌无力行全身麻醉胸腺瘤切除术的患者，术后是否使用舒更葡糖钠对术后肌无力危象的影响。主要结局是术后肌无力危象，定义为术后 3 天内呼吸衰竭需要长时间的机械通气，或者术后 30 天内再次气管插管。通过倾向评分匹配后分析的结果表明，和对照组比较，舒更葡糖钠组患者术后肌无力危象发生率显著降低［22/507（4.3%）vs. 25/288（8.7%），OR=0.48，95%CI：0.25 ~ 0.91］。

要点总结

1. Lambert-Eaton 肌无力综合征是一种自身免疫性疾病，由于神经肌肉接头突触前膜存在 P/Q- 电压门控式钙离子通道抗体，乙酰胆碱释放异常导致出现类似重症肌无力临床表现的综合征。患者常合并小细胞肺癌或者自身免疫性疾病。

2. Lambert-Eaton 肌无力综合征患者围手术期的主要风险是术后呼吸功能衰竭。患者应在术前完善心肺功能，经神经科、呼吸科和心血管内科进行多学科评估会诊。术前肺功能严重减退的患者，全身麻醉术后应谨慎拔除气管导管。

3. Lambert-Eaton 肌无力综合征患者对所有肌松剂的敏感性都显著增加，术中应尽量避免使用肌松剂，或者使用低于常规剂量的药量，术中常规进行肌松监测，避免术后出现残余肌松，进而加重肌无力的症状。

4. 术后肌松恢复异常延迟和术后呼吸并发症高风险患者应去监护室继续机械通气治疗。

参考文献

[1] 颜帅，黄雨青，蔺美霖，等. Lambert-Eaton 肌无力综合征的临床及电生理特征. 中风与神经疾病杂志，2020，37：939-940.

[2] 刘世鹏，冯文化. Lambert-Eaton 肌无力综合征及其药物治疗的研究进展. 中国新药杂志，2017，26：1279-1283.

[3] 王晓婷. Lambert-Eaton 肌无力综合征诊治的研究进展. 临床合理用药，2020，13：179-180.

[4] Weingarten TN, Araka CN, Mogensen ME, et al. Lambert-Eaton myasthenic syndrome during anesthesia: a report of 37 patients. J Clin Anesth, 2014, 26: 648-653.

[5] Katz JA, Murphy GS. Anesthetic consideration for neuromuscular diseases. Curr Opin Anaesthesiol, 2017, 30: 435-440.

[6] Mouri H, Jo T, Matsui H, et al. Effect of Sugammadex on Postoperative Myasthenic Crisis in Myasthenia Gravis Patients: Propensity Score Analysis of a Japanese Nationwide Database. Anesth Analg, 2020, 130: 367-373.

（耿志宇）

第2章 罕见病患者行骨科手术

第1节 马方综合征患者行全身麻醉 脊柱侧凸矫形术

【病例简介】

一、基本病史

患者，男性，15岁，因"发现脊柱侧凸6年"入院。患者6年前发现脊柱侧凸畸形，向右侧凸出明显，无肢体麻木、关节僵硬。此后脊柱侧凸逐渐加重，1年前外院影像学检查提示脊柱呈S形，胸段以T8为中心向右侧凸，腰段以L3为中心向左侧凸。患者为手术治疗收住院。

既往史：1年前诊断马方综合征，3个月前行肺大疱切除术。否认家族遗传病史及类似病史。

二、入院情况

患者血压123/75 mmHg，脉搏78次/分，瘦长体型，营养中等，步态正常，神志清楚，查体合作，心律齐，双肺呼吸音清。外科情况：脊柱生理曲度消失，脊柱向右侧明显弯曲，骨盆明显倾斜。手指及足趾细长，呈"蜘蛛指"样。双下肢等长，Adam（前屈试验）试验（+）。脊柱前屈、后伸及左右旋转受限。各棘突及椎旁无压痛和叩击痛。四肢肌力、肌张力正常，痛觉感觉正常，关节活动度良好。双侧膝腱反射对称引出，双侧 Babinski 征阴性。

入院诊断：脊柱侧凸，马方综合征，肺大疱切除术后。

三、术前情况

入院后完善检查，血常规、肝肾功能、电解质、心肌酶、脑钠肽、凝血功能大致正常。动脉血气分析，pH 7.40，PO_2 88.9 mmHg，PCO_2 43.3 mmHg，HCO_3^- 25.7 mmol/L，血细胞比容 53.4%，碱剩余 1.9 mmol/L，乳酸 1.1 mmol/L。

脊柱 CT 和 MRI 检查提示脊柱侧凸，胸椎以胸 8 椎体为中心明显向右侧凸弯，胸段脊髓未见异常。腰椎过伸，以腰 3 为中心向左侧凸弯曲，未见脊膜膨出，椎管内结构未见异常，骶管囊肿。

心电图、颈动脉和椎动脉超声、下肢血管超声未见异常。胸主动脉增强扫描提示冠状动脉窦轻度扩张，横径 3.6 cm。超声心动图提示，左心室射血分数 61.3%，主动脉窦部瘤样扩张，二尖瓣和三尖瓣轻度反流。

肺功能检查提示通气功能显著减退属混合型障碍（以限制为主），肺总量和肺活量下降，用力肺活量（FVC）占预计值的 56%，第 1 秒用力呼气量（FEV1）占预计值的 50%，FEV1/FVC% 占预计值的 76%，功能残气量和残气量正常，弥散功能正常，DLCO 占预计值的 90.1%。

术前诊断：脊柱侧凸，马方综合征，肺大疱切除术后。拟全身麻醉下行脊柱侧凸矫形术。

【术前分析】

一、什么是马方综合征？

马方综合征（Marfan's syndrome，MFS），又称为蜘蛛指 / 趾综合征、蜘蛛足样指综合征、先天中胚层发育不良，是一种常染色体显性遗传性结缔组织疾病，由法国医生 Antoine Marfan 在 1896 年首次报告。与中胚层发育异常有关，多数患者有家族史，少数为新发突变所致，发病率为（2 ~ 3）/10 000。它是一组因先天结缔组织发育异常导致的临床综合征，病变主要累及中胚叶的骨骼肌肉系统、心血管系统和和视觉系统，临床可表现有全身管状骨细长，手指和脚趾细长呈蜘蛛脚样，瘦长体型，心脏可有主动脉瘤样扩张、二尖瓣脱垂或关闭不全、脊柱侧凸、视力减退、晶状体脱位等。也可累及肺、皮肤和中枢神经系统等。2018 年 5 月，该疾病被列入国家卫生健康委员会等 5 部门联合发布的《第一批罕见病目录》。

（一）发病机制

主要致病基因是位于 15 号染色体长臂（15q21.1）的原纤维蛋白 1（fibrillin 1，*FBN1*）基因。位于 9 号和 3 号染色体（3p24.1）的转化生长因子 β（transforming growth factorbeta，TGF-β）受体 1 和受体 2 的基因突变也和发病有关。

FBN1 编码的原纤维蛋白 -1 是一种糖蛋白，是细胞外基质中微纤维的主要成分。微纤维以两种形式存在于组织中：一种是与弹性蛋白结合形成弹性纤维，分布于皮肤、肺、血管、软骨和肌腱等；另一种是未与弹性蛋白结合，见于眼部的睫状小带。*FBN1* 突变类型多为错义突变和无义突变，没有明显的突变热点。*FBN1* 突变导致原纤维蛋白合成和沉积异常，使 TGF-β 信号传导通路过度激活，引起细胞外信号调节激酶等蛋白表达上调。细胞外基质稳态失衡及细胞 - 基质交互作用的缺失导致血管重构、基质金属蛋白酶及透明质酸表达上调，可见弹性纤维分布散乱、断裂或呈锯齿状，导致弹性纤维异常的一系列临床表现。

（二）临床表现

1. 骨骼肌肉系统：四肢及手指细长呈蜘蛛指（趾），瘦长体型，指距大于身高，双手下垂过膝，上半身比下半身长，扁平足。肌肉不发达，关节韧带松弛，关节过度伸展，胸骨畸形（漏斗胸、鸡胸）、脊柱侧凸、脊椎裂等。

2. 眼部病变：有晶状体脱位或半脱位、斜视、高度近视、白内障、视网膜剥离、虹膜震颤等。男性多于女性。

3. 心血管系统：约 80% 患者伴有先天性心血管畸形，常见升主动脉根部瘤样扩张、主动脉中层囊样坏死引起的主动脉窦瘤、夹层动脉瘤及破裂、主动脉瓣膜关闭不全，二尖瓣脱垂。还有动脉导管未闭、中隔缺损、主动脉缩窄等。还可合并传导阻滞、预激综合征、心房颤动（房颤）及并发急性细菌性心内膜炎。女性患者妊娠期间容易诱发主动脉夹层。

4. 其他系统也可累及，出现皮肤萎缩、自发性气胸、肺大疱、多囊肾、硬脊膜膨出等。

苏育琳等报道的 137 例患者中，男性 93 例（67%），女性 44 例（33%），平均年龄 29 岁，因心血管疾病入院的患者 82 例（60%），因脊柱侧凸畸形入院的患者 22 例（16%），因继发脑血管疾病入院的患者 5 例（4%）。其中，需要手术的心血管疾病患者 53 例（66.2%）。

二、马方综合征如何诊断？

马方综合征诊断主要依靠典型的骨骼、心血管和眼部临床表现或基因诊断。现行国际公认的诊断标准为 2010 年 Ghent 修正标准。

对于无家族史患者，满足以下任一项即可诊断：①主动脉根部 Z 评分≥2 分（直径超过 40 mm），晶状体异位；②主动脉根部 Z 评分≥2 分，并且检测到致病性 *FBN1* 基因突变；③主动脉根部 Z 评分≥2 分，系统评分≥7 分；④晶状体异位，并且检测到致病性

FBN1 基因突变。

对于有家族史患者，满足以下任一项即可诊断：①晶状体异位；②系统评分≥7分；③主动脉根部 Z 评分≥2 分（20 岁以上）或≥3 分（20 岁以下），或主动脉根部夹层。

以上诊断需要同时排除 Sphrintzene-Goldberg 综合征、Loeyse-Dietz 综合征和血管型 Ehlerse-Danlos 综合征等类似疾病。

三、马方综合征如何治疗？

目前治疗主要是对症治疗，通过内科治疗心律失常，改善心衰症状。可口服去氢甲基睾丸素（美雄酮），促进蛋白合成，防止结缔组织损害；使用维生素，利于胶原形成和生长。合并动脉瘤、主动脉夹层，重度瓣膜关闭不全、脊柱侧凸，病情严重者需要外科手术治疗。常见手术有升主动脉置换、Bentall 术（带主动脉瓣人工血管升主动脉替换术）、主动脉弓置换术、脊柱侧凸矫形术、晶状体脱位手术等。

由于自然病程较难改变，患者主要死亡原因是心血管系统并发症，如主动脉夹层破裂、严重心律失常、心肌缺血或心脏衰竭，未治疗患者的平均寿命约为 30～40 岁。限制大运动量的体育运动可以减缓和延长心血管病变的发生和发展。

【麻醉管理】

患者，男性，15 岁，187 cm，52 kg，体重指数（BMI）14.9，术前麻醉评估 ASA Ⅱ 级。患者入手术室后开放外周静脉，常规监测生命体征，血压 120/80 mmHg，心率 90 次 / 分，脉搏氧饱和度 96%。分次静脉推注丙泊酚 150 mg、舒芬太尼 15 μg 和罗库溴铵 50 mg 进行麻醉诱导和气管插管。术中以吸入 50% 氧化亚氮、静脉持续输注丙泊酚和瑞芬太尼维持麻醉。术中监测有创动脉压力、呼气末二氧化碳、脑电双频指数和肌松监测仪（TOF-watch），术中以 Flotrac 目标导向液体管理，采用自体血回收，血流动力学平稳。手术过程顺利，手术历时 6.3 h，出血 900 ml，术中输注红细胞悬液 400 ml，血浆 400 ml，自体血 450 ml，总入量共 3500 ml，尿量 750 ml。术毕给予新斯的明和阿托品拮抗肌松，患者肌力完全恢复，意识清醒后拔除气管导管。在恢复室观察生命体征平稳，半小时后转运回病房。

【术后情况】

术后 1 天，患者生命体征平稳，诉伤口疼痛和轻度恶心，伤口引流 480 ml，复查血常规、肝肾功能大致正常，白蛋白偏低（34.2 g/L），血钙低（2.07 mmol/L），血磷略高（1.58 mmol/L），肌酸激酶显著升高（3212 IU/L），心肌肌钙蛋白和脑钠肽正常，超敏 C

反应蛋白偏高（9.83 mg/L）。给予抑酸、抗感染、下肢循环驱动和低分子量肝素预防深静脉血栓、营养支持和镇痛、止吐等对症治疗。

术后 4 天，患者诉伤口疼痛明显好转，伤口引流 380 ml，可坐起活动。复查血常规，白细胞 9.5×10^9/L，血红蛋白 113 g/L，血小板 106×10^9/L。生化检查：白蛋白低 28.4 g/L，肝肾功能和电解质正常，肌酸激酶 1166 IU/L，心肌肌钙蛋白 0.19 ng/ml，脑钠肽 103 pg/ml，超敏 C 反应蛋白 88.92 mg/L。

术后 7 天，伤口引流 100 ml，拔除引流管，患者下地活动。术后 11 天，患者顺利出院。

【要点分析】

一、马方综合征患者的脊柱侧凸矫正手术有哪些特点？

患者特点：马方综合征患者有 50%~60% 合并有脊柱侧凸畸形，约 12% 的患者需要手术来矫正畸形。与特发性脊柱侧凸不同，其特点是：发病年龄早，发病与性别无关，患者术前常有活动后气促和腰痛症状，心肺功能较差。双弯、三弯和长胸弯等不典型弯较多见，常伴有脊柱滑脱、胸椎前凸、胸椎过度后凸、胸腰段后凸等矢状面形态改变。侧凸进展较快，尤其在青春发育高峰期，逐渐发展为严重僵硬型的脊柱侧凸，要比特发性脊柱侧凸更为严重。

手术特点：因病变累及全身多个系统，患者通常合并胸廓畸形、升主动脉扩张、瓣膜关闭不全和（或）心肺功能不全，所以术前准备要充分，麻醉前要重点评价患者的心肺功能。通常认为，Cobb 角超过 40°~50° 时应考虑矫形手术，以避免产生呼吸功能不全、背痛和畸形加重。手术创伤较大，术中失血较多，术中进行体感诱发电位和运动诱发电位监测，防止脊髓损伤。手术后并发症包括感染、硬膜撕裂、冠状面或矢状面失衡、内固定失败和神经损害等。

二、马方综合征患者脊柱侧凸矫正手术麻醉管理有哪些注意事项？

1. 患者多数合并心血管功能异常。因此，术前应全面评估心血管功能状态，包括心电图、超声心动图、脑钠肽和血管超声等影像检查。合并动脉瘤样扩张时，应避免术中出现意外的主动脉夹层或动脉瘤破裂等急症。对于术前代偿尚可的患者，在麻醉诱导和苏醒过程中也应力求平稳，避免出现血流动力学的波动。

2. 部分患者咽腭弓较低，下颌后缩，有潜在的困难气道风险。对于合并脊柱侧凸存在限制性通气障碍、肺气肿和肺大疱的患者，术中机械通气时应注意控制气道峰压，避免出现张力性气胸。

3. 手术创伤较大，术中失血较多，术中应进行有创动脉和静脉压力监测、自体血回输、控制性降压、血液稀释和目标导向液体管理，保证术中血流动力学平稳。

4. 由于关节韧带松弛，患者俯卧位手术时，应注意肢体关节的保护。合并双眼高度近视、晶状体半脱位的患者，应避免出现眼部的意外损伤。

要点总结

1. 马方综合征是一种常染色体显性遗传性结缔组织疾病，是一组因先天结缔组织发育异常导致的临床综合征，病变主要累及中胚叶的骨骼系统、心血管系统和视觉系统。

2. 术前应重点评估心血管受累情况，完善心电图、超声心动图、脑钠肽、血管超声等检查。麻醉诱导、术中和术毕苏醒时，应维持血流动力学的稳定，避免动脉扩张病变加重。

3. 合并脊柱侧凸存在限制性通气障碍、肺气肿和肺大疱的患者，术中机械通气时应注意控制气道峰压，避免出现张力性气胸。

4. 术中应注意肢体关节和眼睛的保护。

参考文献

[1] 沙士甫，朱泽章，邱勇，等. 马凡氏综合征伴脊柱侧凸一家系 3 例报告. 中国脊柱脊髓杂志，2013，23：862-864.

[2] 苏育琳，陈子怡. 马凡氏综合征继发脑血管疾病的临床分析. 中国神经精神疾病杂志，2019，45（1）：47-50.

[3] Araújo M R, Marques C, Freitas S, et al. Marfan syndrome: new diagnostic criteria, same anesthesia care? Case report and review. Braz J Anesthesiol, 2016, 66: 408-413.

[4] Singh S I, Brooks C, Dobkowski W. General anesthesia using remifentanil for Cesarean delivery in a parturient with Marfan's syndrome. Can J Anaesth, 2008, 55: 526-531.

（耿志宇）

第 2 节　面肩肱型肌营养不良患者行全身麻醉脊柱侧凸矫形术

【病例简介】

一、基本病史

患者，男性，13 岁，因"行走姿势异常，发现腰椎前凸 4 年"入院。患者 4 年前发现行走姿势异常，检查发现腰椎前凸畸形，之后进行性加重，活动耐力下降。曾使用脊柱支具治疗，效果欠佳。近 1 年来，因脊柱畸形加重影响行走，活动耐力明显下降。患者智力稍落后，吐字不清，咀嚼无力，面部表情少。此次门诊多学科会诊，考虑为面肩肱型肌营养不良，为行手术治疗收住院。

既往史：否认家族遗传病史及类似病史。

二、入院情况

患者血压 115/70 mmHg，脉搏 102 次 / 分，表情淡漠，蹒跚步态，神志清楚，查体合作。心律齐，双肺呼吸音清。外科情况：脊柱生理曲度消失，脊柱向右前明显凸出，骨盆前倾，脊柱前屈、后伸及左右旋转明显受限。面部肌无力，双侧翼状肩胛。四肢肌力：双侧三角肌Ⅲ级，肱二头肌和肱三头肌Ⅲ级，双侧胫骨前肌和腓骨长短肌Ⅳ级，双侧髋关节挛缩，双侧马蹄内翻足。四肢感觉正常，腱反射对称引出，病理征阴性，双侧足背动脉搏动正常。

辅助检查：基因检测提示 4 号染色体异常（4q35），符合面肩肱型肌营养不良症。多导睡眠监测提示存在一定的呼吸紊乱及氧减事件，呼吸暂停低通气指数 0.9。

肺功能检查提示通气功能显著减退属混合型障碍，以限制型为主。用力肺活量（FVC）下降，占预计值的 66%，残气量增高。第 1 秒用力呼气量（FEV1）占预计值的 64%，FEV1/FVC% 占预计值的 80%，弥散功能轻度减退，DLCO 占预计值的 77.9%。支气管舒张试验阴性。

入院诊断：面肩肱型肌营养不良，脊柱前凸，肺功能不全，双侧跟腱挛缩。

三、术前情况

入院后完善检查，血常规、肝肾功能和电解质大致正常，血钙偏高（2.56 mmol/L），肌酸激酶（CK）405 IU/L，CK-MB 略高（41.9 ng/ml）。动脉血气分析、X 线胸片、心电图及双下肢血管超声正常。超声心动图提示左心室射血分数 74.8%。

膈肌超声检查提示，左侧膈肌厚度和深吸气时移动度降低。

复查肺功能提示通气功能显著减退属于复杂限制型障碍，用力肺活量（FVC）下降，占预计值的 55%。第 1 秒用力呼气量（FEV1）占预计值的 63%，弥散功能正常，残气量增高。

脊柱 CT 和 MRI 检查提示脊柱侧凸，颈椎曲度变直，胸椎以胸 7 椎体为中心向左侧凸弯，胸腰段以腰 1 椎体为中心向右侧凸弯。胸腰段脊髓和椎管内结构未见异常。

术前经多学科会诊讨论，该患者临床表现以面肌、肩带肌和上臂肌群慢性进行性萎缩和肌无力为特征，并逐渐累及躯干肌、骨盆带肌、足背屈肌。影像检查提示脊柱侧凸畸形，基因检测为 FSHD 1 型。围手术期管理要点包括：①患者肌营养不良，围手术期可能出现恶性高热、呼吸衰竭，术中应监测体温、动脉血气和呼气末二氧化碳，避免使用琥珀胆碱，预防恶性高热，必要时使用丹曲林；②患者呼吸肌肌力弱，肺功能不全，咳痰困难，术后肺部感染风险较高，需要术前呼吸锻炼和排痰训练，术后需要辅助咳痰；③术后可能拔除气管导管困难，准备监护室和呼吸机进行机械通气；④手术创伤应激大，术后需要完善镇痛和营养支持；⑤术后康复锻炼。

术前诊断：面肩肱型肌营养不良症，脊柱前凸畸形，肺功能不全，翼状肩胛，双侧髋关节挛缩，双侧跟腱挛缩，双侧马蹄内翻足。拟全身麻醉下行 T12~S2 椎弓根钉内固定植骨融合术。

【术前分析】

一、什么是面肩肱型肌营养不良？

面肩肱型肌营养不良（facio-scapulo-humeral muscular dystrophy，FSHD）是进行性肌营养不良的一种类型，是继迪谢内肌营养不良和强直性肌营养不良症后、发病率居第三位的遗传性肌肉病，呈常染色体显性遗传。最早在 1884 年由 Landousy 和 Dejerine 报道，1990 年 Wijmenga 等首次将面肩肱型肌营养不良基因定位于 4 号染色体（4q35）。发病率约为 1/（8000~20 000），主要表现为非对称性的面肌、肩带肌和上臂肌群的慢性、进行性肌萎缩和肌无力，并逐渐累及躯干肌、骨盆带肌和下肢肌等。典型表现是在肩关节外展时，肩胛骨上突，呈"翼状肩"。很少累及心肌，病情严重患者常因肌无力导致脊柱侧凸和（或）前凸畸形、肺功能不全等，也可引起其他系统疾病，如视网膜病变和听力丧失。病程进展缓慢，尽管不会影响寿命，但肌肉受累严重者会影响生活质量。

（一）发病机制

根据发病机制不同，临床上将面肩肱型肌营养不良分为两型：FSHD 1 型和 FSHD 2 型。

面肩肱型肌营养不良 1 型患者约占 95%，致病基因为 DUX4（double homeobox 4）基因，位于 4 号染色体 q35 区域。DUX4 基因是一种反转录基因，负责编码 DUX 蛋白，该基因由三个外显子组成，其中外显子 3 是非编码区域，定位在 D4Z4 重复序列之外，并且携带多聚腺苷酸化信号，在 D4Z4 远端区域存在两个等位序列 4qA 和 4qB。

正常人该基因处于沉默状态，携带 11 ~ 100 个 D4Z4 串联重复序列，而面肩肱型肌营养不良患者中，D4Z4 串联重复序列缺失，只有 1 ~ 10 个拷贝大小。D4Z4 重复序列的缺失导致甲基化程度降低，与 4qA 等位基因共同作用，和多聚腺苷酸化信号一起使被转录的 DUX4mRNA 稳定，造成 DUX4 基因在骨骼肌的异常表达，导致肌细胞凋亡，引起肌肉病变。D4Z4 拷贝数与临床表型严重程度负相关，拷贝数越少，发病年龄越早、疾病进展越迅速，还可能出现骨骼肌以外的症状。

面肩肱型肌营养不良 2 型患者比例较少，致病原因与位于 18 号染色体的维持 D4Z4 高甲基化和沉默状态的 DNA 甲基化调控基因（structural maintenance of chromosomes flexible hinge domain containing 1，SMCHD1）的缺失相关。该基因突变导致 D4Z4 区域甲基化程度降低，在 4qA 等位基因共同作用下，激活 DUX4 在骨骼肌中的表达。

（二）临床表现

患者可表现肌无力的症状群，如面部表情少、闭眼困难（面肌无力），喜吃软食、不能鼓腮、张口受限（咬肌无力），双上肢上抬无力，肩部活动性下降，耸肩无力（肩带肌和上臂肌无力）。随着病情进展，出现躯干肌群无力症状，可以合并脊柱畸形，以脊柱前凸多见。因骨盆伸肌和椎旁肌群无力，出现盆腔前倾、髋部过度弯曲，无法维持躯干直立状态，不能直立行走，行走姿势异常，坐位时只能弯腰前坐位，躯干部疼痛明显。因膈肌和腹部呼吸肌肌力弱，脊柱侧凸使胸廓呼吸功能受限，可有咳嗽无力，夜间低通气、晨起头痛，白天过度嗜睡，呼吸功能不全等情况，这些患者严重时需要夜间无创呼吸机治疗。患者还可出现吞咽困难。其他检查可发现：肺功能异常，心律失常，超声心动图异常，感音神经性听力受损。

国内大样本数据报道显示，中国面肩肱型肌营养不良 1 型患者的平均发病年龄是 16 岁，平均 D4Z4 重复序列拷贝数是 5 个，有 12.0% 患者会失去独立行走能力，从首次出现肌无力症状到病情进展至不能行走的时间周期是 40 年。不能行走患者的 D4Z4 重复序列拷贝数较小，起病年龄也较早。

二、面肩肱型肌营养不良如何诊断和治疗？

目前，基因诊断是面肩肱型肌营养不良诊断的金标准，对临床疑似患者还可以进行肌电图、MRI 和肌肉活检等检查。虽然预后良好，目前还没有有效治疗方法，针对靶点基因抑制 DUX4mRNA 表达和降低 DUX4 蛋白质合成的治疗方法尚处于实验阶段。

临床治疗早期常采用支具和功能锻炼，以期控制脊柱畸形的进展。对于合并重度脊柱畸形、丧失行走能力及肺功能严重受损患者，建议外科矫形手术干预，可以改善生活质量。

【麻醉管理】

患者，男性，13 岁，167 cm，39 kg，BMI 14，术前麻醉评估 ASA Ⅱ级。患者入手术室后开放外周静脉，常规监测生命体征，血压 120/70 mmHg，心率 90 次 / 分，脉搏氧饱和度 99%。分次静脉推注咪达唑仑 1 mg、丙泊酚 80 mg、依托咪酯 8 mg、舒芬太尼 20 μg 和罗库溴铵 30 mg 进行麻醉诱导和气管插管。术中以吸入 50% 氧化亚氮，静脉持续输注丙泊酚和瑞芬太尼，间断静注舒芬太尼维持麻醉。术中监测有创动脉压力、体温、呼气末二氧化碳和脑电双频指数，以 TOF-watch 仪进行肌松监测，术中以 Flotrac 目标导向液体管理，采用自体血回收，血流动力学平稳。手术全程监测体感诱发电位和运动诱发电位，在 T12 ~ S2 植入 16 枚多轴椎弓根钉。手术过程顺利，历时 3.4 h，术中自体血回输 250 ml，总入量 2500 ml，尿量 1300 ml，出血 500 ml。术后给予新斯的明和阿托品拮抗肌松，患者肌力完全恢复，意识清醒后拔除气管导管，转运至监护室。

【术后情况】

患者转运至监护室后给予鼻导管吸氧，动脉血气分析提示，在吸入氧浓度 33% 时，pH 7.329，$PaCO_2$ 43.9 mmHg，PO_2 230 mmHg，HCO_3^- 21.9 mmol/L，血红蛋白 15.5 g/dl，乳酸 0.7 mmol/L。考虑容量不足，给予补液等对症治疗。

术后 1 天，患者血压偏低，90 ~ 100/40 ~ 50 mmHg，体温最高 38 ℃，复查血常规，白细胞 9.0×10^9/L，血红蛋白 115 g/L，血小板 187×10^9/L。生化检查提示白蛋白偏低（34.9 g/L），尿素氮 1.36 mmol/L 和肌酐 32.4 μmol/L，低于正常。肌酸激酶 862 IU/L，脑钠肽 397 pg/ml，超敏 C 反应蛋白 11.12 mg/L，都高于正常。给予输注白蛋白和新鲜血浆，抗生素预防感染、物理降温等对症治疗。病情稳定后，患者转运回病房。

术后 2 天，患者双下肢感觉、肌力、肌张力和膝腱反射无异常，伤口引流 200 ml。术后 3 天，复查生化检查：白蛋白偏低（35 g/L），肌酸激酶 848 IU/L 和超敏 C 反应蛋白

76.79 mg/L，高于正常。

术后 7 天，伤口引流 50 ml，拔除引流管。患者下地活动较困难，请康复科会诊指导康复训练。术后 9 天，复查肌酸激酶接近正常 201 IU/L，超敏 C 反应蛋白 39.3 mg/L。术后 30 天，患者经康复训练后可站立，顺利出院。

【要点分析】

一、面肩肱型肌营养不良患者全身麻醉风险有哪些方面？

1. 气道管理：因病变累及面部肌群，患者术前可能有咳嗽无力、张口受限、吞咽和咀嚼功能下降。术前应综合评估，考虑是否为困难气道，并制订气道管理方案。

2. 呼吸系统并发症：合并脊柱畸形患者术前如果有严重呼吸肌受累、睡眠呼吸暂停、高碳酸血症和肺功能不全，则术后肺部感染和急性呼吸衰竭风险较高。术中应制订肺保护策略，术后严格把握拔管指征，预测二次气管插管风险，必要时转运至监护室呼吸支持。术后鼓励积极排痰和有氧运动。术后镇痛时应考虑阿片药物潜在的呼吸抑制作用。

3. 恶性高热：全身麻醉术中应避免使用去极化肌松剂琥珀胆碱，慎用吸入麻醉药，常规监测体温和呼气末二氧化碳，准备丹曲林等抢救药物。对于脊柱侧凸等出血风险较高手术，术中还应该进行有创动脉压力监测，进行目标导向液体管理，术中监测动脉血气、尿量和乳酸。

二、面肩肱型肌营养不良患者使用肌松剂时有哪些注意事项？

Matsui 等报道一例 39 岁患者全身麻醉行胸腔镜纵隔肿物切除，术中以静脉丙泊酚、瑞芬太尼和芬太尼维持麻醉，以胸椎旁阻滞辅助镇痛。肌松药物使用罗库溴铵，加速度肌松监测仪同时监测皱眉肌、咬肌和拇收肌。在给药前，肌松监测显示皱眉肌对 TOF 刺激无任何反应，咬肌和拇收肌对 TOF 刺激反应正常，罗库溴铵的作用时间和正常人无明显差异。这提示，面肩肱型肌营养不良患者在围手术期肌松监测时，不能选择病变受累严重且有肌肉萎缩的肌群。

Dresner 等报道一例 23 岁男性患者全身麻醉行矫形手术，术中以阿芬太尼和氧化亚氮维持麻醉。肌松监测提示患者对阿曲库铵的肌松效应更敏感，恢复指数较正常人群明显缩短（6.5 min *vs.* 12.3 min）。

三、面肩肱型肌营养不良患者手术是否可以选择椎管内麻醉？

对于面肩肱型肌营养不良患者，椎管内麻醉并不完全属于禁忌。但是由于患者椎旁肌萎缩，脊柱过度前凸，穿刺可能存在一定困难。对于术前存在下肢肌力减弱的患者，术后应关注下肢感觉和肌力的恢复情况。

李健等报道一例合并面肩肱型肌营养不良、脊柱前凸、孕37周产妇在腰硬联合麻醉下顺利完成剖宫产手术。该产妇30岁，156 cm，62 kg，16年前出现肌无力症状，1年前基因检测确诊为面肩肱型肌营养不良。10年前曾在全身麻醉下行剖宫产手术。此次术前血常规和凝血正常，腰麻给予0.5%罗哌卡因2.5 ml，手术麻醉顺利，术后给予静脉舒芬太尼镇痛，术后3 h下肢感觉运动完全恢复。Triantafyllidou等也曾报道一例42岁产妇在硬膜外麻醉下顺利完成剖宫产手术。

要点总结

1. 面肩肱型肌营养不良是进行性肌营养不良的一种，发病率居第三位，仅次于迪谢内肌营养不良和强直性肌营养不良症，呈常染色体显性遗传，主要表现为面肌、肩带肌和上臂肌群的进行性肌萎缩和肌无力，病情进展可逐渐累及躯干肌、骨盆带肌和下肢肌等。

2. 合并脊柱侧凸的患者的全身麻醉风险主要包括：困难气道、术后拔管困难。术后呼吸系统并发症和恶性高热。术中应常规监测体温、呼气末二氧化碳、动脉血气乳酸和肌松监测等。

3. 对于面肩肱型肌营养不良患者，椎管内麻醉和镇痛并不完全属于禁忌，应个性化选择。

4. 面肩肱型肌营养不良患者术后可以选择包括神经阻滞的多模式镇痛，尽可能减少静脉阿片药物潜在的呼吸抑制作用。

参考文献

[1] 漆龙涛，徐贝宇，李淳德. 面肩肱型肌营养不良引发脊柱畸形1例报道并文献回顾. 中华骨与关节外科杂志，2020，13（6）：501-504.

[2] 石姗平，习阳. 面肩肱型肌营养不良症的分子机制和治疗方法研究进展. 生命的化学，2020，40（2）：277-283.

[3] 李健，阳兴，余云明. 面肩肱型肌营养不良症产妇剖宫产麻醉管理一例. 临床麻醉学杂志，2021，37（11）：277-283.

[4] Wang Z, Qiu L, Lin M, et al. Prevalence and disease progression of genetically-confirmed facioscapulohumeral muscular dystrophy type 1 (FSHD1) in China between 2001 and 2020: a nationwide population-based study. Lancet Reg Health West Pac, 2021, 18: 100323.

[5] Matsui S, Tanaka S, Kiyosawa K, et al. Anesthetic management of a patient with facioscapulohumeral muscular dystrophy: importance of monitoring neuromuscular function at multiple sites. Masui, 2015, 64: 1273-1276.

[6] Dresner D L, Ali H H. Anaesthetic management of a patient with facioscapulohumeral muscular dystrophy. Br J Anaesth, 1989, 62: 331-334.

[7] Triantafyllidou O, Stavridis K, Kastora S L, Vlahos N. Road to conception and successful delivery for a facioscapulohumeral muscular dystrophy patient. SAGE Open Med Case Rep, 2022, 10: 2050313X221081359.

（耿志宇）

第 3 节　埃默里－德赖弗斯肌营养不良（Emery-Dreifuss 肌营养不良）患者行全身麻醉脊柱侧凸矫形术

【病例简介】

一、基本病史

患者，女性，21 岁，因"肌营养不良 18 年，发现脊柱侧凸 8 年"入院。患者 1 岁时出现步态不稳，上下楼梯费劲，下蹲起立困难，不能跑跳。18 年前确诊肌营养不良，之后疾病逐渐加重。8 年前发现脊柱侧凸畸形，之后逐渐加重。3 年前出现行走不稳，无法独立行走，活动后有胸闷，肘关节挛缩，双上肢和下肢小腿肌肉明显萎缩。此次入院前查超声心动图提示左心室射血分数 66.4%，三尖瓣轻度反流。Holter 提示窦性心律，部分窦性心动过速和 I 度房室传导阻滞，频发房性早搏（房早）和室性早搏（室早），T 波改变。患者为行手术治疗收住院。

既往史：患者 18 年前确诊肌营养不良。9 年前行双侧跟腱延长术。否认家族遗传病史及类似病史。

辅助检查：肺功能检查提示用力肺活量（FVC）0.66 L，占预计值的 23.2%。第 1 秒用力呼气量（FEV1）0.59 L，占预计值的 23.9%。FEV1/FVC% 占预计值的 105.6%，通气功能严重减退，属限制型障碍。基因检测提示发现 *LMNA* 基因变异，考虑 Emery-Dreifuss 肌营养不良。多导睡眠仪检测提示脉搏氧饱和度（SpO_2）睡眠时的平均值 87%，最低值 57%。每小时呼吸暂停低通气指数 80.2 次。

二、入院情况

患者血压107/71 mmHg，脉搏74次/分，呼吸18次/分。脊柱侧凸，营养中等，强迫体位，无法行走，神志清楚，查体合作。心律齐，双肺呼吸音清。外科情况：脊柱生理曲度消失，胸椎右侧弯曲，腰椎左侧弯曲。脊柱前屈、后伸及左右旋转明显受限。双下肢等长，Adam试验（+）。全身痛觉感觉正常，双侧肱二头肌、肱三头肌、股四头肌和胫骨前肌肌力Ⅳ级。双足背动脉搏动正常，双侧膝腱反射对称引出，双侧Babinski征阴性。

入院诊断：脊柱侧凸，Emery-Dreifuss肌营养不良，双侧跟腱延长术后，呼吸功能不全。

三、术前情况

入院后完善检查，血常规、肝肾功能和电解质、脑钠肽和凝血功能大致正常。胸片提示脊柱侧凸。下肢血管超声和颈部血管超声未见异常。

动脉血气分析提示，pH 7.3，PaO_2 53.4 mmHg，$PaCO_2$ 66.5 mmHg，血氧饱和度86.8%。脊柱CT检查提示以胸7椎体为中心明显向右侧凸弯，腰椎以腰2为中心向左侧凸弯。

术前多学科会诊讨论，主要意见：①患者临床诊断Emery-Dreifuss肌营养不良，重度脊柱侧凸，术前肺功能差，心律不齐，手术创伤大，预计出血多，术前需备血，术后去监护室；②警惕术中恶性高热，做好预案；③术前进行呼吸训练，以利于术后恢复；④术前睡眠监测提示有重度睡眠呼吸暂停，肺功能检查提示重度限制型通气障碍，术后存在拔管困难和长期呼吸机治疗可能。

术前3周，患者开始在康复科医生指导下进行呼吸功能训练，夜间使用无创呼吸机，患者活动后胸闷症状有改善。1周后复查动脉血气分析有好转，pH 7.36，PaO_2 62.1 mmHg，$PaCO_2$ 59.3 mmHg，血氧饱和度91.8%。

术前诊断：脊柱侧凸，Emery-Dreifuss肌营养不良，双侧跟腱延长术后，Ⅱ型呼吸功能衰竭。拟全身麻醉下行脊柱侧凸矫形术。

【术前分析】

一、什么是埃默里-德赖弗斯肌营养不良？

埃默里-德赖弗斯肌营养不良（Emery-Dreifuss muscular dystrophy，EDMD）是肌营

养不良的一种类型，是一种以上肢近端肌肉和胫前肌无力、萎缩为主要表现的遗传性肌肉病。发病率约为 1/10 万，1966 年由德国的 Emery 和 Dreifuss 首次报道，1979 年被正式命名，以 X 连锁隐性遗传为主，致病基因定位于 Xq28；常染色体显性遗传型则由染色体 1q21-23 上的 *LMNA* 基因异常导致。多在儿童期发病，病情进展缓慢。临床特点为：进行性肌无力（主要见于肱二头肌、肱三头肌、腓肠肌和胫前肌）、肢体关节挛缩（踝关节、肘关节、躯干伸肌受累导致足跟不能着地、屈颈和弯腰受限）和心脏病变的三联征。多数患者肌无力症状不重，血清肌酸激酶轻中度增高，但是心脏受累症状突出，几乎所有患者在 30 岁前会有心脏表现。扩张型心肌病、室性心律失常和心源性猝死是患者的主要病死原因。

Emery-Dreifuss 肌营养不良的基因型共有 9 种，不同基因型有不同的临床表现，最常见的是 *EMD* 和 *LMNA* 基因，约占表型的 40%。两者基因突变导致的表型存在重叠，表明它们的蛋白质产物之间存在功能关系。

1. EDMD1 型

1986 年 Thomas 等首次发现 *EMD* 为致病基因，定位于 Xq27-28，主要表现为 X 连锁隐性遗传，男性可见骨骼肌症状和心脏受累，女性携带者通常没有症状，偶尔在 50 岁以上携带者中可见轻度肌肉和心律失常表现。

EMD 基因编码的核纤层结合蛋白（Emerin）是核膜的跨膜蛋白，在心肌和骨骼肌中高表达，参与细胞骨架的膜锚定。该基因突变导致 mRNA 翻译提前终止，Emerin 蛋白质合成障碍，导致核功能异常。心脏中 Emerin 蛋白缺乏可能改变心肌细胞黏附和心肌电生理，导致心脏传导阻滞的发生。

EDMD1 型特征临床表现为：病程早期即可出现肌无力和关节挛缩，通常 10 岁前发生关节挛缩，青春期后更加明显。关节挛缩主要表现为颈部伸展、肘部弯曲和跟腱紧缩。进行性肌无力和萎缩开始于肢带肌，后逐渐扩展至肩胛带肌和骨盆带肌。心脏受累是疾病后期的主要特征，表现为传导阻滞、心房颤动、室性心律失常和心脏增大。心房内传导障碍是 EDMD 相关心肌病的重要标志。部分患者可无明显肌无力和关节挛缩，仅表现为心脏传导阻滞和心肌病。心脏受累患者发生心源性栓塞和脑卒中的风险极高。

2. EDMD2 型

1999 年 Bonne 等首次发现 *LMNA* 为致病基因，定位于 1q21.1-q21.3，包含 12 个外显子，主要表现为常染色体显性遗传。*LMNA* 负责编码核纤层蛋白 A 和 C（lamins A 和 C），该蛋白主要功能为维持细胞核、细胞骨架及基因组稳定，参与 DNA 修复、信号传导、基因表达调控和细胞分化等。*LMNA* 突变导致免疫球蛋白样结构域改变，从而影响核纤层蛋白 A 和 C 与其他核膜蛋白的结合，影响 LINC 复合物（linker of nucleoskeleton and cytoskeleton）和二聚体的形成，使细胞骨架的稳定性降低，继而引发临床症状。

LMNA 突变不仅表现为 Emery-Dreifuss 肌营养不良，其临床表型还有家族性部分性脂

肪营养不良、腓骨肌萎缩症 2 型和早老综合征等。

EDMD 2 型患者常于 3 ~ 6 岁发病，30 岁前病情进展缓慢。和 EDMD 1 型比较，EDMD 2 型的疾病表现更严重，更多样化，主要特征是：①初始表现多为心脏症状，表现为传导阻滞、室性心律失常和扩张型心肌病等。左心功能不全所致心源性猝死和心力衰竭是患者的主要死因。②骨骼肌症状严重程度更难预测，多数患者 30 岁前病情进展缓慢，此后进展加快，出现行走困难，甚至失去行走能力。但也有患者 3 岁前出现肌无力和关节挛缩症状。

EDMD 的其他基因还有 *SYNE 1*、*SYNE 2*、*FHL 1*、*THEM 43*、*SUN1*、*SUN2* 和 *TTN* 等。

二、Emery-Dreifuss 肌营养不良如何诊断和治疗？

传统诊断方法有血清肌酸激酶、肌电图、肌肉 MRI 和肌肉活检病理检查。基因检测是 Emery-Dreifuss 肌营养不良诊断的金标准，不仅可以明确疾病类型，还可以区分不同亚型及其遗传方式。

对于 Emery-Dreifuss 肌营养不良目前还没有特异性治疗方法，主要是对症和支持治疗。所有患者均存在心脏疾病风险，应定期进行心脏评估和监测。对于女性携带者也应告知心脏受累的风险。严重心脏传导障碍者需要植入起搏器，合并房颤和心房扑动（房扑）的患者血栓栓塞和脑卒中风险极高，应考虑长期抗凝治疗。

【麻醉管理】

患者，女性，21 岁，身高 144 cm，体重 34 kg，体重指数（body mass index，BMI）16.4，术前麻醉评估 ASA Ⅲ级。患者入手术室后开放外周静脉，常规监测生命体征，血压 120/80 mmHg，心率 90 次 / 分，脉搏氧饱和度 91%。分次静脉推注丙泊酚 70 mg、依托咪酯 30 mg、舒芬太尼 15 μg 和罗库溴铵 30 mg 进行麻醉诱导和气管插管。术中吸入 50% 氧气，以静脉持续输注丙泊酚和舒芬太尼维持麻醉。麻醉诱导后动脉血气分析结果提示，pH 7.38，$PaCO_2$ 57 mmHg，PO_2 251 mmHg，HCO_3^- 28.8 mmol/L，血红蛋白 15.1 g/dl，乳酸 1.3 mmol/L。

术中监测有创动脉压力、体温、呼气末二氧化碳和脑电双频指数，TOF-watch 仪监测肌松，术中以 Flotrac 目标导向液体管理，并采用自体血回收，血流动力学平稳。手术全程监测体感诱发电位和运动诱发电位，在 T3 ~ S2 置入 27 枚椎弓根钉。手术过程顺利，历时 8.5 h，术中出血 2600 ml，输注红细胞悬液 1200 ml，自体血回输 1000 ml，血浆 600 ml，晶体液 3400 ml，胶体液 1000 ml，总入量 7200 ml，尿量 600 ml。术毕动脉血气分析结果提示，pH 7.37，PaCO$_2$ 38 mmHg，PO$_2$ 319 mmHg，HCO$_3^-$ 22.7 mmol/L，血红蛋白 9.8 g/dl，乳酸 3.6 mmol/L。术毕患者因呼吸功能差、术中出血多，带气管导管转运至监护室。

【术后情况】

患者入监护室后给予抗感染、补液、止血及呼吸机辅助通气治疗。心电监护提示窦性心律，频发室上性早搏。床旁超声心动图未见室壁运动异常，下腔静脉吸气塌陷率＞50%，考虑存在容量不足，给予补液、止血、输注白蛋白、新鲜冰冻血浆和泵注去甲肾上腺素治疗。

术后 1 天，患者可点头交流。复查血常规，白细胞 8.2×10^9/L，血红蛋白 79 g/L，血小板 56×10^9/L。生化功能：总蛋白 44.4 g/L，白蛋白 31.3 g/L，脑钠肽 85 pg/ml，肌酸激酶 1177 IU/L，乳酸脱氢酶 274 IU/L。考虑患者存在低血容量，继续输血、补液、静脉泵注血管活性药物、盐酸氨溴索（沐舒坦）化痰以及静脉营养支持治疗。患者术后 20 h 拔除气管导管，改为无创呼吸机辅助通气。术后 2 天，复查血常规，白细胞 9.5×10^9/L，血红蛋白 87 g/L，血小板 43×10^9/L。生化检查提示，总蛋白 46.3 g/L，白蛋白 29.6 g/L，脑钠肽 283 pg/ml，肌酸激酶 1597 IU/L，乳酸脱氢酶 252 IU/L。

术后第 3 日，患者可交流，使用小型无创呼吸机辅助通气，监测血气 PaCO$_2$ 波动于 50 mmHg 左右，PaO$_2$ 大于 60 mmHg。复查血常规，白细胞 7.5×10^9/L，血红蛋白 79 g/L，血小板 50×10^9/L。生化检查提示，白蛋白 27.7 g/L，脑钠肽 379 pg/ml，肌酸激酶 737 IU/L，乳酸脱氢酶 206 IU/L。转入普通病房，继续予抗感染和营养支持，观察术后引流和生命体征。术后 9 天，拔除引流管。复查多导睡眠仪提示较术前有改善，睡眠时 SpO$_2$ 平均值 91%，最低值 69%。每小时呼吸暂停低通气指数 30.7。

术后 18 天，患者可站立，但下肢肌力弱，在康复医生指导下继续功能锻炼，夜间仍需要间断无创呼吸治疗。术后 20 天，患者下肢肌力增强，可自行行走十余步，较前有明显改善，复查肺功能通气功能仍属于重度限制型障碍，但较术前有改善，用力肺活量 0.85 L（占预计值 22.4%），较术前 0.66 L 有改善。第 1 秒用力呼气量 0.72 L（占预计值 21.9%），较术前 0.59 L 有改善。FEV1/FVC % 占预计值 102%，弥散功能严重减退，DLCO 占预计值 36.8%。患者顺利出院，院外继续功能锻炼。

【要点分析】

一、Emery-Dreifuss 肌营养不良患者麻醉管理有哪些注意事项?

Emery-Dreifuss 肌营养不良是肌营养不良的一种罕见类型。麻醉管理与迪谢内肌营养不良、贝克肌营养不良等疾病一样，应注意预防术中恶性高热风险。实施要点包括：术前进行麻醉机的清洗，术中避免使用琥珀胆碱和吸入麻醉剂，并常规监测体温和呼气末二氧化碳。尽管文献中也有一些 Emery-Dreifuss 肌营养不良患者使用吸入七氟烷维持麻醉的报道，但是对于 10 岁以下的患者，还是应该首选全静脉麻醉或者区域阻滞麻醉。

和迪谢内肌营养不良不同的是，Emery-Dreifuss 肌营养不良患者心脏受累明显，几乎所有患者在 30 岁前会有心脏表现。Emery-Dreifuss 肌营养不良 2 型患者的首发症状多为心脏症状，表现为传导阻滞、室性心律失常和扩张型心肌病等。本例患者病史 18 年，术前心电图和 Holter 提示有窦性心动过速、Ⅰ度房室传导阻滞，频发房早和室早，T 波改变。术后曾发生频发室上性早搏，可能和容量不足有关。

Sato 等报道一例 Emery-Dreifuss 肌营养不良 2 型孕妇，患者 36 岁，3 年前曾行房颤射频消融术，怀孕初期心电图提示Ⅰ度房室传导阻滞和结性心律，经基因检查确诊为 Emery-Dreifuss 肌营养不良。孕期患者没有肌无力症状，心功能正常，孕 33 周时确诊 HELLP 综合征（hemolysis, elevated liver enzymes and low platelets syndrome），在腰麻下完成剖宫产术。术后 2 天出现呼吸困难，心脏扩大，确诊为充血性心力衰竭，经对症治疗 2 周后好转。这例病例提示，Emery-Dreifuss 肌营养不良患者围手术期的心血管事件风险较高，术前应尽可能完善心脏检查，术中和术后应密切监测容量和潜在的心肌电生理变化。

其他麻醉管理要点还有：患者可能存在颈椎椎旁挛缩，影响颈椎屈伸，术前应评估困难气道风险。术中使用非去极化肌松剂时，应选择在非病变肌群部位进行肌松效应监测。术前存在限制型通气障碍、高碳酸血症和夜间低氧血症的患者，术后拔管前应评估再次气管插管的风险。

二、Emery-Dreifuss 肌营养不良患者术中使用肌松药物和术后肌松拮抗有哪些注意事项？

肌营养不良患者对非去极化肌松剂比较敏感，作用持续时间和恢复时间都显著延长。Ihmsen 等观察了迪谢内肌营养不良患者给予单次静脉米库氯铵 0.2 mg/kg 的效果。和正常儿童对照组比较，儿童组（6 ~ 9 岁）患者和青少年组（12 ~ 16 岁）肌营养不良患者的肌松起效时间和恢复指数都显著延长。青少年组患者平均起效时间 4.0 min，恢复指数 12.3 min；儿童组患者平均起效时间 2.3 min，恢复指数 6.8 min；而正常儿童对照组的平均起效时间 2.0 ~ 2.3 min，恢复指数 4.4 ~ 4.8 min。因此，病程长的肌营养不良患者，非去极化肌松剂的作用持续时间延长会更显著。

Muenster 等观察了迪谢内肌营养不良患者溴吡斯的明拮抗罗库溴铵残余肌松的效果。7 例 11 ~ 19 岁行全身麻醉择期脊柱侧凸手术的患者，术毕当 TOF 监测 T1 达 25% 时给予溴吡斯的明拮抗，恢复指数为 14.5 min（9～37 min），拮抗后 TOF 达 90% 时间为 14.8 min（8～49 min）。

舒更葡糖钠可以特异性地拮抗甾体类非去极化肌松药物，如罗库溴铵和维库溴铵，快速逆转其肌松效应，是理想的肌松拮抗药物。de Boer HD 等报道一例 9 岁、46 kg、病史 3 年的迪谢内肌营养不良患者，术毕给予舒更葡糖钠 4 mg/kg 拮抗罗库溴铵深肌松，70 s 后 TOF 恢复到 90%，3 min 后拔除气管导管。术后观察 2 h，未见到有肌松作用残留和再箭毒化的表现。对于肌营养不良患者，舒更葡糖钠拮抗肌松的效果明显优于胆碱酯酶抑制剂。值得注意的是，因为临床上该类罕见病患者较少，在使用肌松剂及其拮抗剂时仍推荐常规进行肌松监测。

要点总结

1. Emery-Dreifuss 肌营养不良是肌营养不良的一种类型，和其他类型肌营养不良不同，主要特征是有心脏受累，可表现为传导阻滞、室性心律失常和扩张型心肌病等。

2. Emery-Dreifuss 肌营养不良合并脊柱侧凸的患者术前应完善肺功能和动脉血气检查，评估术后拔管困难和肺部并发症风险。

3. Emery-Dreifuss 肌营养不良患者围手术期心血管事件风险较高，术前应完善心脏检查，术中和术后应密切监测容量变化和心肌电生理变化。

4. Emery-Dreifuss 肌营养不良患者注意预防术中恶性高热风险。

5. Emery-Dreifuss 肌营养不良患者推荐术中常规监测肌松，避免术后肌松残留增加术后呼吸系统并发症的风险。

参考文献

[1] 吴梦丽，冯学麟，张为西. Emery-Dreifuss 型肌营养不良基因型与临床表现. 中国神经精神疾病杂志，2021，47：434-438.

[2] 刘日霞，李颖，冯立群. Emery-Dreifuss 型肌营养不良 1 型 1 例报告. 中风与神经疾病杂志，2021，38：1126-1128.

[3] 张潇文，郑欣，李小平. Emery-Dreifuss 肌营养不良遗传学研究进展. 中风与神经疾病杂志，2021，38：1144-1146.

[4] Funnell A, Morgan J, McFadzean W. Anaesthesia and orphan disease: management of cardiac and perioperative risks in a patient with Emery-Dreifuss muscular dystrophy. Eur J Anaesthesiol, 2012, 29: 596-598.

[5] Muenster T, Forst J, Goerlitz P, Schmitt H J. Reversal of rocuronium-induced neuromuscular blockade by pyridostigmine in patients with Duchenne muscular dystrophy. Paediatr Anaesth, 2008, 18: 251-255.

[6] Ihmsen H, Schmidt J, Schwilden H, et al. Influence of disease progression on the

neuromuscular blocking effect of mivacurium in children and adolescents with Duchenne muscular dystrophy. Anesthesiology, 2009, 110: 1016-1019.

[7] de Boer HD, van Esmond J, Booij LH, et al. Reversal of rocuronium-induced profound neuromuscular block by sugammadex in Duchenne muscular dystrophy. Paediatr Anaesth, 2009, 19: 1226-1228.

（耿志宇）

第4节　进行性假肥大性肌营养不良（迪谢内肌营养不良）患者行腰麻疝修补术

【病例简介】

一、基本病史

患儿，男性，5岁，因"发现左侧阴囊内包块1年"入院。1年前家长发现患儿左侧阴囊内有蛋黄大小包块，且逐渐长大。为手术治疗收住院。

既往史：3年前在外院确诊迪谢内肌营养不良，肌酸激酶最高26 000 U/L，口服泼尼松治疗2年，目前口服泼尼松龙每日15 mg。患儿目前可双腿跳，不能单腿跳。患儿系足月自然娩出，产时无窒息，新生儿期无病理性黄疸。否认家族遗传病及类似疾病病史。

二、入院情况

患者血压90/60 mmHg，心率100次/分，呼吸22次/分。库欣容貌，发育正常，营养中等，自主体位，神志清楚。心律齐，双肺呼吸音清。脊柱四肢无畸形，四肢肌力Ⅴ级，双侧腓肠肌肥大。双足背动脉搏动正常，双侧膝腱反射对称引出，双侧Babinski征阴性。

外科情况：左侧阴囊内可见4 cm×3 cm×3 cm大小囊性包块，透光试验（+），挤压后无明显缩小，双侧腹股沟未及包块。

入院诊断：左侧鞘膜积液，迪谢内肌营养不良。

三、术前情况

入院后完善检查，血常规、凝血功能和电解质正常。生化检查提示肝功能明显异常，谷丙转氨酶 328 IU/L，谷草转氨酶 302 IU/L，尿素氮正常，血肌酐偏低（35.2 μmol/L）。心电图提示窦性心律不齐。

术前多学科会诊讨论，认为患者肌酸激酶异常增高（＞20 000 U/L），DMD 基因外显子 1 区段缺失，临床诊断迪谢内肌营养不良。目前生长发育正常，口服糖皮质激素治疗，围手术期警惕恶性高热风险，慎用去极化肌松剂和吸入麻醉药。非去极化肌松剂可能出现代谢延迟，肌力恢复延迟，必要时术后入监护室。

术前诊断：左侧鞘膜积液，迪谢内肌营养不良，拟腰麻下行鞘突高位结扎术。

【术前分析】

一、什么是迪谢内肌营养不良？

肌营养不良症是一组与 X 染色体相关的遗传性肌肉病群，包括先天性肌营养不良（congenital muscular dystrophy，CMD）、贝克肌营养不良（Becker-muscular dystrophy，BMD）和迪谢内肌营养不良（Duchenne muscular dystrophy，DMD）等多种类型疾病。临床症状因疾病类型不同，表现各异，但主要特征是进行性加重的对称性肌无力和肌肉萎缩，可累及肢体和头面部肌肉，少数可累及心肌。

迪谢内肌营养不良（DMD），也称为进行性假肥大性肌营养不良，是临床最常见的 X 连锁隐性遗传肌肉病，主要为男性儿童患病。在男性发病率约为 1/（3500～5000），有症状的女性携带者估计为 1/（4.5 万～10 万）。1861 年由法国迪谢内（Duchenne）命名。致病原因是由于编码抗肌萎缩蛋白基因突变，导致肌细胞膜受损，肌肉组织发生炎性损伤，肌肉组织变性、坏死和脂肪增生。多数患儿发病早期症状不明显，而是因体检偶然发现谷草转氨酶和肌酸激酶异常，进一步检查才被确诊。迪谢内肌营养不良和贝克肌营养不良都是由于抗肌萎缩蛋白缺失所致，但是迪谢内肌营养不良症状重，病情进展快，预后较差。

（一）发病机制

迪谢内肌营养不良的致病基因为抗肌萎缩蛋白基因（DMD），位于 X 染色体 p21.2 区，含 79 个外显子，是已知最大的人类基因，也是最容易发生突变的基因。

DMD 基因变异类型较多，包括小的缺失、插入、点突变及重复序列，或者是大片段的外显子缺失或序列重复，其中约 70%～80% 为大片段缺失，约 9.6% 为大片段重复。突变热点区域是外显子 45～53，其次是外显子 2～20。

DMD 基因编码的抗肌萎缩蛋白（dystrophin，Dys）定位于骨骼肌和心肌细胞膜的内面，与一系列骨架蛋白结合形成肌营养不良相关蛋白复合物（dystrophin-associated protein complex，DAPC），发挥细胞支架作用，维持细胞膜的稳定和功能。当 DMD 基因突变时，抗肌萎缩蛋白缺失，导致肌纤维收缩时细胞膜破裂，细胞内信号传导受损，肌膜脆性增加，钙离子内流和钙稳态失调，激活蛋白酶和促炎因子，线粒体功能障碍，肌纤维的完整性被破坏，进而发生肌纤维坏死、肌肉纤维化和再生能力丧失，严重者可见纤维结缔组织和脂肪组织替代了正常的肌肉组织。病理上可表现为肌肉坏死、变性和再生，肌纤维萎缩、脂肪化和炎症。

DMD 基因突变类型的差异和疾病表型有关。有的突变发生在读码框外，干扰了翻译读码框，造成蛋白缺失，肌无力的临床表型较为严重，这种见于迪谢内肌营养不良患者。有的突变发生在读码框内，翻译出的蛋白片段虽然不完整，但仍具有一定的功能，患者症状不太严重，这种见于贝克肌营养不良患者。

（二）临床表现

迪谢内肌营养不良在男性中完全外显，主要表现为进行性、对称性肌无力，近端重于远端。典型肌肉损伤首先发生于骨盆，逐渐累及其他肌群。患儿通常表现为走路晚、容易摔倒、走路慢。3~4 岁左右步态异常明显，运动发育表现出爬楼、跑、跳和起立等动作困难，出现从仰卧位起立困难需先转为俯卧的 Gowers 征。受影响的肌肉萎缩，但脂肪含量增加，腓肠肌假性肥大是特征表现之一。4~5 岁平台期之后，运动能力开始倒退。多数患儿 13 岁无法步行，需借助轮椅行动。往往在 30 岁前因呼吸衰竭或扩张型心肌病导致心力衰竭而死亡。部分患者可有脊柱侧凸、智力障碍、学习困难、注意力缺陷多动症和孤独症谱系障碍等。

迪谢内肌营养不良女性携带者通常无症状，但也有一些携带者会出现肌痛、轻中度肌无力、肌酸激酶增高、左心室扩张或扩张型心肌病。

二、迪谢内肌营养不良如何诊断？

迪谢内肌营养不良的临床表型诊断有 3 个方面。

（1）病史特点：表现为进行性、对称性肌无力，3 岁前主要表现为运动发育延迟，学龄前期表现为运动能力倒退，学龄期逐渐发展为行走困难，成年前将出现呼吸衰竭或心力衰竭。

（2）临床体征：有假性腓肠肌肥大，Gowers 征，翼状肩胛等。

（3）辅助检查：血清检查可有肌酸激酶（creatine kinase，CK）显著升高，乳酸脱氢酶（LDH）和肌酸激酶同工酶（CK-MB）轻、中度升高。如 CK 水平达正常值 20~50 倍，可直接通过基因检测确诊。肌电图检查可表现为肌源性损害。肌肉活检早期表现不特异，晚期出现肌细胞萎缩、脂肪和结缔组织增生，免疫组化或免疫印迹提示抗肌萎缩蛋白明显减少或缺失。MRI 检查可见臀大肌、大收肌、股直肌、缝匠肌有显著的脂肪浸润，且伴有肌肉萎缩。超声心电图提示扩张型心肌病。呼吸功能提示呼吸肌无力。

迪谢内肌营养不良最终需通过基因检测到 *DMD* 基因的突变来确诊，常用方法为 Sanger 测序。

三、迪谢内肌营养不良如何治疗？

目前迪谢内肌营养不良的治疗主要是对症治疗，包括：

（1）药物治疗：采用糖皮质激素，可使用泼尼松 0.75 mg/（kg·d），改善患者的肌肉力量和肺功能，延长行走时间，降低脊柱侧凸风险，延缓心肌病的发生。维生素 E 和辅酶 Q 可能有一定的帮助。

（2）康复治疗：进行适量的肌力和行走锻炼。

（3）呼吸系统治疗：定期进行呼吸功能监测，夜间脉搏氧饱和度监测，必要时使用无创正压通气，以及控制感染和避免误吸。

（4）心脏病治疗：可选用血管紧张素转化酶抑制剂、血管紧张素受体 Ⅱ 阻滞剂或 β 受体阻滞剂，延缓迪谢内肌营养不良心肌病的进展。

（5）外科矫形：包括使用矫形器延缓脊柱侧凸，骨折手术，马蹄内翻足矫正手术等。其他还有高钙饮食，补充维生素 D 和钙，定期监测骨密度，进行生长监测和心理治疗干预等。

基因治疗可在 DNA 水平进行基因编辑，纠正遗传缺陷造成的临床表型。2014 年欧盟委员会批准药物 Translarna（Ataluren）进入欧洲市场，该药可降低核糖体对提前终止密码子的敏感性，使 mRNA 在翻译时不终止而继续翻译，可以用于治疗 *DMD* 基因无义突变患者。2016 年美国 FDA 批准首个治疗新药 Exondys51（Eteplirsen）上市，该药可在 *DMD* 基因 mRNA 剪接过程中跳过第 51 号外显子，修复由于突变造成的开放读码框被破坏的缺陷，产生具有部分功能的截短的抗肌萎缩蛋白，从而延缓肌肉功能的衰退。美国 FDA 于 2019 年批准的 Vyondys 53（Golodirsen）和 2020 年批准的 Viltepso（Viltolarsen），都是通过屏蔽（跳跃）*DMD* 基因的第 53 号外显子，促进功能性抗肌萎缩蛋白的产生来发挥作用。2021 年美国 FDA 批准的 Amondys 45（Casimersen）是通过跳跃第 45 号外显子促进功能性抗肌萎缩蛋白产生的第 3 个反义寡核苷酸疗法药物。

【麻醉管理】

患儿，5 岁，身高 110 cm，体重 19 kg，体重指数（BMI）15.7，术前麻醉评估 ASA Ⅱ

级。患者入手术室后开放外周静脉，常规监测生命体征，血压 90/50 mmHg，心率 100次/分，脉搏氧饱和度 100%。先静脉给予咪达唑仑 1.5 mg、输注右美托咪定 10 μg，待患儿镇静满意后，在腰椎 3~4 间隙完成蛛网膜下腔穿刺，腰麻药液为 0.5% 重比重布比卡因 5.5 mg。手术过程顺利，历时 30 min，术中出血少量，术毕患者送恢复室观察，半小时后完全清醒，转运回病房。

【术后恢复】

术后 1 天，患者无不适，体温正常，腹股沟切口敷料干燥，局部无水肿出血，顺利出院。

【要点分析】

一、迪谢内肌营养不良患者全身麻醉时应如何预防恶性高热？

迪谢内肌营养不良患者是恶性高热的高危人群，全身麻醉前首先应详细了解家族史和既往手术麻醉史。2021 年欧洲恶性高热工作组发布了恶性高热疑似和易感患者的麻醉管理指南和共识，这类患者麻醉管理的推荐内容如下。

（1）推荐区域麻醉（腰麻、硬膜外、外周神经阻滞）或者局麻，如果必须选择全身麻醉，应避免使用吸入麻醉剂和琥珀胆碱。

（2）全身麻醉前应保持麻醉机的清洁，使麻醉机内残留吸入麻醉剂浓度小于 5 ppm。择期手术前准备流程包括：取下挥发罐，使用新的呼吸回路、呼吸球囊和钠石灰；以 10 L/min 的新鲜气流量清洗麻醉机，清洗时间根据麻醉机厂家不同而定，在使用前一直保持在清洗状态，不要设置为 "Stand by" 状态。对于急诊手术，建议以最大气流量清洗麻醉机 90 s，并在呼吸回路的呼气端和吸气端使用活性碳过滤器（activated charcoal filter）。

（3）区域麻醉前也应进行麻醉机的清洗，避免麻醉机管路中有残留的吸附的吸入麻醉剂被吸入，而且还有术中转全身麻醉的可能。

（4）全身麻醉患者推荐术中监测体温和呼气末二氧化碳，推荐术中新鲜气流量为 3 L/min。

（5）全身麻醉或镇静麻醉时，使用氧化亚氮是安全的。

二、重症迪谢内肌营养不良患者麻醉管理有哪些注意事项？

迪谢内肌营养不良患者通常在学龄前期发病，早期症状并不明显，术前检查仅有谷草转氨酶和肌酸激酶异常升高。但是随着年龄增长，患者肌无力症状逐渐加重，会合并呼吸肌无力、限制型通气障碍、吞咽困难和扩张型心肌病，麻醉风险因心肺功能低下而显著增加。

Boivin 等回顾分析了 12 例迪谢内肌营养不良晚期患者胃造瘘手术的麻醉管理。患者平均年龄 21.3 岁（15～32 岁），平均体重 49.2 kg（29.8～80 kg），胃造瘘手术类型有开腹、腹腔镜和内镜介入手术。平均麻醉时间 153 min。术前 5 例合并心肌病，1 例因室性心动过速体内置入自动除颤仪。10 例患者有限制性肺功能异常，用力肺活量（FVC）占预计值的 5%～36%，8 例患者使用无创呼吸机正压通气。术前用药分别有维生素 D、糖皮质激素、抗癫痫药、加巴喷丁、抗抑郁药、安定类药物、地高辛、β 受体阻滞剂、血管紧张素转换酶抑制剂和利尿剂等。

麻醉管理：8 例患者行气管插管全身麻醉，其中 2 例在纤支镜引导下插管。1 例患者在腹横肌平面阻滞复合右美托咪定、氯胺酮、咪达唑仑和瑞芬太尼镇静麻醉下完成腹腔镜胃造瘘术。3 例无创正压通气患者在镇静麻醉下完成介入引导的胃造瘘术。1 例 32 岁患者因困难气道发生麻醉并发症，之后在气管切开下完成手术。6 例患者在术间拔除气管导管，2 例患者进行了气管切开。

疼痛管理：所有患者均给予局部麻醉药物、静脉或者口服对乙酰氨基酚、单次静脉酮咯酸、布洛芬镇痛。8 例患者曾按需给予阿片药物镇痛，1 例给予加巴喷丁，1 例术前给予腹横肌平面阻滞镇痛。

术后转归：术后 8 例患者进入监护室。1 例患者术后 4 个月死于心脏病，该患者术前使用无创呼吸机，左心室射血分数仅 15%，肺功能为重度限制性障碍，FVC 占预计值的 13%。

综上，对于重症迪谢内肌营养不良患者，术前应完善心电图、X 线胸片、动脉血气、肺功能和超声心动图等检查，全面评估患者心肺功能受损情况。对于术前肺功能检查中，用力肺活量（FVC）＜1 L 且＜50% 预测值的患者，术后呼吸系统并发症显著增加。对于呼气峰流速＜270 L/min 或者最大呼气压力＜60 cmH_2O 的患者，术前应进行呼吸排痰训练。

要点总结

1. 迪谢内肌营养不良也称为进行性假肥大性肌营养不良，是临床最常见的 X 连锁隐性遗传肌肉病，以男性儿童发病为主，致病原因是由于编码抗肌萎缩蛋白基因突变，导致肌肉组织变性、坏死和脂肪增生。

2. 迪谢内肌营养不良患者早期症状可不明显，术前检查仅有谷草转氨酶和肌酸激酶异常升高。因全身麻醉有恶性高热风险，麻醉方式应首选区域麻醉（腰麻、硬膜外、外周神经阻滞）或者局麻。

3. 迪谢内肌营养不良患者是恶性高热的高危人群，全身麻醉应禁用吸入麻醉剂和琥珀胆碱，麻醉前应常规以高流量新鲜气体清洗麻醉机。

4. 迪谢内肌营养不良晚期患者因合并呼吸肌无力、限制型通气障碍、吞咽困难和扩张型心肌病，麻醉风险因心肺功能低下而显著增加。

参考文献

[1] 中华医学会医学遗传学分会遗传病临床实践指南撰写组. 杜氏进行性肌营养不良的临床实践指南. 中华医学遗传学杂志，2020，37（3）：258-262.

[2] 卜姗姗，肖江喜，朱颖，等. 杜氏肌营养不良与贝氏肌营养不良常规 MRI 的对比研究. 中国医学影像技术，2019，35：1717-1721.

[3] 王雪丁，陶玉倩，苏启表. 基因编辑在杜氏肌营养不良症中的研究现状. 中国临床药理学杂志，2020，306：475-480.

[4] Rüffert H, Bastian B, Bendixen D, et al, European Malignant Hyperthermia Group. Consensus guidelines on perioperative management of malignant hyperthermia suspected or susceptible patients from the European Malignant Hyperthermia Group. Br J Anaesth, 2021, 126: 120-130.

[5] Gupta P K, Bilmen J G, Hopkins P M. Anaesthetic management of a known or suspected malignant hyperthermia susceptible patient. BJA Educ, 2021, 21: 218-224.

[6] Boivin A, Antonelli R, Sethna N F. Perioperative management of gastrostomy tube placement in Duchenne muscular dystrophy adolescent and young adult patients: A role for a perioperative surgical home. Paediatr Anaesth, 2018, 28: 127-133.

（耿志宇）

第1节 KT综合征患者行全身麻醉剖宫产术

【病例简介】

一、基本病史

患者，女性，32岁，因"停经38⁺⁵周、发现胎儿生长受限7周"入院。患者自出生时发现左腿较右腿稍粗，后左腿进行性增粗，且较右腿长。幼年行3次左下肢血管瘤切除术，10年前因膀胱肌间血管瘤行开腹手术。9年前外院诊断KT综合征。5年前因胎儿心脏畸形引产1次。3天前MRI检查提示脊柱侧凸，骨盆不对称，骶尾部偏左侧、骶前、直肠周围、阴道后方及左侧、宫体下端左侧多发迂曲增粗血管影，病变包绕直肠管壁及阴道壁，与直肠及阴道后穹隆分界不清，结合病史，考虑血管畸形。

既往史：否认家族中遗传病史和类似疾病史。

二、入院情况

患者血压127/82 mmHg，心率90次/分，心律齐，双肺呼吸音清。入院后化验检查结果：血红蛋白112 g/L，血小板$188×10^9$/L，凝血酶原时间10.9 s，活化部分凝血活酶时间24.7 s，D二聚体2.7 mg/L（参考值＜0.24 mg/L），纤维蛋白原4.27 g/L，纤维蛋白降解产物14.9 mg/L。超声检查提示左小腿肌层脉管畸形，脾多发囊性占位，双下肢动脉未见异常。超声心动图检查提示左心室射血分数 76.9%，二尖瓣和三尖瓣轻度反流。

入院诊断：宫内孕 38^{+5} 周，头位未产，胎儿生长受限；KT 综合征，左下肢多次血管瘤切除术史，开腹膀胱部分切除史，脊柱侧凸，骨盆畸形。

三、术前情况

术前通过多学科会诊，讨论并确定分娩时机和方式、剖宫产的手术风险及准备工作以及产后 / 剖宫产术后抗凝治疗方案。因剖宫产手术出血风险高，决定在密切监护产妇宫缩、胎心、生命体征和凝血条件下试行阴道分娩。2 天后，患者因引产失败准备行剖宫产术。

术前诊断：宫内孕 39^{+4} 周，引产失败，KT 综合征，左下肢多次血管瘤切除术史，开腹膀胱部分切除史，脊柱侧凸，骨盆畸形。拟全身麻醉下行剖宫产术。

【术前分析】

一、什么是 KT 综合征？

KT 综合征（Klippel-Trénaunay syndrome，KTS）也称为血管骨肥大综合征，是一种罕见的混合血管畸形，新生儿发病率为 1/（3 万～10 万）。病变主要累及毛细血管、静脉和淋巴系统。1900 年，法国医生 Klippel 和 Trénaunay 首次将该病命名为 KT 综合征，其特征是①皮肤葡萄酒色斑（port-wine stain）、②肢体静脉曲张、③一侧肢体软组织和长骨肥大的"皮肤血管畸形三联征"。1918 年，Weber 报告的病例除上述三联征外，还伴有明显的动静脉畸形，并将之命名为 Klippel-Trénaunay-Weber 综合征。

KT 综合征为良性疾病，多数在出生时因皮肤葡萄酒色斑 / 血管瘤被发现，但病变随年龄增长会有进展。患者静脉曲张部位可出现疼痛、肿胀、皮肤色素沉着、血栓性静脉炎、静脉曲张出血和溃疡。当患侧下肢明显增粗肥大时，可因两侧肢体长度差异出现跛行，并导致脊柱侧凸。如血管瘤累及膀胱、直肠、子宫、肝和脾等内脏器官时，患者可出现血尿、便血和阴道出血。该病患者发生静脉血栓风险较高，因血管瘤内会存留大量血小板而有局部凝血倾向。

该病发病机制不详，目前无明确遗传证据，可能与受孕早期胎儿中胚层发育异常、交感神经节损伤导致慢性交感神经失张力有关。部分产妇可能存在凝血酶原基因的变异，从而导致凝血异常和血栓形成倾向。

二、KT 综合征如何诊断?

KT 综合征的临床诊断主要是基于典型的"三联征"表现。血管超声、MRI、CT 等影像学检查可以明确疾病范围和严重程度。

根据疾病严重程度,可将病情分为 5 级(表 3-1)。

表 3-1　Klippel-Trénaunay 分级标准

Ⅰ级	临床症状较轻微
Ⅱ级	有明显的静脉曲张和深静脉先天发育异常
Ⅲ级	动静脉瘘较小、可忽略、动脉造影可见
Ⅳ级	动静脉瘘明显,但临床表现不明显,可手术去除
Ⅴ级	临床体征严重,动静脉分流大、手术困难,称为 Parker-Weber 综合征

三、KT 综合征如何治疗?

KT 综合征以非手术治疗为主,例如,使用弹力加压袜和间歇气压装置,局部软组织炎症疼痛时可使用止痛药物。当出现深静脉血栓形成(deep vein thrombosis,DVT)时,应考虑抗凝治疗。有介入治疗史患者,围手术期应给予短期的预防性抗凝。严重静脉畸形的女性患者应避免使用口服避孕药,以免增加血栓风险。下肢肢体长度有差异时应给予处理,避免出现脊柱侧凸。

药物治疗无效的患者可考虑手术干预。出现持续出血、难治性溃疡和急性血栓栓塞时,可考虑介入治疗。双侧肢体长度差异大于 2 cm 时,可考虑实施截骨术。如血管畸形累及内脏器官出现血尿或便血等症状,可能会因大量出血需要进行肠切除术。

四、KT 综合征患者的妊娠风险有哪些?

妊娠期主要风险是深静脉血栓形成和栓塞事件风险增加,因为:①血容量和静脉压力增加、增大的子宫压迫盆腔使下肢水肿,原有的血管瘤和静脉曲张加重。②孕激素水平升高,呈高凝状态。此外,还有可能出现贫血和疼痛。

胎儿是否存在同样的发病风险,目前证据尚不足。产前超声诊断可发现孕期胎儿是否有一侧肢体肥大或胎儿宫内发育迟缓。

围产期主要风险包括:①自然分娩时的产道出血。分娩时外阴静脉曲张阻塞阴道口、第二产程的 Valsalva 动作可使静脉压力增加、盆腔病变血管和曲张静脉破裂。②剖宫产时腹壁和盆腔的静脉曲张、血管瘤破裂引起大出血。③高凝状态和术后血栓。容易发生血栓性静脉炎和深静脉血栓。④凝血异常和产后出血。因盆腔血管病变、凝血异常和抗凝治疗引起出血和消耗性血管内凝血。⑤胎儿早产和宫内发育迟缓等。

五、KT 综合征患者的妊娠结局如何?

荷兰一项研究调查了 KT 综合征孕产妇的分娩结局。该研究共纳入 60 例患者,其中 90% 患者病变累及下肢、30% 患者病变累及躯干、20% 患者病变累及子宫。17 例患者因担心产科并发症放弃受孕。43 例患者共妊娠 97 次,其中正常妊娠 85 次(87.6%)、流产、宫外孕和胎儿宫内死亡共 12 次(12.4%)。4 例患者在椎管内麻醉下完成剖宫产。

妊娠期间,有 43% 患者病情加重,主要表现为血管畸形淤血(33%)和疼痛(28%)。有 3% 患者报告有新发病灶。有 13% 患者在妊娠期间或产后发生深静脉血栓,有 5% 患者发生肺栓塞。有 13 例患者在妊娠期间或产后使用预防剂量低分子肝素抗凝。13 例接受预防剂量低分子肝素抗凝的患者中,有 3 例(23%)出现深静脉血栓。27 例未预防抗凝的患者中,有 2 例(7%)发生深静脉血栓,2 例(7%)发生肺栓塞。11 例血栓性静脉炎患者经保守治疗后好转。有 23% 患者发生产后大出血(产后出血 > 1000 ml),18% 患者需要输血,8% 患者需要再次手术止血。抗凝治疗患者中,3 例发生产后大出血。未抗凝治疗患者中,6 例发生产后大出血。

【麻醉管理】

患者,女性,32 岁,158 cm,60 kg,术前麻醉评估 ASA Ⅲ级。患者入手术室后开放外周静脉、中心静脉、进行有创动脉压力监测。分次静脉推注丙泊酚 150 mg 麻醉诱导,以罗库溴铵 50 mg 辅助完成气管插管,术中以静脉泵注丙泊酚、瑞芬太尼靶控输注,间断静注舒芬太尼维持麻醉。术中剖一男婴 2150 g,Apgar 评分 1 min 10 分、5 min 10 分。术中给予卡贝缩宫素 100 μg 及卡前列素氨丁三醇(欣母沛)250 μg 加强宫缩促进止血,宫缩欠佳处进行 8 字缝合,结扎双侧子宫动脉后出血明显减少。术中实施目标导向液体治疗,血流动力学平稳,手术历时 77 min,入量 3200 ml,出血 800 ml,尿量 750 ml,术毕动脉血气分析提示血红蛋白 98 g/L。手术结束后给予新斯的明和阿托品拮抗肌松,患者意识清醒,自主呼吸完全恢复后拔除气管导管。因术前合并 KT 综合征、术后出血风险高,转入监护病房。

【术后情况】

患者转运至监护室后给予鼻导管吸氧,持续静脉点滴缩宫素,监测产后出血及凝血指标。术后 1 天,复查血红蛋白 93 g/L,血小板 147×10^9/L,凝血酶原时间 11 s,活化部分凝血活酶时间 28.1 s，D- 二聚体 2.78 mg/L，给予皮下注射低分子肝素 0.4 ml Qd 和双下肢循环驱动预防静脉血栓。复查双下肢血管超声未见深静脉血栓。

术后 2 天，患者生命体征平稳，复查血红蛋白 93 g/L，血小板 152×10^9/L，凝血酶原时间 11 s，活化部分凝血活酶时间 29.9 s，D- 二聚体 0.68 mg/L，转至普通病房。术后 4 天，复查血红蛋白稳定 94 g/L，血小板 178×10^9/L，凝血酶原时间 11.7 s，活化部分凝血活酶时间 28.4 s，D- 二聚体 1.37 mg/L，低分子肝素加量至 0.4 ml qth。术后 5 天，血管超声检查提示颈内静脉血栓，双下肢血管未见深静脉血栓，拔出中心静脉导管。术后 6 天，患者顺利出院，院外继续低分子肝素 0.4 ml qth 抗凝至产后 6 周。

【要点分析】

KT 综合征产妇剖宫产术是否可以选择椎管内麻醉？

Mayo Clinic 的一项回顾研究表明，KT 综合征患者行非产科手术时多数会选择全身麻醉。82 例患者的 136 次手术中，仅 2 例下肢手术选择硬膜外麻醉和腰椎麻醉。全身麻醉病例中，56% 的患者选择气管插管，35% 的患者选择喉罩通气。

但是，目前文献报告 KT 综合征产妇剖宫产率为 8.2%（4/44 例），4 例产妇均在椎管内麻醉下完成剖宫产术。Gaiser 等报告 1 例肥胖、大阴唇血管瘤、右小腿截肢术后产妇，因 L3 ~ 4 部位有皮下血管瘤，因此在 L2 ~ 3 腰椎麻醉、L1 ~ 2 硬膜外腔置管下行剖宫产。术后 4 天因伤口出血、弥散性血管内凝血在全身麻醉下行伤口清创缝合术。

Dobbs 等报告 1 例合并糖尿病，既往有右腿和腹壁静脉血栓史、全身麻醉妇科和骨科手术史的产妇，产前检查血管病变累及右股、右下腹部、盆腔和宫底，但是产道、腰椎和硬膜外腔内没有异常血管，最后权衡出血风险，在硬膜外镇痛下顺产。

Rebarber 等报告 1 例患者在椎管内镇痛后顺产，2 例因产道静脉曲张行剖宫产术。Stein 等报告了 4 例 KT 综合征产妇的妊娠结局。其中 1 例患者在硬膜外分娩镇痛后顺产、1 例引产失败后在硬膜外麻醉下行剖宫产术、1 例因宫颈血管瘤行 2 次剖宫产术。这 4 例剖宫产围产期均未发生大出血、弥散性血管内凝血、深静脉血栓等并发症。Sivaprakasam 等报告 1 例肥胖、子痫前期患者，引产失败后在全身麻醉下完成剖宫产。

综上，KT 综合征产妇因病例特点不同，可选择自然分娩或剖宫产。应在分娩前根据患者病情特点，完善血常规、凝血功能和脊柱、盆腔等部位的影像学检查，确定分娩方式、麻醉计划，以及抗凝方案。存在背部皮肤血管瘤或脊柱血管畸形的患者，应避免椎管内麻醉和镇痛。全身麻醉患者还应评估气道出血风险。如果患者头面部存在血管畸形，应维持一定的麻醉深度，减轻气管插管时的血流动力学反应，避免气管插管导致气道出血或颅内血管畸形破裂的风险。

要点总结

1. KT 综合征也称为血管骨肥大综合征，是一种罕见的混合血管畸形，病变主要累及毛细血管、静脉和淋巴系统。其临床特征是：①皮肤葡萄酒色斑，②肢体静脉曲张，③一侧肢体软组织和长骨肥大的"皮肤血管畸形三联征"。

2. 应在术前完善血常规、凝血、超声和 MRI 等影像学检查，明确血管病变情况，并评估重要脏器是否受累。麻醉前应评估患者是否存在背部皮肤、椎管内、头面部血管畸形和发育异常。

3. 产前应由多学科团队综合评估分娩时机、分娩方式和麻醉选择。

4. 术前有深静脉血栓、肺栓塞史的患者建议术前预防性抗凝。

5. 剖宫产术中应考虑有大出血的风险，必要时使用自体血回输设备。

6. 围手术期应监测患者的血常规、凝血功能，产后出血及下肢深静脉血栓情况。

7. 术后应常规给予下肢循环驱动、加压弹力袜和低分子肝素预防抗凝。有深静脉血栓或肺栓塞史的患者应给予治疗量肝素抗凝。药物抗凝可至产后 6 周。

参考文献

[1] Wang SK, Drucker NA, Gupta AK, Marshalleck FE, Dalsing MC. Diagnosis and management of the venous malformations of Klippel-Trénaunay syndrome. J Vasc Surg Venous Lymphat Disord, 2017, 5: 587-595.

[2] Horbach SE, Lokhorst MM, Oduber CE, Middeldorp S, van der Post JA, van der Horst CM. Complications of pregnancy and labour in women with Klippel-Trénaunay syndrome: a nationwide cross-sectional study. BJOG, 2017, 124: 1780-1788.

[3] Barbara DW, Wilson JL. Anesthesia for surgery related to Klippel-Trenaunay syndrome: a review of 136 anesthetics. Anesth Analg, 2011, 113: 98-102.

[4] Gaiser RR, Cheek TG, Gutsche BB. Major conduction anesthesia in a patient with Klippel-Trenaunay Syndrome. J Clin Anesth, 1995, 7: 316-319.

[5] Dobbs P, Caunt A, Alderson TJ. Epidural analgesia in an obstetric patient with Klippel-Trenaunay syndrome. Br J Anaesth, 1999, 82: 144-146.

[6] Rebarber A, Roman AS, Roshan D, Blei F. Obstetric management of Klippel-Trenaunay syndrome. Obstet Gynecol, 2004, 104: 1205-1208.

[7] Stein SR, Perlow JH, Sawai SK. Klippel-Trenaunay-type syndrome in pregnancy. Obstet Gynecol Surv, 2006, 61: 194-206.

[8] Sivaprakasam MJ, Dolak JA. Anesthetic and obstetric considerations in a parturient with Klippel-Trenaunay syndrome. Can J Anaesth, 2006, 53: 487-491.

（耿志宇）

第2节 糖原贮积症Ⅱ型（蓬佩病）患者行腰麻剖宫产术

【病例简介】

一、基本病史

患者，女性，31岁，因"慢性进行性四肢无力17年，呼吸困难5年，停经28周"入院。患者从小跑跳活动差，17年前出现明显肢体肌肉无力，下肢症状重于上肢，近端肢体症状重于远端。8年前检查提示白细胞中α-葡糖苷酶活性减低，肌电图检查显示肌源性损害，肌肉活检病理显示肌纤维内可见肌纤维空泡变性伴嗜碱性颗粒沉积，糖原染色（PAS）阳性，三磷酸腺苷酶（ATPase）染色显示受累肌纤维主要累及Ⅱ型。基因检测提示GAA复合杂合突变，诊断糖原贮积症Ⅱ型（Pompe病）。5年前出现呼吸肌受累，表现为睡眠时间延长，醒后剧烈头痛，动脉血气分析提示二氧化碳潴留，开始夜间佩戴无创呼吸机，同时发现肝功能异常，未予特殊治疗。4年前患者出现蹲起不能。3年前患者妊娠12周时因胎停育行引产手术，术后自觉体力明显变差，表现为说话声音变小，不能慢跑。7个月前患者再次怀孕，开始日间及夜间均佩戴无创呼吸机［吸气相气道正压（IPAP）20 cmH₂O、呼气相气道正压（EPAP）8 cmH₂O］。

既往史：3年前因头部外伤、意识障碍住院治疗，目前无后遗症状。

二、入院情况

患者血压120/74 mmHg，心率106次/分，发育正常，营养中等，神志清楚，查体合作，轮椅推入病房。胸廓无畸形，心律齐，双肺呼吸音清。脊柱四肢无畸形，双下肢可凹性水肿。双上肢肌力Ⅳ级，双下肢肌力Ⅲ级，行走时鸭步步态，双侧肱二头肌和肱三头肌腱反射对称减低，双侧膝腱反射未引出。

入院后完善检查，实验室检查提示轻度贫血，血红蛋白100 g/L，血小板230×10⁹/L。肝肾功能和凝血功能大致正常，白蛋白偏低32.5 g/L，肌酐偏低24.7 μmol/L（参考值40~133 μmol/L），血钾偏低3.17 mmol/L，肌酸激酶偏高314 IU/L（参考值25~170 IU/L），总胆固醇7.55 mmol/L，甘油三酯1.73 mmol/L。心电图提示窦性心动过速。超声心动图提示左心室射血分数68.1%，三尖瓣轻度反流。

肺功能检查提示通气功能严重减退属限制性通气障碍，肺总量、肺活量下降，残气量正常。肺总量（TLC）占预计值的42.5%，用力肺活量（FVC）0.84 L，占预计值的

27.1%，1 秒用力呼气量（FEV1）0.8 L。弥散功能严重减退，DLCO 占预计值的 24.1%。

动脉血气分析提示 pH 7.469，$PaCO_2$ 32.5 mmHg，PaO_2 104 mmHg。

入院诊断：宫内孕 28 周，头位未产，糖原贮积症 II 型（Pompe 病），糖尿病合并妊娠。

三、术前情况

入院后给予重组人类酸性 α- 葡萄糖苷酶（rhGAA）替代治疗，改善肌无力症状，同时产科监测胎心及胎儿超声，术前给予地塞米松促胎儿肺成熟治疗，准备孕 32 周左右行择期剖宫产手术。患者日间及夜间均佩戴无创呼吸机，呼吸机模式为吸气相气道正压（IPAP）20 cmH_2O、呼气相气道正压（EPAP）8 cmH_2O，呼吸频率 16 次 / 分，脉搏氧饱和度维持在 95%~98%。复查凝血功能，提示患者 D- 二聚体较高 2.51 mg/L（参考值 < 0.24 mg/L），下肢血管超声未见深静脉血栓，考虑与孕期高凝状态有关，嘱患者适当活动下肢，定期监测下肢静脉超声及 D- 二聚体。同时给予高蛋白饮食和营养支持。

术前经多次多学科讨论，确定患者分娩时机、分娩方式、麻醉方式以及产后 / 剖宫产术后支持治疗预案等。患者孕 32~34 周时心肺负担较重，延长妊娠时间及阴道分娩有发生呼吸衰竭和心力衰竭的风险，拟于孕 32 周左右行择期剖宫产术。剖宫产的围手术期风险主要有宫缩欠佳、大出血和切除子宫。患者呼吸肌受累明确，肺功能检查提示通气功能和弥散功能严重减退，无创呼吸机参数较高，上调空间不大，手术如果选择全身麻醉，存在术后难以拔管和撤离呼吸机、需要气管切开的风险。如果选择阻滞麻醉，需要探讨适宜的药物剂量和麻醉平面，并有术中呼吸困难需要中转气管插管的风险。

4 周后复查，患者呼吸肌受累情况稳定，实验室检查，血红蛋白 96 g/L，血小板 $261×10^9$ /L，D- 二聚体 2.73 mg/L，白蛋白 32.6 g/L，血尿素 5.22 mmol/L，肌酐 30.8 μmol/L，血钾 4.13 mmol/L，肌酸激酶 218 IU/L。

术前诊断：宫内孕 32 周，G2P0，头位未产，糖原贮积症 II 型（Pompe 病），肝功能异常，糖尿病合并妊娠。

【术前分析】

一、什么是糖原贮积症 II 型（蓬佩病）?

蓬佩病（Pompe disease），又称为酸性麦芽糖酶缺乏症（acid maltase deficiency，AMD）、酸性 α- 葡萄糖苷酶（acid alpha glucosidase，GAA）缺乏症、糖原贮积症 II 型（glycogen storage disorder，GSD，glycogenosis II）、糖原累积病 II 型，是一种由于溶酶体

的酸性麦芽糖酶、即分解 α-1、6 糖苷键的酸性 α- 葡萄糖苷酶缺乏引起的常染色体隐性遗传疾病。由于酸性 α- 葡萄糖苷酶缺乏，导致溶酶体内糖原不能降解而贮积于心肌和骨骼肌，从而出现肌无力等临床症状。1932 年，荷兰病理学家 Pompe 首次发现该病特点为组织空泡变性和糖原累积。1963 年，比利时生物化学家 Hers 证实蓬佩病是由于溶酶体内酸性 α- 葡萄糖苷酶缺陷所致。目前报道发病率约为 1/（4 万 ~ 20 万）。2018 年 5 月，被列入国家卫生健康委员会等 5 部门联合发布的《第一批罕见病目录》。

（一）发病机制

糖原贮积症（GSD）是一组参与糖原合成或分解代谢过程的酶生成障碍，导致糖原在组织内沉积过多而引起的一系列不同症状的先天性糖代谢异常疾病。主要涉及肝、肌肉和脑中的糖原代谢异常，临床表现可有低血糖、肝肿大、运动不耐受、肌肉痛、横纹肌溶解、肌无力和心肌病等。根据引起糖原代谢障碍酶（包括糖原合成酶、葡萄糖 6 磷酸酶、酸性 α- 葡萄糖苷酶、糖原脱支酶、肌肉磷酸化酶、肝磷酸化酶、磷酸果糖激酶等）的不同，该病可分为 11 种类型。

蓬佩病属于糖原贮积症 Ⅱ 型，是由位于染色体 17q25.3、编码 α- 葡萄糖苷酶的 GAA 基因突变，使溶酶体内 GAA 酶活性降低或者缺乏，糖原不能被降解而贮积在骨骼肌、心肌和平滑肌等细胞的溶酶体内，导致溶酶体肿胀、破坏甚至释放不正常的溶酶体，进而造成细胞破坏和心肌、骨骼肌和平滑肌严重且不可逆的受损。随着疾病进展，会导致严重的肌肉病变、呼吸困难、心力衰竭、肢体残疾甚至死亡。神经系统和心脑血管也会受累，引起扩张性血管病和颅内动脉瘤等。

（二）临床表现

临床上根据发病年龄、疾病进展和器官受累程度，主要分为两种类型：

（1）婴儿型：1 岁内起病，α- 葡萄糖苷酶严重缺乏，主要累及骨骼肌和心肌，特征为全身性肌力和肌张力降低合并心肌病。临床表现为四肢松软、运动发育迟缓、肌张力低下、呼吸困难、吞咽和喂养困难，心脏超声多提示肥厚型心肌病。患儿常在出生后 3 个月内发病，疾病进展迅速，若无有效治疗，常在 1 岁内死于心力衰竭或呼吸衰竭。

（2）晚发型：根据起病年龄不同，又分为儿童型和成年型（18 岁后起病）。

儿童晚发型于 1 岁后发病，主要累及躯干肌、四肢近端肌群和呼吸肌，心脏一般不受累。首发症状是疲劳无力，少数以呼吸衰竭起病。主要特征为大运动发育迟缓、近端肢体肌无力（下肢较上肢受累明显，蹲起和上下楼梯困难，行走无力）、膈肌、肋间肌和腹肌无力（咳嗽无力、呼吸困难、睡眠呼吸暂停）和躯干肌受累（腰背痛、脊柱侧凸、脊柱强直）。一些患儿可出现上睑下垂、眼肌麻痹、吞咽困难等。中国患儿平均发病年龄 14.9 岁，从出现首发症状到确诊大约需要 5 年，呼吸衰竭是患儿主要死亡原因。

成年型患者发病年龄在 18～70 岁不等，多隐匿起病，以运动不耐受和缓慢进展的肢带肌无力和萎缩为主要表现，可以累及躯干肌和呼吸肌，严重者出现呼吸衰竭甚至昏迷。常合并脊柱弯曲畸形，病程晚期，可有面肌、咀嚼肌和舌肌受累表现。其他系统受累症状有肺动脉高压、肝大、慢性腹泻、预激综合征和感音性耳聋等。

二、蓬佩病如何诊断？

蓬佩病确诊方法包括：①基因测序分析 GAA 的双等位基因突变；②静脉血、皮肤成纤维细胞、肌肉组织、外周血干血纸片测定 GAA 酶活性缺乏或降低。

当婴儿出现肌张力低下和血清肌酸激酶升高时应及时行胸部 X 线、心电图和超声心电图检查，明确有无心脏受累。对于疑似患者，应尽早行 GAA 酶活行测定和 GAA 基因分析。对于儿童患者出现血清肌酸激酶升高、合并出现以中轴肌和四肢肌肉受累为主的缓慢进展性肌无力、肌电图出现以短阵强直电位为特征的肌源性损害、原因不明的呼吸衰竭时，应尽早行 GAA 酶活性测定和 GAA 基因分析。

其他辅助检查异常表现有：肌酸激酶、天门冬氨酸氨基转移酶、丙氨酸氨基转移酶和乳酸脱氢酶等指标的升高；肌电图检查提示肌源性损害；肌肉活检病理可见肌纤维空泡变性，糖原染色阳性，溶酶体酸性磷酸酶染色强阳性。

三、蓬佩病如何治疗？

主要治疗原则包括：

1. 酶替代治疗（enzyme replacement therapy，ERT）

2005 年美国食品药品监督管理局（FDA）批准使用重组人类 α-葡萄糖苷酶（rhGAA）治疗婴儿型患者。2010 年美国 FDA 批准使用 rhGAA 治疗晚发型患者，以降低病死率，提高生活质量。2015 年，rhGAA 在中国获批上市。2017 年，rhGAA 开始在中国使用。初始推荐剂量为 20 mg/kg，每 2 周一次缓慢静脉滴注，建议长期治疗。酶替代疗法的治疗效果受临床表现、年龄、交叉反应免疫物质（CRIM）状态等影响。

2. 对症治疗
包括呼吸肌训练、高频胸壁震荡辅助咳嗽、无创或有创机械通气、预防接种流感疫苗和肺炎疫苗降低呼吸道感染的发生率、补充高蛋白和低碳水化合物、摄入维生素 D、根据心肺功能选择适量的功能锻炼防止废用性萎缩等。

四、蓬佩病患者的妊娠结局如何？

在妊娠期间，随着孕周的增加、心脏负荷的加重和子宫增大对膈肌的压迫，蓬佩病患者肢体无力和呼吸功能不全的症状会进一步恶化，严重者可发生呼吸衰竭。定期监测坐位和仰卧位的肺功能变化，可及时发现夜间呼吸功能不全导致的低氧血症。患者如果存在长期慢性缺氧，可能会导致胎儿宫内生长限制，对后期神经发育造成一定影响。

德国的一项多中心回顾性研究对 66 名来自德国和英国的蓬佩病产妇进行了问卷调查。52 名患者完成了问卷，其中 10 名患者在怀孕前有症状，共妊娠 17 次；42 名患者在怀孕前没有症状，共妊娠 107 次。孕前有症状组和无症状组两组患者的早产率和围产期死亡率差异并没有统计学意义，但是有症状组患者的剖宫产率显著升高，分别为 5/15（33.3%）和 7/79（8.9%）。2 例患者（2/10）在妊娠过程中呼吸功能恶化。两组患者的妊娠时间和新生儿体重并没有显著差异。这一结果据说明，蓬佩病产妇围产期并发症并没有明显增加，但是在妊娠期间，患者呼吸肌无力症状可能会新发或者加重。

五、蓬佩病患者的分娩时机如何选择？

蓬佩病患者属于高危产妇，在妊娠期间需要对产妇呼吸功能和胎儿生长发育进行严密监测。应在呼吸科、神经科、妇产科、儿科和麻醉科的多学科团队护理下选择最佳分娩时机。既要考虑妊娠晚期产妇的呼吸功能不全和肌无力进展情况，又需要考虑胎儿宫内发育迟缓和早产的风险。通常在无创呼吸通气支持下，选择在 37 周左右终止妊娠。

【麻醉管理】

患者，女性，31 岁，158 cm，55 kg，术前麻醉评估 ASA IV 级。患者携带无创呼吸机入手术室，呼吸模式为 IPAP 20 cmH$_2$O，EPAP 8 cmH$_2$O，呼吸频率 16 次 / 分。

入手术室后开放外周静脉，常规监测生命体征，血压 130/70 mmHg，心率 95 次 / 分，脉搏氧饱和度 99%。术前进行桡动脉穿刺，监测有创动脉压力，动脉血气分析提示，pH 7.44，PaO$_2$ 169 mmHg，PaCO$_2$ 39 mmHg，HCO$_3^-$ 26.7 mmol/L，Hb 116 g/L。采用腰硬联合麻醉方式，于 L2 ~ 3 间隙实施蛛网膜下腔穿刺及硬膜外置管，蛛网膜下腔给予 0.5% 重比重布比卡因 1.5 ml，硬膜外给予 2% 利多卡因试验量 3 ml。麻醉平面控制为 T8 平面以下。术中剖一男婴 2220 g，Apgar 评分 1 min 7 分、5 min 10 分。术中给予静脉卡贝缩宫素 100 μg 及子宫体注射缩宫素 10 U 促进宫缩。患者术中血流动力学及氧合状态平稳，手术历时 45 min，入量 1000 ml，出血 300 ml，尿量 250 ml。术毕动脉血气提示，pH 7.48，PaO$_2$ 181 mmHg，PaCO$_2$ 33 mmHg，HCO$_3^-$ 26.1 mmol/L，Hb 11.2 g/dl。术后患者因合并症转入监护病房。

【术后情况】

患者入监护室后给予心电监护和鼻导管吸氧，监测术后出血和血红蛋白变化，继续无创呼吸机辅助通气治疗（IPAP 20 cmH$_2$O，EPAP 8 cmH$_2$O）、营养支持、抗生素预防感染、双下肢循环驱动预防静脉血栓等治疗。心电监护示心率87次/分，有创动脉压110/65 mgHg，SpO$_2$ 100%，四肢肌力同前。

术后1天，复查血红蛋白100 g/L，血小板236×10^9/L，凝血酶原时间10.2 s，活化部分凝血活酶时间23.7 s，D-二聚体0.83 mg/L，纤维蛋白原Fib 3.0 g/L。肝肾功能、肌酸激酶、脑钠肽大致正常，血钾4.04 mmol/L。动脉血气分析提示，pH 7.407，PaO$_2$ 104 mmHg，PaCO$_2$ 41.6 mmHg，HCO$_3^-$ 25.6 mmol/L。术后2天，患者病情平稳，复查D-二聚体0.46 mg/L，下肢血管超声未见异常，返回普通病房继续治疗。

术后5天，复查D-二聚体0.61 mg/L，有升高，复查下肢血管超声未见异常。术后7天，第二次使用阿糖苷酶替代治疗，下调无创呼吸机参数（IPAP 20 cmH$_2$O，EPAP 6 cmH$_2$O）。术后8天，患者病情稳定出院。

【要点分析】

一、蓬佩病患者行剖宫产术的术前评估有哪些要点？

1. 应了解患者病史、临床分型、骨骼肌、呼吸肌和心脏受累、酶替代治疗等。呼吸功能衰竭是蓬佩病患者围手术期最常见和最严重的并发症。因此，术前应详细询问患者的活动耐力、有无睡眠呼吸暂停和低氧表现，以及是否需要无创呼吸通气治疗等。

2. 完善呼吸功能检查：蓬佩病患者肺功能检查可表现为不同程度的限制性通气功能障碍。膈肌功能受损可通过不同体位时的肺活量变化来评价。如果仰卧位肺活量比直立位时减少10%，则提示有轻度受损；如减少大于30%，则提示为严重受损。动脉血气分析如提示有二氧化碳蓄积和低氧血症，也是呼吸功能不全的表现。

3. 气道评估：患者是否有巨舌、咳嗽无力、吞咽困难、饮水呛咳和脊柱侧凸，评估全身麻醉时反流误吸、术后吸入性肺炎和肺部感染的风险。

4. 辅助检查：肌酸激酶、天门冬氨酸氨基转移酶、丙氨酸氨基转移酶和乳酸脱氢酶的升高程度可以反映肌肉受损的程度。心电图、超声心动图和6分钟步行试验可评估心脏受累情况。

二、蓬佩病患者行剖宫产术的麻醉方式如何选择？

由于蓬佩病患者主要表现为限制性通气功能障碍，因此剖宫产时推荐优先选择椎管内麻醉，这样可以不仅避免全身麻醉药物相关的呼吸抑制、肌肉松弛药物的异常效应，以及困难气道风险，术后还可以使用硬膜外导管实施镇痛。实施椎管内阻滞麻醉时应注意腰麻药物剂量的选择，应避免阻滞平面过高导致的通气功能进一步下降。

如果需要全身麻醉，应实施气管插管以减少反流误吸的风险。应避免使用琥珀胆碱，以免发生高钾血症。如必须使用肌松剂时，建议在肌松监测条件下使用，并推荐使用较小剂量的非去极化肌松剂。应避免使用大剂量阿片类药物，以免术后出现呼吸功能抑制。对于心脏受累的患者，推荐使用氯胺酮或依托咪酯以维持较高的冠状动脉灌注压。

术后镇痛推荐使用硬膜外镇痛或神经阻滞镇痛，尽量避免因使用阿片类药物带来呼吸抑制的风险。

三、蓬佩病患者是否可以选择硬膜外分娩镇痛？

蓬佩病患者的骨盆结构和脊柱解剖都是正常的。阴道分娩和剖宫产比较，优点是避免了腹肌损伤对呼吸造成的影响，缺点是第二产程时，可能会因为腹肌无力，需要借助胎吸或产钳方式助产。

Perniconi 等报道一例 28 岁合并呼吸功能不全、夜间需要无创呼吸机通气、酶替代治疗的孕 34 周产妇，在硬膜外分娩镇痛下助产后顺利分娩。产后患者继续使用无创呼吸机辅助通气 20 天。产后 22 天，患者用力肺活量恢复至产前水平。

要点总结

1. 蓬佩病又称为糖原贮积症 II 型，是一种由于酸性 α- 葡萄糖苷酶（GAA）缺乏导致溶酶体内糖原不能降解、贮积于心肌和骨骼肌，临床表现为肌无力的常染色体隐性遗传疾病。

2. 术前评估重点是肌无力和呼吸功能不全程度，应完善肺功能、动脉血气分析、超声心动图和肌酸激酶等检查。

3. 妊娠合并蓬佩病患者属于高危妊娠，产前应由多学科团队综合评估分娩时机、分娩方式和麻醉选择。剖宫产推荐选择椎管内麻醉，并且需要控制麻醉平面，避免阻滞平面过高加重呼吸抑制。

4. 妊娠合并蓬佩病患者围产期应密切监测患者呼吸功能，如出现重度限制性通气障碍、呼吸衰竭，应给予无创机械通气支持。

参考文献

[1]　中华医学会儿科学分会内分泌遗传代谢学组，中华医学会医学遗传学分会，中华医学会儿科学分会罕见病学组，北京医学会遗传学分会，北京罕见病诊与保障学

会，中国罕见病联盟. 儿童糖原累积病Ⅱ型诊断及治疗中国专家共识. 中华儿科杂志，2021，59：439-445.

[2] 中华医学会神经病学分会，中华医学会神经病学分会神经肌肉病学组. 成人晚发型糖原累积病Ⅱ型（蓬佩病）诊疗中国专家共识. 中华神经科杂志，2021，54：439-445.

[3] Goker-Alpan O, Kasturi VG, Sohi MK, et al, Pregnancy outcomes in late onset Pompe disease. Life (Basel). 2020, 10: 194.

[4] Koyuncu K, Turgay B, Aytac R, Soylemez F, et al. Delivery and postpartum management of a patient with Pompe disease: Case report and review of the literature. Obstet Med, 2017, 10: 150-151.

[5] Karabul N, Berndt J, Kornblum C, et al. Pregnancy and delivery in women with Pompe disease. Mol Genet Metab. 2014 Jun;112(2):148-153.

[6] Nitu P, Jibina S, Dilesh K, et al. Anaesthetic management of caesarean section in a patient with Pompe disease. Indian J Anaesth, 2021, 65: 418-420.

[7] Perniconi B, Vauthier-Brouzes D, Morélot-Panzini C, et al. Multidisciplinary care allowing uneventful vaginal delivery in a woman with Pompe disease. Neuromuscul Disord, 2016, 26: 610-613.

（梁新全，耿志宇，王朝霞）

第3节　抗NMDA受体脑炎患者行腹腔镜附件肿物切除术

【病例简介】

一、基本病史

患儿，女性，4岁，因"间断发热15天，抽搐发作5天，精神行为异常2天"入院。患儿15天前出现低热，伴头痛，无抽搐发作，口服中成药治疗有好转。10天前出现睡眠减少，易惊醒。5天前再次出现低热、伴抽搐发作，表现为双眼凝视，口周青紫和意识不清，持续数秒至3 min缓解，每天发作2～3次。外院检查柯萨奇病毒抗体和腺病毒抗体阳性，脑电图检查提示异常，MRI检查提示双侧脑室体部旁异常信号，给予抗病毒治疗后症状无好转。2天前出现精神行为异常，易哭闹，胡言乱语，吐字不清，手舞足蹈。患儿为进一步治疗收住院。患儿智力发育正常，精神食欲可，睡眠欠佳。

既往史：患儿足月顺产娩出，否认缺氧窒息病史，否认家族遗传病史及类似病史。

二、入院情况

患儿血压 102/65 mmHg，心率 115 次 / 分，发育正常，营养中等，神志清楚，自动体位，查体不配合。心律齐，双肺呼吸音清。腹软，无压痛和反跳痛。脊柱四肢无畸形，四肢肌力和肌张力正常，双侧膝腱反射对称引出，病理征阴性。

辅助检查：颅脑 MRI 检查提示双侧脑室体旁异常信号，考虑双侧上颌窦炎症。颅脑血管检查：未见异常。

入院诊断：发热、抽搐、精神行为异常原因待查，病毒性脑炎？自身免疫性脑炎？

三、术前情况

入院后完善检查，血常规、快速 C 反应蛋白、降钙素原相关肽（PCT）、肝肾功能、电解质、心肌酶大致正常。心电图、X 线胸片、超声心动图未见明显异常。呼吸道病毒检查阴性，肺炎支原体阳性。

患者入院后频繁出现抽搐发作、双眼凝视、口周青紫、脉搏氧饱和度下降、约 30 秒后缓解，缓解后出现精神行为异常、认知障碍、手舞足蹈、胡言乱语，发作间期精神可，对答切题。给予吸氧、静脉输注咪达唑仑镇静，单磷酸阿糖腺苷、阿昔洛韦抗病毒、输注丙种球蛋白和口服左乙拉西坦（开浦兰）抗癫痫治疗。

为明确诊断进一步完善检查。脑脊液检查提示有核细胞数量升高，均为单核细胞。脑电图结果提示清醒期头部稍多 θ 波发放，睡眠期双侧枕、后颞区慢波、尖形慢波发放。头颅 MRI 检查提示右侧额叶异常信号，髓鞘化不良可能。

免疫方面检查，脑脊液 NMDA-A 抗体阳性，血 NMDA-R 抗体阴性、血 AQP-4-抗体阴性。血抗核抗体阳性（胞质型 1 : 100，颗粒型 1 : 320），抗 dsDNA 抗体、抗 ENA 抗体、抗线粒体抗体、抗中性粒细胞胞质抗体和抗心磷脂抗体均为阴性。

妇科 B 超检查提示左卵巢肿瘤，畸胎瘤待除外。盆腔增强 MRI 检查提示左侧附件囊肿，良性可能大。肿瘤标志物 CA72-4 12.12 U/ml（参考值＜6.9 U/ml），其余肿瘤标志物均正常。结合患儿发热、抽搐发作、精神行为异常、认知功能障碍和运动障碍等临床表现考虑诊断为抗 NMDA 脑炎。

术前诊断：抗 NMDA 脑炎，拟全身麻醉下行腹腔镜左卵巢囊肿剥除术。

【术前分析】

一、什么是抗 NMDA 受体脑炎?

自身免疫性脑炎是一种由于免疫系统对中枢神经系统抗原产生抗原抗体反应而导致的炎症性脑病,以急性或亚急性发作的癫痫、认知障碍及精神症状为主要临床特点,在脑炎病因中仅次于感染和急性播散性脑脊髓炎,居第三位。

2007 年 Dalmau 等首次在脑炎患者的脑脊液中发现了 N- 甲基 -D- 天冬氨酸受体(N-methyl-D-aspartate,NMDA)受体,将其命名为抗 NMDA 受体脑炎。此后,更多的抗神经细胞表面抗原抗体被发现和报道。抗 NMDA 受体脑炎是一种拮抗 NMDA 受体上 NR1/NR2B 异聚体的免疫性疾病,也是目前最常见的自身免疫性脑炎,多见于年轻女性和儿童。临床特点为:急性精神或行为异常、癫痫发作、认知和言语功能障碍、运动障碍、意识水平下降及自主神经功能障碍。患者以年轻女性为主,常伴发肿瘤,以卵巢畸胎瘤最多见。

(一)发病机制

NMDA 受体是中枢神经系统内重要的兴奋性氨基酸受体,是由 NR1、NR2 和 NR3 三种不同亚基构成的异四聚体,属于突触后阳离子通道,广泛分布于中枢神经系统,尤其是额叶皮质、海马和丘脑,主要参与神经元之间的突触传递、信号传导,与记忆、认知和行为等神经功能相关。一些全身麻醉药物也作用于 NMDA 受体。氯胺酮和氧化亚氮都是 NMDA 受体拮抗剂。丙泊酚和吸入麻醉剂(异氟烷、七氟烷和地氟烷)对 NMDA 受体也有一些抑制作用。

抗 NMDA 受体脑炎患者常伴发肿瘤,最常见的是女性卵巢畸胎瘤,以成熟囊性畸胎瘤居多。其他少见肿瘤有纵隔畸胎瘤、睾丸畸胎瘤、小细胞肺癌、卵巢癌或神经母细胞瘤等。成年男性和儿童患者合并肿瘤较少。因此也被认为是一种副肿瘤性脑炎。但最近研究发现,抗 NMDA 受体脑炎也可继发于单纯疱疹病毒脑炎。Dalmau 等 2018 年发表在《新英格兰杂志》的最新研究指出,抗 NMDA 受体脑炎和副肿瘤性脑炎在病因及临床症状上有某些相似,但是发病机制完全不同。

抗 NMDA 受体脑炎的致病原因包括肿瘤、病毒感染或硬脑膜损伤等。例如,卵巢畸胎瘤中含有表达抗 NMDA 受体亚单位的神经组织,该神经组织可诱导淋巴细胞产生大量的抗 NMDA 受体抗体。病毒感染会损伤神经元,使神经元表面的 NMDA 受体作为抗原暴露,刺激淋巴细胞,释放大量抗 NMDA 受体抗体。

当患者血脑屏障受到损伤时,该抗体通过血脑屏障,与边缘系统(主要是海马、前额叶和杏仁核等结构)神经细胞表面的抗原(NMDA 受体)结合,使 NMDA 受体可逆性减少，其介导的突触功能降低。这样会导致脑内谷氨酸水平升高并蓄积，细胞内钙离子超载，致使神经元死亡，从而出现一系列精神行为异常、意识及运动障碍和癫痫发作等临床表现。如病变累及脑干呼吸中枢，可导致中枢性通气不良。如病变累及自主神经系统，可导致心律失常、高血压和唾液分泌增加等临床表现。

（二）临床表现

抗 NMDA 受体脑炎在儿童和青年人的临床症状有不同。儿童神经症状较为突出，主要表现为癫痫发作、运动障碍和言语障碍；合并肿瘤的发生率低于成人。青年患者常合并肿瘤，多数以精神症状和行为异常起病，包括激动、幻觉、错觉和妄想等，迅速进展为认知功能或行为异常、记忆缺失、意识和言语障碍、癫痫发作、运动障碍和自主神经功能障碍等。自主神经紊乱引起的心律失常、心脏停搏及中枢性通气是可能致死的主要原因。抗 NMDA 受体抗体的滴度与患者临床症状的轻重及预后相关。

（1）前驱症状：多数患者存在发热、头痛、腹泻、恶心呕吐或上呼吸道感染等前驱症状。前驱症状在儿童和不伴肿瘤的患者中更多见。

（2）精神症状：是最早出现和最常见的临床表现，与 NMDA 受体功能减退有关。症状包括焦虑和易激惹等情感障碍，怪异行为、妄想或偏执、幻视或幻听等行为和认知功能障碍，还可伴有记忆力减退和睡眠障碍等。随着病情进展，可出现类似紧张型精神分裂表现，激惹与无动症状交替出现，对刺激反应减弱或反常，一些患者表现为喃喃自语，或有模仿语言。

（3）癫痫：癫痫发作在儿童患者更常见，而且经常是首发症状。成人患者中男性患者更容易出现癫痫症状。癫痫发作表现形式多样，除典型的全身强直阵挛发作外，还有局部不自主抽动的部分性发作、失神发作。

（4）运动障碍：可表现为口 - 舌 - 面部肌张力障碍和不自主运动、肢体刻板动作增多、肌阵挛和震颤、手足徐动、舞蹈症、运动迟缓或紧张、角弓反张姿势等。

（5）自主神经功能异常：可表现为发热、唾液分泌增加、血压波动、心律失常、瞳孔散大、呼吸急促、出汗和中枢性肺通气不足，因同时存在意识障碍，常常需要机械通气支持。

二、抗 NMDA 受体脑炎如何诊断？

目前主要根据 2016 年 Lancet Neurology 发布的诊断标准：

（1）亚急性起病（＜3 个月），并出现以下 6 个主要症状群中的至少 4 项：①行为或精神异常，认知功能受损；②言语功能障碍；③癫痫发作；④运动障碍、异动症、肌强直或异常姿势；⑤意识水平下降；⑥自主神经功能障碍或中枢性低通气。

（2）至少有以下 1 项实验室检查异常：①异常脑电图，常见局灶性或弥漫性慢波或节律异常，癫痫样放电或出现δ刷状波（表现为 20～30 Hz β 波慢波的基础上叠加 1～3 Hz δ 波快波的电活动）；②脑脊液表现为淋巴细胞增多或出现寡克隆带。③排除其他可能的病因。

对于发现畸胎瘤的患者仅需要满足 6 项症状中的 3 项即可诊断。对于血清或脑脊液检测到抗 NMDA 受体抗体 IgG 的患者，如出现以上 6 项症状中的 1 项或以上时，并排除其他诊断后可确诊。

三、抗 NMDA 受体脑炎如何治疗？

治疗原则

目前的一线免疫治疗方案包括大剂量激素冲击、注射丙种球蛋白和血浆置换。一般用法为：静脉给予甲泼尼龙 30 mg/（kg·d）（最大剂量 1 g/d）连用 3～5 日，随后逐渐减量。静脉注射免疫球蛋白 400 mg/（kg·d），连续 3～5 日为一个疗程。血浆置换 40 ml/（kg·d），隔日一次，连用 3 次。

二线免疫治疗用于一线治疗效果欠佳者，包括利妥昔单抗（每周 375 mg/m²，持续 4 周；或者每次 1 g，共 2 次，间隔 2 周）和环磷酰胺（每月 750 mg/m²，根据疗效使用 4～6 个月）等免疫抑制药物。

合并肿瘤患者应尽早切除肿瘤，降低血清和脑脊液中抗 NMDA 受体抗体的水平，并辅以免疫治疗，能有效改善预后并缩短病程。约 50%～80% 合并肿瘤患者切除肿瘤和接受一线免疫治疗后，症状明显改善。

对于合并癫痫患者可给予抗癫痫药物和地西泮等治疗，合并烦躁、精神亢奋的患者可适量给镇静药物治疗；对于精神症状较重患者需给予抗精神药物；昏迷患者可机械通气支持。免疫治疗效果较好的患者应尽早开展语言等康复治疗。

抗 NMDA 受体脑炎预后较好。大多数患者经免疫治疗和肿瘤切除后可完全恢复，但仍有少数患者病情严重，可能导致肢体残疾，甚至死亡。

【麻醉管理】

患者，女性，4 岁，身高 110 cm，体重 16 kg，术前麻醉评估 ASA Ⅱ级。患者入手术室后开放外周静脉，常规监测生命体征，血压 100/50 mmHg，心率 100 次/分，脉搏氧饱和度 100%。分次静脉推注丙泊酚 30 mg 和舒芬太尼 1.5 μg 进行麻醉诱导，以顺阿曲库铵 3 mg 辅助完成气管插管。术中以静脉持续输注丙泊酚和瑞芬太尼，间断静注舒芬太尼 0.5 μg 维持麻醉。术中见左卵巢畸胎瘤，大小为 4 cm×3.5 cm×3 cm，手术过程顺利，术中血流动力学平稳。手术历时 1 h，术中出血少量，总入量 100 ml。术毕给予新斯的明和阿托品拮抗肌松，患者意识清醒，自主呼吸完全恢复后拔除气管导管。术后转运至儿科监护室。

【术后恢复】

患儿进入监护室后生命体征平稳，复查血常规、生化和凝血功能正常，继续给予口服左乙拉西坦抗癫痫治疗。术后 1 天，患儿体温正常，夜间睡眠无惊醒，无抽搐发作，神志清楚，转回普通病房。术后 5 天，病理结果提示左卵巢成熟囊性畸胎瘤。术后 5～18 天，间断给予 3 次静脉甲泼尼龙冲击治疗，间歇期口服醋酸泼尼松片（25 mg qd），同时给予口服左乙拉西坦、维生素 D（迪巧）、维生素 AD 和氯化钾缓释片（补达秀）等对症治疗，患儿体温正常，精神好，未再有抽搐发作和精神行为异常。术后 19 天，患者病情稳定出院。

【要点分析】

一、抗 NMDA 受体脑炎合并卵巢肿瘤患者术前评估有哪些要点？

对于抗 NMDA 受体脑炎合并卵巢肿瘤患者，尽早切除肿瘤，降低血清和脑脊液中抗NMDA 受体抗体的水平，是改善预后的有效治疗方法。该手术属于限期手术，腹腔镜卵巢肿瘤切除是首选术式，通常采用全身麻醉。此类患者的术前评估重点是神经系统、呼吸系统和循环系统。

（1）神经系统：评估其精神症状、意识水平、肌张力和运动障碍、癫痫发作和用药情况，由此对全身麻醉苏醒后的意识恢复做出预估和判定。

（2）呼吸系统：患者可能由于癫痫发作状态、口 - 舌 - 面肌运动障碍及意识障碍，不能有效咳嗽和排痰，围手术期发生反流、误吸和肺部感染风险较高。部分存在中枢性通气功能障碍者，术后需要继续呼吸机通气支持治疗。

（3）循环系统：评估患者是否存在自主神经功能障碍，如血压波动、心动过速或心动过缓、高热、唾液分泌过多及尿失禁等。部分心律失常严重患者术前需安装临时心脏起搏器。

（4）困难气道：对于有气管切开史的患者，术前应评估气管狭窄和困难插管风险。

（5）术前用药：应注意术前使用抗癫痫药物，如丙戊酸盐、卡马西平和加巴喷丁等和全身麻醉药物的相互作用。使用激素类药物的患者，围手术期应静脉给予氢化可的松进行激素替代。

对于术前处于昏迷状态、肺部感染严重、通气功能差的重症患者，麻醉风险极高。术前应通过内科治疗，积极改善一般状况，控制肺部感染，以减少围手术期不良事件发生率。

二、抗 NMDA 受体脑炎患者的全身麻醉管理有哪些注意事项？

1. 避免使用作用靶点是 NMDA 受体的麻醉剂。抗 NMDA 受体脑炎患者的发病机制是由于抗 NMDA 受体抗体导致的 NMDA 受体功能下降。因此，全身麻醉患者应避免使用氯胺酮、氧化亚氮、氙气、美沙酮和曲马多等具有 NMDA 受体拮抗效应的药物，以免加重其神经损害症状。

2. α 肾上腺素受体激动剂，如可乐定和右美托咪定，具有镇痛、镇静和降低交感神经活性的作用，可推荐用于抗 NMDA 受体脑炎患者的镇静。苯二氮䓬类药物，如咪达唑仑和瑞马唑仑，通过兴奋 GABA 受体抑制中枢神经系统的活性，从而产生镇静、抗焦虑和抗惊厥作用，可安全用于该类患者的麻醉和镇静。

3. 吸入麻醉剂和静脉麻醉剂主要是通过增强 GABA 受体的神经抑制而发挥作用。既往研究表明，吸入麻醉剂，如异氟烷、七氟烷及地氟烷对 NMDA 受体有一定的抑制作用。长期、大剂量使用丙泊酚镇静时，也可能会对患者的神经症状造成影响。因此，目前文献中有术中使用丙泊酚全静脉麻醉、吸入七氟烷麻醉，以及全身麻醉复合神经阻滞等个案病例报道。一般不推荐术后持续输注丙泊酚镇静，以免加重神经系统症状。

4. 术中监测：对于合并自主神经功能障碍的患者，术中需密切监测呼吸、体温和循环系统，避免因心律失常和血压剧烈波动加重患者的脑损伤。合并肺通气不良或肺部感染患者，可根据动脉血气分析结果，预测术后拔管风险。脑电双频指数可以监测麻醉深度，指导全身麻醉用药剂量，预测术后苏醒时间。

5. 术前昏迷、已行气管切开的患者，术后仍需进入重症监护病房继续机械通气治疗，待病情稳定后再拔除气管导管。

要点总结

1. 抗 NMDA 受体脑炎是一种最常见的自身免疫性脑炎，多见于年轻女性和儿童。患者常伴发肿瘤，以卵巢畸胎瘤最多见。患者血清和脑脊液内存在抗 NMDA 受体抗体，临床表现为急性精神或行为异常、癫痫发作、认知和言语功能障碍、运动障碍等。尽早切除肿瘤，降低血清和脑脊液中抗 NMDA 受体抗体的水平，是改善预后的有效治疗方法。

2. 全身麻醉患者应避免使用氯胺酮、氧化亚氮、氙气、美沙酮和曲马多等具有 NMDA 受体拮抗效应的药物，以免加重其神经损害症状。

3. 推荐 α 肾上腺素受体激动剂（如可乐定和右美托咪定）和作用于 GABA 受体的苯二氮䓬类药物（如咪达唑仑和瑞马唑仑）用于该类患者的麻醉和镇静。

4. 对于术前合并意识障碍、自主神经功能障碍及中枢性通气功能障碍患者，围手术期肺部并发症的风险较高，应严密监测生命体征，维持呼吸和循环系统稳定。

参考文献

[1] 叶晓红，宋成城，傅海群，等. 抗 N- 甲基 -D- 天冬氨酸受体脑炎的研究进展. 浙江中西医结合杂志，2019，29：251-255.

[2] 高兴蓉，罗东. 抗 N- 甲基 -D- 天冬氨酸受体脑炎患者卵巢肿瘤切除术的麻醉管理. 中华妇幼临床医学杂志（电子版），2017，13：270-275.

[3] Liu H, Jian M, Liang F, et al. Anti-N-methyl-D-aspartate receptor encephalitis associated with an ovarian teratoma: two cases report and anesthesia considerations. BMC Anesthesiol, 2015, 15:150.

[4] Wada N, Tashima K, Motoyasu A, Nakazawa H, et al. Anesthesia for patient with anti-N-methyl-D-aspartate receptor encephalitis: A case report with a brief review of the literature. Medicine (Baltimore), 2018, 97: e13651.

[5] Graus F, Titulaer MJ, Balu R, et al. A clinical approach to diagnosis of autoimmune encephalitis. Lancet Neurol, 2016, 15: 391-404.

[6] Bell M, Friedman M, Matar M, et al. Anesthesia for pediatric patients with anti-NMDA receptor encephalitis: A retrospective case series. Paediatr Anaesth, 2021, 31: 316-322.

（梁新全，耿志宇）

第 4 节　乌尔里希型先天性肌营养不良（Ullrich 型先天性肌营养不良）患者行全身麻醉剖宫取胎术

【病例简介】

一、基本病史

患者，女性，22 岁，因"确诊 Ullrich 型先天性肌营养不良 22 年，停经 20^{+5} 周、要求引产"入院。患者自幼发现肌无力、先天性斜颈、先天性脊柱侧凸，伴发育性髋关节脱位。20 年前曾在外院行双侧髋关节复位术。13 年前因下肢无力加重跌倒后骨折，行左股骨固定术，此后需借助拐杖行走。本院基因检测提示 COL6A2 基因存在杂合突变，结合肌肉活检诊断为 Ullrich 型先天性肌营养不良（UCMD）。2 年前在局麻下行右侧胸锁乳突肌松解术，因晨起头痛，行睡眠监测诊断睡眠呼吸暂停综合征，开始夜间规律使用呼吸机。患者孕 10 周时多学科会诊及遗传咨询告知妊娠高风险，胎儿有 50% 致病率风险。孕 18 周时就诊产科，建议终止妊娠。10 天前羊水穿刺结果提示胎儿携带致病基因，现要求引产入院。

患者目前能挂拐行走或依赖轮椅，能独坐，双肘、肩和膝关节挛缩，严重脊柱侧凸畸形，偶有胸闷憋气，规律使用无创呼吸机辅助呼吸。

既往：否认其他慢性疾病及传染病史。否认家族遗传病史及类似疾病史。

117

二、入院情况

患者血压 119/86 mmHg，心率 106 次 / 分，发育正常，营养中等，被动体位，轮椅推入病房，拄双拐行走，神志清楚，查体合作。胸廓脊柱侧凸，双肩固定，双上肢远端肌力差，近端关节挛缩，外展受限，远端关节松弛，双下肢肌力差。心律齐，双肺呼吸音清。双侧膝腱反射对称引出，双侧巴氏征阴性。

辅助检查：肺功能检查提示限制性通气障碍。

入院诊断：宫内孕 20^{+5} 周，头位未产，G1P0，Ullrich 型先天性肌营养不良，Ⅱ型呼吸衰竭，脊柱侧凸，髋关节脱位术后，左股骨骨折术后，右胸锁乳突肌松解术后。

三、术前情况

入院后完善检查，血常规正常，肝功能轻度异常，谷丙转氨酶 59 IU/L，谷草转氨酶 50 IU/L，白蛋白 37.1 g/L，乳酸脱氢酶 254 IU/L。肌酸激酶和脑钠肽正常，凝血功能提示纤维蛋白原 4.93 g/L 和 D 二聚体 0.3 mg/L（参考值 0.24 mg/L）均轻度升高。

动脉血气分析提示低氧和二氧化碳潴留，pH 7.40，PaO$_2$ 60 mmHg，PaCO$_2$ 53 mmHg，HCO$_3^-$ 32.8 mmol/L，氧饱和度 91%。X 线胸片提示脊柱侧凸，脊柱以胸 6 椎体为中心向左侧弯，右侧胸廓变窄，左侧胸廓增宽，双肺纹理增多、模糊。肺功能检查提示极重度限制型通气障碍，用力肺活量（FVC）0.4 L，占预计值 12.8%，1 秒用力呼气量（FEV1）0.36 L，占预计值的 13.4%，FEV1/FVC% 正常，支气管舒张试验阴性。

心电图和超声心动图检查大致正常，左心室射血分数 63.8%。

术前经多学科会诊讨论，认为患者一般情况差，呼吸肌严重受累，肺功能呈极重度限制型通气障碍，围手术期呼吸系统并发症风险较高，存在术后拔管困难和呼吸衰竭风险，建议术后入监护室，术中应警惕恶性高热风险。

术前诊断：宫内孕 20^{+5} 周，头位未产，G1P0，Ullrich 型先天性肌营养不良，Ⅱ型呼吸衰竭，脊柱侧凸，髋关节脱位术后，左股骨骨折术后，右胸锁乳突肌松解术后。拟全身麻醉下行剖宫取胎和双侧输卵管绝育术。

【术前分析】

一、什么是 Ullrich 型先天性肌营养不良（乌尔里希型先天性肌营养不良）？

Ullrich 型先天性肌营养不良（乌尔里希型先天性肌营养不良，Ullrich congenital muscular

dystrophy，UCMD）是先天性肌营养不良的一种亚型，是由于编码Ⅵ型胶原的 *COL6A* 基因变异导致的遗传性肌肉病。1930 年由 Ullrich 首次报道，以常染色体隐性遗传为主，患病率约为 1.3/100 万。临床特点是：患者出生时或婴儿早期出现肌无力和肌张力低下的症状。随着疾病进展，逐渐出现四肢近端关节挛缩、远端关节过度伸展、脊柱侧凸、先天性斜颈、先天性髋关节脱位、呼吸肌无力需要呼吸机辅助通气。

（一）发病机制

胶原蛋白主要分布在结缔组织中。Ⅵ型胶原蛋白是细胞外基质蛋白之一，普遍存在于肌肉、软骨、皮肤、肌间、血管等组织中。分布在骨骼肌细胞的Ⅵ型胶原蛋白可将肌细胞基底膜锚定于周围结缔组织。Ⅵ型胶原蛋白由 3 条肽链 α1、α2 和 α3 组成。

Ⅵ型胶原蛋白病是由于编码 3 条肽链的（ *COL6A1*、*COL6A2* 和 *COL6A3*）基因突变，导致Ⅵ型胶原蛋白结构和（或）功能的异常，临床上以骨骼肌受累最为显著，也称为Ⅵ型胶原蛋白相关肌病（collagen type Ⅵ related myopathies）。临床表型包括：Ullrich 型先天性肌营养不良、中间型Ⅵ型胶原蛋白病、Bethlem 肌病和肌硬化症。编码 α1 和 α2 链的基因 *COL6A1* 和 *COL6A2* 定位于染色体 21q22.3，编码 α3 链的基因 *COL6A3* 定位于染色体 2q37。Ⅵ型胶原蛋白病的病理机制为：由于Ⅵ型胶原缺乏，细胞外基质结果和生物力学特性改变，导致细胞凋亡和氧化应激增加，自噬减少，线粒体功能异常等。Ⅵ型胶原蛋白异常可以导致肌纤维成熟和再生障碍，出现肌营养不良的典型病理改变。

Bethlem 肌病和 Ullrich 型先天性肌营养不良均由同一组基因突变引起。不同点是，Ullrich 型先天性肌营养不良是常染色体隐性遗传为主，病情较重，症状进展快，疾病后期多丧失行走能力，因呼吸肌受累出现呼吸困难，多数需要呼吸机辅助通气。而 Bethlem 肌病以常染色体显性遗传为主，病情轻，患者出现缓慢进展的近端肌无力和脊柱侧凸等关节畸形，可出现选择性指长伸肌挛缩所致的 "Bethlem 征"，呼吸肌通常不受累。

（二）临床表现

Ullrich 型先天性肌营养不良患者发病较早，一般出生后即发病，表现为肌张力低下和肌无力、运动发育落后，以肢体近端无力、近端关节挛缩（肘关节明显）和远端关节松弛、活动度过大（如踝关节）为特点，可出现先天性斜颈、先天性髋关节脱位和脊柱侧凸。部分患者有瘢痕体质和皮肤毛囊过度角化。随疾病进展，患者逐渐失去行走能力，并可有呼吸肌受累出现夜间呼吸困难，常需要无创呼吸机通气支持。

化验检查可见肌酸激酶轻度升高或正常。肌电图表现为近端肌的肌源性损害。骨骼肌 MRI 检查特点为：除缝匠肌、股薄肌和长收肌外的大腿肌群的弥漫受累，股直肌的中央部分因明显脂肪组织浸润在 T2 像呈中央高信号，股外侧肌则为周边脂肪浸润明显而中央部分肌肉组织相对保留。

肌肉活检病理为非特异性的轻度肌营养不良改变，可见肌纤维大小不等，偶有坏死、再生纤维、间质结缔组织增生等。免疫组织化学染色显示肌纤维基底膜胶原蛋白Ⅵ缺乏。

二、Ullrich 型先天性肌营养不良如何诊断和治疗？

根据自幼出现的肌无力、近端关节挛缩和远端关节过度伸展的临床特点，可首先考虑此诊断。进一步检查包括肌酸激酶、肌肉活检、骨骼肌 MRI 检查、肌电图。基因检测发现 COL6A 基因异常可最终确诊。

Ullrich 型先天性肌营养不良目前没有特异性治疗方法，主要是早期对症和康复治疗，可改善肌无力症状，延缓出现关节挛缩和脊柱畸形。呼吸衰竭是 Ullrich 型先天性肌营养不良患者死亡的首位原因，因此预防呼吸道感染、加强呼吸道管理和无创呼吸机支持也是疾病预防和治疗的主要方式。

三、Ullrich 型先天性肌营养不良患者的妊娠结局如何？

肌营养不良患者除有骨骼肌受累、表现为四肢肌无力外，还常伴有呼吸肌和心肌受累、表现为脊柱侧凸、肺功能不全、心律失常等，是妊娠不良结局的高危人群。强直性肌营养不良患者还可伴有子宫和阴道平滑肌受累，对分娩时的子宫收缩会有潜在不利影响。一般情况下，肌营养不良患者肌无力的症状也会在妊娠期间加重。

目前文献中还没有 Ullrich 型先天性肌营养不良患者妊娠结果的报道。既往研究显示，肌营养不良孕妇的早产、前置胎盘、胎儿畸形和剖宫产率较高。Petrangelo 等回顾分析了美国 1999—2013 年的肌营养不良患者妊娠的产科结局。合并肌营养不良的产妇共 914 例，占比 7.26/10 万。产妇结局中，合并肌营养不良的产妇其产前合并子痫前期和胎膜早破的风险较高，剖宫产率（肌营养不良组 45.5%，对照组 29.6%，$P < 0.0001$）和产钳助产率（肌营养不良组 2.1%，对照 1.2%，$P < 0.05$）较高，产后静脉血栓栓塞和心律失常发生率较高。新生儿结局中，合并肌营养不良的产妇，其新生儿先天畸形、早产和宫内发育迟缓的发生率较高。

因此，对于合并肌营养不良的孕妇，应在产前进行遗传咨询和围产保健。产前经多学科会诊指导治疗是保证患者围产期安全的重要策略。

【麻醉管理】

患者，女性，22 岁，150 cm，45 kg，术前麻醉评估 ASA Ⅵ级。患者佩戴无创呼吸机辅助通气下进入手术室。入手术室后开放外周静脉，常规监测生命体征，血压 135/90 mmHg，心率 100 次 / 分，脉搏氧饱和度 97%。分次静脉推注丙泊酚 130 mg、靶控输注瑞芬太尼 3 ng/ml 和罗库溴铵 40 mg 进行麻醉诱导和气管插管。术中吸入纯氧、静脉持续输注丙泊酚和瑞芬太尼、间断推注舒芬太尼维持麻醉。麻醉诱导后动脉血气分析结果提示，pH 7.39，$PaCO_2$ 49 mmHg，PaO_2 66 mmHg，HCO_3^- 27.8 mmol/L，血红蛋白 12.6 g/dl，乳酸 0.7 mmol/L。

术中监测有创动脉压力、体温、呼气末二氧化碳和脑电双频指数，以 Flotrac 目标导向液体管理，血流动力学平稳。胎儿娩出后子宫收缩乏力，给予缩宫素、卡贝缩宫素和欣母沛促进子宫收缩后好转。手术过程顺利，历时 1.5 h，术中出血 500 ml，输注晶体液 1 200 ml，尿量 200 ml。术毕动脉血气分析结果提示，pH 7.49，$PaCO_2$ 32 mmHg，PaO_2 399 mmHg，HCO_3^- 26.2 mmol/L，血红蛋白 11.2 g/dl，乳酸 1.0 mmol/L。术毕患者带气管导管转运至监护室。

【术后情况】

患者入监护室后持续呼吸机辅助通气，同时给予抗感染、祛痰、胸部物理治疗和双下肢循环驱动等治疗。吸入氧浓度 40% 时，心电监护提示血压 121/63 mmHg，心率 92 次 / 分，脉搏氧饱和度 100%。

术后 1 天，患者拔除气管导管改鼻导管吸氧治疗，因潮气量低继续给予无创呼吸机辅助呼吸。复查血红蛋白 96 g/L，血小板 283×10^9/L，谷丙转氨酶 57 IU/L，谷草转氨酶 56 IU/L，白蛋白 26.5 g/L，乳酸脱氢酶 314 IU/L，脑钠肽 27 pg/ml，纤维蛋白原 3.8 g/L，D 二聚体 0.95 mg/L。

术后 3 天，患者更换为家用无创呼吸机辅助通气，吸空气时无胸闷憋气。心电监护提示血压 110/69 mmHg，心率 83 次 / 分，脉搏氧饱和度维持在 82% ~ 93%。复查血红蛋白 84 g/L，给予输注红细胞，并给予小剂量低分子肝素钙注射液（速碧林）抗凝治疗。复查脑钠肽 236 pg/ml，考虑患者对容量过负荷耐受性差，给予限液、静脉滴注呋塞米，维持出入量负平衡。

术后 4 天，患者病情稳定，转回普通病房。术后 6 天，患者一般状况好，夜间低流量吸氧时脉搏氧饱和度维持在 94% ~ 99%，复查血红蛋白 111 g/L，病情稳定，顺利出院。

【要点分析】

一、Ullrich 型先天性肌营养不良患者剖宫产麻醉有哪些注意事项？

目前有关 Ullrich 型先天性肌营养不良产妇剖宫产麻醉的文献并不多，仅见个案报道。

Cecere 等曾报道一例 32 岁孕 32^{+3} 周产妇，因呼吸窘迫、重度饥饿性酮症酸中毒在全身麻醉下行急诊剖宫产术。该患者合并有 Ullrich 型先天性肌营养不良，动脉血气分析提示 pH 7.06，PaCO$_2$ 9 mmHg，HCO$_3^-$ 2 mmol/L，血糖和乳酸正常。患者尿糖和尿酮体 4+。分析该患者在妊娠后期出现重度代谢性酸中毒的原因和家族性肾性糖尿及先天性肌营养不良导致糖原异生能力不足有关。

Kamiutsuri 等报道一例急性心力衰竭产妇，最初疑诊围产期心肌病患者，后来确诊为肌营养不良。该产妇 32 岁，孕 24 周，体重指数（body mass index，BMI）20.4，因心慌气短和下肢水肿急诊入院。患者吸空气时脉搏氧饱和度 80%，X 线胸片提示肺水肿和双侧胸腔积液。超声心动图提示室壁运动不良，左心室射血分数 33%，轻中度二尖瓣反流，重度三尖瓣反流。血清肌酸激酶 4636 U/L 和脑钠肽 446.1 pg/ml 均升高。因此，诊断围产期心肌病合并横纹肌溶解。因胎儿窘迫在全身麻醉下行急诊剖宫产，以丙泊酚、芬太尼和罗库溴铵快速诱导，以七氟烷和瑞芬太尼维持麻醉，胎儿娩出后以丙泊酚替代七氟烷维持麻醉。肌酸激酶在术后 1 天下降至 5585 U/L，术后 5 天下降至 615 U/L。术后 3 天患者心功能稳定后拔除气管导管，术后 4 天，超声心动图提示室壁运动正常，左心室射血分数恢复至正常（64%），轻度二尖瓣和三尖瓣反流。术后 7 天，神经科查体发现患者有握力减弱和肌强直表现，经基因检测证实是 1 型强直性肌营养不良。

该例患者提示，强直性肌营养不良患者在妊娠期可有心肌受累，出现急性心功能不全和类似围产期心肌病的表现。

二、肌营养不良患者剖宫产全身麻醉是否可以使用舒更葡糖钠拮抗肌松？

Stourac 等报道一例 2 型强直性肌营养不良产妇的两次全身麻醉剖宫产的肌松恢复过程。该患者在 25 岁时诊断为 2 型强直性肌营养不良，有颈部和背部疼痛，面部强直性萎缩和胸锁乳突肌萎缩表现。心电图检查提示有阵发性心动过速，超声心动图提示二尖瓣关闭不全，术前麻醉评估为 ASA Ⅱ级。患者 29 岁时第一次实施全身麻醉剖宫产，以硫喷妥钠和罗库溴铵进行麻醉诱导和气管插管，以七氟烷维持麻醉，术中使用肌松监测仪（TOF-Watch）监测肌松。手术结束时，TOF 显示为 0，提示患者仍为深度肌松状态。在监护室继续机械通气 2.5 h 后，患者肌力完全恢复后拔除气管导管。

两年后，患者 31 岁时第二次实施全身麻醉剖宫产时，肌营养不良症状没有明显进展。全身麻醉以丙泊酚和罗库溴铵进行麻醉诱导和气管插管，以七氟烷维持麻醉。手术结束时，TOF 肌松监测显示为 0，提示患者为深度肌松状态。静脉给予舒更葡糖钠 4 mg/kg，约 2 min 后，肌松监测 TOF 达到 0.9，患者肌力完全恢复后拔除气管导管。在恢复室观察 2 h 后转运回病房，患者没有肌强直和肌松残留表现，术后 5 天顺利出院。

　　该例患者提示，肌营养不良患者对于非去极化肌松药的敏感性是增加的，其作用时间显著延长。单次给予罗库溴铵 1 mg/kg 的肌松作用持续时间约为 3 h，但舒更葡糖钠拮抗其深肌松的效果类似于正常人群。

要点总结

　　1. Ullrich 型先天性肌营养不良是先天性肌营养不良的一种亚型，是由于编码Ⅵ型胶原的 COL6A 基因变异导致的遗传性肌肉病。临床特点是：肌无力、近端关节挛缩和远端关节过伸。

　　2. 肌营养不良产妇合并子痫前期、胎膜早破、前置胎盘和胎儿畸形的风险较高，剖宫产和产钳助产率显著增加，产后静脉血栓栓塞和心律失常发生率较高。新生儿先天畸形、早产和宫内发育迟缓的发生率较高。

　　3. 肌营养不良患者应在产前进行遗传咨询和围产保健，产前经多学科会诊指导治疗是保证围产期安全的重要策略。

　　4. 肌营养不良患者全麻应注意术前心肺功能受累情况和术中恶性高热风险。合并脊柱侧凸的患者的全麻风险还包括困难气道、术后拔管困难和术后呼吸系统并发症。术中推荐目标容量管理，并常规监测肌松、呼气末二氧化碳和动脉血气乳酸等。

参考文献

[1] 宋建敏，郑帼，周露露，等. Ullrich 型先天性肌营养不良的临床特点. 临床神经病学杂志，2019，32：61-64.

[2] 胡君，林明显，邱鸣琦，等. COL6A1 内含子变异导致 Ullrich 先天性肌营养不良 1 例报告并文献复习. 临床儿科杂志，2021，39：822-828.

[3] 罗月贝，李秋香，梁静慧，等. Bethlem 肌病一家系病例报告并文献复习. 中国神经精神疾病杂志，2016，42：295-298.

[4] Petrangelo A, Alshehri E, Czuzoj-Shulman N, Abenhaim HA. Obstetrical, maternal and neonatal outcomes in pregnancies affected by muscular dystrophy. J Perinat Med, 2018, 46: 791-796.

[5] Cecere N, Hubinont C, Kabulu Kadingi A, et al. Extreme maternal metabolic acidosis leading to fetal distress and emergency caesarean section. Case Rep Obstet Gynecol, 2013; 2013: 847942.

[6] Kamiutsuri K, Tsujikawa A, Kobayashi S. Cesarean delivery complicated by acute heart failure: myotonic dystrophy, peripartum cardiomyopathy or cardiac disease associated with myotonic dystrophy? Int J Obstet Anesth, 2021, 46: 102976.

[7] Stourac P, Krikava I, Seidlova J, et al. Sugammadex in a parturient with myotonic dystrophy. Br J Anaesth, 2013, 110: 657-658.

（耿志宇，王朝霞）

第5节　成骨发育不全患者行全身麻醉剖宫产手术

【病例简介】

一、基本病史

患者，女性，31岁，因"停经27^{+6}周、发现胎儿发育异常6天"入院。患者孕期未行规律产检。孕26周时超声检查提示胎儿四肢短小，未见宫内骨折，双顶径和腹围均小于孕周，不除外合并成骨发育不全。患者为进一步诊治收住院。

既往史：患者自出生后诊断为成骨发育不全症，多次受轻微创伤后骨折，双侧股骨、肱骨、右侧髌骨等有多发陈旧骨折，末次骨折时间是17年前。否认其他病史。家族中母亲患成骨发育不全症，因骨盆骨折后畸形行2次剖宫产，其父亲和兄长均正常。

二、入院情况

患者血压115/80 mmHg，心率76次/分，一般情况好，身材矮小，神志清楚，轮椅入院，查体合作。胸廓狭窄畸形，心律齐，双肺呼吸音清。脊柱侧凸，双侧肱骨明显短小，双侧胫骨弯曲畸形，双下肢不肿，双侧膝腱反射对称引出，双侧Babinski征阴性。

辅助检查：X线胸片检查示胸椎胸廓畸形，多发陈旧骨折，双肺未见渗出病变。

入院诊断：宫内孕26^{+6}周，头位未产，G1P0，成骨发育不全，多发陈旧骨折，胎儿骨骼发育异常，胎儿生长受限。

三、术前情况

入院后完善检查，血常规提示轻度贫血，血红蛋白110 g/L。肝肾功能、血清肌酶和凝血功能正常，电解质血钙2.01 mmol/L，血磷1.19 mmol/L，镁0.72 mmol/L，钾3.09 mmol/L，钠134.6 mmol/L。动脉血气分析提示pH 7.40，PaO$_2$ 89 mmHg，PaCO$_2$ 30.9 mmHg，HCO$_3^-$ 20.2 mmol/L，氧饱和度97%。

X线胸片提示胸椎S形弯曲，双侧肋骨、肩胛骨多发畸形和陈旧骨折，胸廓畸形改变，纵隔移位，双肺未见渗出病变。

心电图提示窦性心动过速105次/分，短PR综合征。超声心动图提示左心室射血分数 64%，二尖瓣和三尖瓣轻度反流。

术前多学科会诊讨论，患者术前可平卧，无呼吸困难，心功能正常。决定 2 天后在全身麻醉下完成剖宫产术，围手术期重点关注呼吸管理，加强护理，预防骨折。

术前诊断：宫内孕 27^{+1} 周，头位未产，G1P0，成骨发育不全Ⅳ型，多发陈旧骨折，胎儿骨骼发育异常，胎儿生长受限。拟全身麻醉下行剖宫产术。

【术前分析】

一、什么是成骨发育不全?

成骨发育不全（osteogenesis imperfecta，OI）是一种罕见的先天性骨骼发育障碍性疾病，由于患者容易骨折，因此又称为脆骨病（brittle bone disease）。因同时伴有蓝巩膜和耳聋等表现，又称为脆骨 - 蓝巩膜 - 耳聋综合征。它是一种全身性结缔组织疾病，以骨脆性增加和胶原代谢紊乱为特征，病变常常累及眼睛、耳朵、皮肤、牙齿等器官，临床表现为身材矮小、多发性骨折、蓝巩膜、耳聋、牙质发育不全、头面部畸形、关节松弛、皮肤异常和肌肉力量薄弱等。该病具有家族性和遗传性，但也有少数基因突变导致的散发病例。国外报道发病率为（0.5～1）/1 万，国内的发病率为 4/1 万。2018 年 5 月，该病被列入国家卫生健康委员会等 5 部门联合发布的《第一批罕见病目录》。

（一）临床分型

1979 年 Silence 等根据患者的临床表现和遗传学特征将成骨发育不全分为 4 种类型，这一经典分型至今仍在沿用。

Ⅰ 型：发生率最高，表型最轻，为常染色体显性遗传。临床特点是蓝巩膜、骨质脆弱、听力下降。身高正常或近乎正常，脊柱畸形少见，骨折次数少，多数有家族史。

Ⅱ 型：为常染色体隐性遗传，也有新突变导致的显性遗传，为最严重类型，可在围产生死亡。存活者表现为蓝巩膜、短肢畸形、出生时低体重和宫内骨折、串珠状肋骨、颅骨发育迟缓。

Ⅲ 型：为常染色体显性或隐性遗传，表型严重，但非致命，长骨畸形明显。临床特点为出生时即有骨折、之后因多次骨折骨关节畸形进行性加重，三角脸、前额突出、小颌畸形、牙质发育不全、听力下降。婴儿期表现蓝巩膜，儿童期以后则不显著，一般可以存活到成年。

Ⅳ 型：严重程度介于 Ⅰ 型和Ⅲ型之间，为常染色体显性遗传。表现为轻中度骨关节畸形，发育迟缓，身材矮小，无蓝巩膜，首次骨折可发生在宫内或分娩期，脊柱侧凸或后凸、多次骨折使四肢弯曲。

（二）发病机制

Ⅰ型胶原分子包含 2 个 α1 链和 1 个 α2 链，主要分布于骨骼和肌腱中。α1 链的编码基因为 COL1A1，由 51 个外显子组成，定位于 17 号染色体 q2 113 ~ q22。α2 链的编码基因为 COL1A2，由 52 个外显子组成，定位于 7 号染色体 q21.13 ~ q22.11。

绝大多数（约 80% ~ 90%）成骨发育不全患者是Ⅰ型胶原蛋白基因突变导致。COL1A1 和 COL1A2 基因突变导致 α 链合成受阻，引起Ⅰ型胶原分子结构异常，导致成骨细胞和相关组织合成障碍。此外，还有其他少见的突变基因，包括 CRTAP、FKBP10、LEPRE1 和 PLOD2 等 18 种基因。

二、成骨发育不全如何诊断和治疗？

成骨发育不全为先天性疾病，通过产前超声可对高危胎儿做出筛查。对于有家族史的患者，产前中孕期（20 周左右）的超声检查可检测出胎儿的骨骼系统畸形，尤其是Ⅱ型成骨发育不全胎儿，超声表现典型，容易做出诊断。对于超声怀疑但不能确诊的患者，建议通过羊水或胎儿绒毛组织进行产前基因诊断。基因检测还有助于进一步临床分型诊断。

目前对于成骨发育不全的治疗并没有根治方法，治疗主要是预防骨折、骨科手术矫治骨折。二磷酸盐类药物可以提高骨强度，对中重度患者生活质量有一定改善作用。基因治疗还在探索之中。

三、成骨发育不全患者的妊娠结局如何？

成骨发育不全一般不会影响子宫发育及正常妊娠。由于患者身材矮小、骨盆和脊柱发育畸形、术前合并限制性通气功能障碍等原因，围产期发生胎膜早破、胎盘早剥和子宫破裂等并发症的风险较高。新生儿早产和窒息的风险也较高。另一方面，由于孕期激素影响，骨质疏松加重，患者发生骨折的风险会有增加。

Rao 等的一项横向调查研究了成骨发育不全患者的妊娠结局。该研究纳入 132 例患者，结果提示，成骨发育不全患者妊娠合并糖尿病率、剖宫产率、分娩期输血率、产期和产后骨折风险高于普通人群。新生儿结局中，小样儿、低体重儿、入住新生儿监护病房以及 28 天死亡率均高于普通人群对照组。

【麻醉管理】

患者，女性，31 岁，90 cm，25.5 kg，术前麻醉评估 ASA Ⅱ级。患者入手术室后开放外周静脉，常规监测生命体征，血压 110/70 mmHg，心率 100 次 / 分，脉搏氧饱和度 98%。面罩预吸氧后，静脉推注丙泊酚 70 mg、靶控输注瑞芬太尼 3 ng/ml 和琥珀胆碱 40 mg 进行麻醉诱导，插入 6 号单腔气管导管。术中以吸入 50% 氧化亚氮、静脉持续输注丙泊酚和瑞芬太尼维持麻醉。术中剖一女婴 650 g，手术过程顺利，历时 40 min，术中出血 200 ml，输注晶体液 600 ml，尿量 100 ml。术毕给予新斯的明和阿托品拮抗肌松，患者意识清醒，自主呼吸完全恢复后拔除气管导管。在恢复室观察半小时后，患者生命体征平稳，返回病房。

【术后情况】

患者回病房后生命体征平稳，子宫收缩好，心电监护提示血压 130/80 mmHg，心率 80 次 / 分，脉搏氧饱和度 100%。术后 1 天，患者未诉不适，复查血常规，血红蛋白 106 g/L，肝肾功能和电解质大致正常，血镁偏低 0.76 mmol/L，HCO_3^- 15.3 mmol/L。术后 4 天，患者一般情况好，体温正常，伤口愈合好，顺利出院。

【要点分析】

一、成骨发育不全患者剖宫产的麻醉管理有哪些注意事项？

成骨发育不全患者因其具有身材矮小、颈椎活动范围小、骨骼脆性增加、多发骨折、脊柱侧凸、胸廓畸形和限制性通气功能障碍等临床特点，其剖宫产的麻醉管理，无论是全身麻醉还是阻滞麻醉，都具有一定的挑战性。麻醉管理要点有以下：

（1）术前应评估是否存在困难气道，根据患者身高选择合适的面罩、气管导管和喉镜等插管设备。气管插管动作应尽量轻柔，避免下颌关节脱位、牙质和气道的损伤。

（2）术中优化机械通气策略，可采用小潮气量或定压通气模式，避免过高的气道峰压。

（3）因其总血容量低于正常成人，术中失血风险较高，应监测出血情况，进行目标容量管理。

（4）术中患者肢体放置和袖带测压部位应注意保护，避免额外压迫和损伤，降低骨折风险。长时间手术时建议进行有创动脉压力监测。

国内周春花等报道一例 34 岁孕 29 周产妇，经多学科会诊后，在全身麻醉下顺利完成剖宫产术。该患者身高 89 cm，体重 29 kg，四肢短小扭曲、翻身活动受限。孕期羊水检查显示胎儿未发生相关的基因突变。术前诊断为妊娠合并Ⅳ型成骨发育不全，中央型前置胎盘、佝偻病并胸腰椎侧弯畸形、左肺不张、轻度贫血。手术过程顺利，出血 300 ml，新生儿 Apgar 评分 1 分钟和 5 分钟分别为 4 分和 5 分。产妇术后 10 天出院，院外随访 2 年，产妇未发生骨折，幼儿无体格畸形，智力发育良好。

宿钟化等也报道一例 29 岁孕 35 周产妇，术前经多学科会诊后，在全身麻醉下顺利完成剖宫产术。该患者身高 78 cm，体重 35 kg，无巩膜蓝染，双下肢短小、内旋屈曲，不能站立。孕期超声提示胎儿骨骼发育异常，羊水培养细胞高通量测序检查提示，在检测范围内未见明显异常。患者外周血高通量测序提示 COL1A2 基因含 1 个杂合突变。术前诊断为妊娠合并成骨发育不全，胸廓畸形、限制性通气障碍。手术过程顺利，新生儿体重 1600 g，Apgar 评分 1 分钟和 5 分钟分别为 4 分和 7 分。产妇术后转至重症监护室观察，术后 1 天拔除气管导管，术后 4 天恢复良好出院。新生儿因合并呼吸窘迫、四肢多发骨折、颅内出血及神经损伤，放弃治疗。

二、成骨发育不全患者是否可以选择阻滞麻醉？

成骨发育不全患者根据手术类型、术前疾病分型和严重程度不同，可以选择全身麻醉或者阻滞麻醉手术。

国内 Liang 等对 132 例 18 岁以下成骨发育不全儿童患者的 252 例骨科手术麻醉进行了回顾分析。其中Ⅳ型患者占 2/3，Ⅰ型、Ⅲ型和Ⅴ型患者分别占 7.6%、14.4% 和 11.4%。结果显示，没有病例发生困难气道；术中使用七氟烷维持麻醉时，体温会有轻度增加；术中大出血发生率为 18.3%；区域麻醉使用率为 72.6%，154 例患者术后使用了阻滞镇痛方法，包括骶管阻滞、硬膜外镇痛和外周神经阻滞。

Yan 等报道一例 28 岁合并Ⅰ型成骨发育不全、妊娠期糖尿病患者，因胎儿发育迟缓和胎儿心脏畸形，在腰麻下完成剖宫产术。该患者孕 32 周，身高 149 cm，体重 68 kg，有四肢多发骨折，脊柱轻度侧弯、MRI 检查提示腰椎（$L_{4\sim5}$）间隙轻度狭窄。曾因胸椎（T_9）压缩性骨折行脊柱后凸成形术，2 次在硬膜外分娩镇痛下顺产，有阳性家族病史。患者坐位下完成 $L_{4\sim5}$ 穿刺，腰麻药液为 0.75% 重比重布比卡因 13.5 mg，阻滞平面达 T_4。新生儿体重 1360 g，Apgar 评分 1 分钟和 5 分钟分别为 6 分和 9 分。手术 1 h 关腹时，患者感到疼痛剧烈，静脉给予芬太尼 50 μg 后发现听力异常，遂改用静脉输注丙泊酚和单次追加氯胺酮镇痛和镇静。术毕患者转运至恢复室，听力完全恢复。术后采用多模式镇痛方案，包括对乙酰氨基酚、美索巴莫、布洛芬和加巴喷丁。术后 4 天，患者恢复良好顺利出院。

该例患者的麻醉有两点启示，一是腰麻前需要完善血小板、凝血功能和脊柱影像学检查。该例患者的腰麻作用持续时间较短，可能和脊柱手术史、腰椎管狭窄有关。二是Ⅰ型患者常合并听力下降，使用芬太尼导致一过性听力下降的机制还不清楚，应尽量避免使用。

三、成骨发育不全患者全身麻醉是否有恶性高热风险？

　　既往文献中有成骨发育不全患者术中体温升高的个案报道，但是 Bojanić 的一项回顾性研究分析了 49 例患者的 180 例非心脏手术的围手术期并发症，结果认为成骨发育不全患者行非心脏手术时，术中体温改变和正常人群并没有显著差异。

　　该队列中 92 例是儿童患者，88 例是成人患者，最常见合并症是高血压（35%）和限制型肺通气障碍（24%），最常见手术类型是骨科手术（70%），有 7 例患者行心脏手术。麻醉方式包括 170 例（94%）全身麻醉、7 例神经阻滞和 3 例监护麻醉，气道管理以气管插管为主，其他还有面罩通气和喉罩。儿童麻醉诱导以吸入麻醉为主，成人和儿童麻醉维持均以吸入异氟烷和氧化亚氮为主。34 例患者使用了琥珀胆碱，80 例患者使用了非去极化肌松剂。没有发生困难气道、反流误吸、气道插管损伤等相关并发症。31 例患者进行了术中体温监测，尽管术中体温有轻度上升，但是没有一例患者超过 38℃。

要点总结

　　1. 成骨发育不全是一种由于Ⅰ型胶原基因突变（COL1A1 和 COL1A2 基因为主）导致的全身性结缔组织疾病，以骨脆性增加和胶原代谢紊乱为特征，临床表现为身材矮小、多发性骨折、蓝巩膜、耳聋、牙质发育不全、头面部畸形和关节松弛等。

　　2. 产前应由多学科团队综合评估分娩时机、分娩方式和麻醉方法选择。

　　3. 全身麻醉患者术前应评估困难气道风险，术中优化通气策略，同时避免术中肢体骨折。

　　4. 成骨发育不全患者可以使用琥珀胆碱和吸入麻醉剂，不存在恶性高热风险。

参考文献

[1] 雒瑶，朱宝生. 成骨发育不全研究进展. 中国妇幼保健，2017，32：1333-1336.

[2] 周春花，薛燕妮，李家福. 成骨发育不全症孕妇围产期多学科管理及文献回顾. 武汉大学学报（医学版），2019，40：823-825.

[3] 宿钟化，冯子懿，张轩珝，等. 妊娠合并成骨发育不全早产剖宫产 1 例. 中国计划生育和妇产科，2020，12：77-79.

[4] Rao R, Cuthbertson D, Nagamani SCS, et al. Pregnancy in women with osteogenesis imperfecta: pregnancy characteristics, maternal, and neonatal outcomes. Am J Obstet Gynecol MFM, 2021, 3: 100362.

[5] Liang X, Chen P, Chen C, et al. Comprehensive risk assessments and anesthetic management for children with osteogenesis imperfecta: A retrospective review of 252 orthopedic procedures over 5 years. Paediatr Anaesth, 2022, 32: 851-861.

[6] Yan M, Knowland NP, Lien D. The Anesthetic Management of a Parturient With Osteogenesis Imperfecta Type I Undergoing Cesarean Delivery. Cureus, 2021,13: e13849.

[7] Bojanić K, Kivela JE, Gurrieri C, et al. Perioperative course and intraoperative temperatures in patients with osteogenesis imperfecta. Eur J Anaesthesiol, 2011, 28: 370-375.

（耿志宇）

第6节　遗传性血栓性血小板减少性紫癜患者行腰麻剖宫产术

【病例简介】

一、基本病史

患者，女性，30岁，因"停经29^{+6}周"入院。患者孕22周时发现血压升高，多次高于135/85 mmHg，血小板正常。因既往有血小板减少病史，此次怀孕后经多学科门诊会诊，考虑可以继续妊娠，孕期需要给予血浆替代治疗。孕12周起给予阿司匹林抗血小板、达肝素钠注射液（法安明）抗凝和输注新鲜冰冻血浆治疗。此次为进一步治疗收住院。

既往史：患者8年前孕期诊断血栓性血小板减少性紫癜，给予血浆置换治疗，并因胎停育行引产术。此后血小板一直偏低，曾给予激素、利妥昔单抗（美罗华）和血浆输注治疗。3年前在血液病医院检查ADAMTS 13活性为0%，ADAMTS 13抗体阴性，基因检测发现ADAMTS 13基因存在c.330+IG＞A致病突变，为常染色体隐性遗传。2年前孕前血小板正常，孕期给予输注血浆。孕22周时因重度子痫前期行引产术。否认家族遗传病史及类似病史，否认毒物、放射性物质接触史。

二、入院情况

患者血压126/89 mmHg，心率80次/分，呼吸20次/分。发育正常，营养中等，步入病房，神志清楚，查体合作。心律齐，双肺呼吸音清。双下肢无水肿，双侧膝腱反射对称引出，双侧Babinski征阴性。

入院诊断：遗传性血小板减少性紫癜，慢性高血压合并妊娠，重度子痫前期史，宫内孕29^{+6}周，G5P0。

三、术前情况

入院后完善检查，血红蛋白 124 g/L，血小板 148×10^9/L，24 小时尿蛋白定量 0.3 g。肝肾功能和电解质大致正常，白蛋白 35.7 g/L 凝血功能检查提示凝血酶原时间和活化部分凝血活酶时间正常，纤维蛋白原 6.15 g/L，D- 二聚体 0.34 mg/L，脑钠肽 147 pg/ml。狼疮抗凝物、抗心磷脂抗体、抗 β2 糖蛋白抗体和补体均正常。

术前血液科会诊，建议每 10 天输注一次新鲜冰冻血浆，维持血小板在 150×10^9/L 水平。同时给予拉贝洛尔降压，监测胎心、血小板、24 小时尿蛋白定量、血压、心功能指标、FH 因子浓度和 vWF 活性。孕 32 周时复查超声提示胎儿脐动脉血流阻力增高，准备尽快终止妊娠。

术前复查血常规，血红蛋白 126 g/L，血小板 156×10^9/L，纤维蛋白原 6.5 g/L，D- 二聚体 0.4 mg/L。肝肾功能正常，白蛋白 33.5 g/L，脑钠肽正常。超声心动图提示左心室射血分数 67%，三尖瓣轻度反流。

术前诊断：遗传性血栓性血小板减少性紫癜，慢性高血压合并子痫前期，胎儿生长受限，重度子痫前期病史，宫内孕 33^{+1} 周，G5P0，头位未产。拟腰麻下行剖宫产术。

【术前分析】

一、什么是血栓性血小板减少性紫癜？

血栓性血小板减少性紫癜（thrombotic thrombocytopenic purpura，TTP）是一种少见的严重的血栓性微血管病，以微血管病性溶血性贫血和血小板减少为主要临床特征，伴或不伴有神经精神症状、肾功能损害和发热的症状。发病率为（2~6）/ 百万，女性与男性之比约为 2∶1，高峰发病年龄为 30~50 岁。多数发病急骤、病情危重，少数患者发病隐匿、临床表现不典型；炎症、感染、妊娠等是常见发病诱因。

血栓性血小板减少性紫癜的发病机制与血管性血友病因子（vWF）裂解酶，即整合素样金属蛋白酶与凝血酶 1 型 -13（a disintegrin and metalloprotease with thrombospondin type 1 motif，member 13，ADAMTS13）活性缺乏、血管内皮细胞 vWF 异常释放、补体异常活化、血小板异常活化有关。

vWF 是由血管内皮细胞合成的多聚糖蛋白，是Ⅷ因子的载体蛋白，在止血系统中发挥重要作用。ADAMTS13 主要在肝脏星状细胞中合成，与 vWF 之间的相互作用存在特异性。血管损伤后，内皮细胞破坏，内皮下胶原暴露并与 vWF 结合后，隐藏的 vWF 的血小板结合位点和 ADAMTS13 的裂解位点被暴露，对 ADAMTS13 敏感性增强，超大分子

vWF 被水解为较小的形式。

血浆中 ADAMTS13 活性缺乏时，导致内皮细胞异常释放的超大分子 vWF 不能及时降解，并自发结合血小板，导致微血管内血栓形成、消耗性血小板减少、微血管病性溶血，介导血小板黏附和聚集在大脑、心脏、肾脏等部位形成微血管血栓，进而引起相应器官缺血、缺氧及功能障碍，引发临床症状。

根据 ADAMTS13 缺乏机制不同，血栓性血小板减少性紫癜分为遗传性和免疫性两种。

二、什么是遗传性血栓性血小板减少性紫癜？

遗传性血栓性血小板减少性紫癜（congenital TTP，cTTP），又称为 Upshaw-Schulman 综合征，是一种罕见的常染色体隐性遗传病，具有较大的表型异质性，人群发病率 1/100 万。其发病是由位于染色体 9q34 的 ADAMTS13 基因突变导致血浆 ADAMTS13 活性缺乏，常在感染、炎症或妊娠等促发因素下发病，基因突变表现为纯合子型或双重杂合子型。临床中，遗传性血栓性血小板减少性紫癜较为少见，仅占总例数的 5%。但该型却多见于儿童和孕妇患者。部分患者在新生儿期即可发病，女性患者常在妊娠早期出现疾病发作。

免疫性血栓性血小板减少性紫癜是因为患者体内产生抗 ADAMTS13 自身抗体，抑制 ADAMTS13 活性（中和抗体），或与 ADAMTS13 结合形成抗原抗体复合物而加速 ADAMTS13 在体内清除。多数无明确原因（即原发性），也可能继发于感染、药物、肿瘤、自身免疫性疾病、造血干细胞移植等。是临床中最常见类型，约占 TTP 总例数的 95%。

血栓性血小板减少性紫癜典型临床表现包括：①出血：以皮肤、黏膜为主，严重者可有内脏或颅内出血。②微血管病性溶血性贫血：多为轻、中度贫血，可伴黄疸。③神经精神症状：表现为意识紊乱、头痛、失语、惊厥、视力障碍、谵妄、偏瘫以及局灶性感觉或运动障碍等，缺乏典型表现，以发作性、多变性为特点。④肾脏损害：可出现蛋白尿、血尿、管型尿，血尿素氮及肌酐轻度升高。⑤发热（＞37.5℃）。⑥胸痛、腹痛、乏力、关节痛、肌肉痛等其他器官损伤的临床表现。

临床上完全符合血栓性血小板减少性紫癜典型五联征的患者相对少见，以微血管病性溶血性贫血、血小板减少和神经精神症状为主的"三联征"为多见。

化验检查：①血常规可见贫血，外周血涂片可见破碎红细胞（＞1%），网织红细胞比例大多增高；血小板计数显著降低（多低于 $20 \times 10^9/L$），且动态下降较显著。②生化检查可见胆红素升高，以间接胆红素升高为主；血清乳酸脱氢酶（LDH）明显升高；血尿素氮及肌酐不同程度升高，肌钙蛋白 T 水平升高见于心肌受损者。③凝血检查：活化部分凝血活酶时间（APTT）、凝血酶原时间（PT）及纤维蛋白原检测多正常，偶有纤维蛋白降解产物轻度升高。④ ELISA 方法测定 ADAMTS13 活性降低。⑤ ADAMTS13 基因检测有突变可确诊。

三、遗传性血栓性血小板减少性紫癜如何诊断?

根据"三联征"或者"五联征"的临床表现，同时有贫血、血小板减少、外周血涂片中红细胞碎片＞1%、血清游离血红蛋白增高、血清乳酸脱氢酶明显升高、血浆 ADAMTS13 活性显著降低（＜10%），基因测序发现 ADAMTS13 基因存在纯合子或复合杂合子缺陷，并且排除溶血性尿毒综合征（HUS）、弥散性血管内凝血（DIC）、HELLP 综合征、Evans 综合征、子痫和灾难性抗磷脂抗体综合征等疾病即可诊断。

临床表现典型的患者诊断不难，但多数患者临床表现存在明显个体差异，部分患者临床表现不具特征性，需结合多方面资料综合判断。

对疑似患者推荐使用 PLASMIC 评分系统（表 3-2）：0~4 分为低危，TTP 预测效率＜5%；5 分为中危，TTP 预测效率 5%~25%；6~7 分为高危，TTP 预测效率 60%~80%。临床验证发现评分为高危者诊断 TTP 的敏感性为 81.7%、特异性为 71.4%。

表 3-2　PLASMIC 评分表

项目	分值
血小板＜30×10⁹/L	1
溶血证据（网织红细胞＞2.5%，间接胆红素＞34.2 µmol/L，结合珠蛋白消失）	1
无进展期癌症	1
无实体器官移植或干细胞移植史	1
平均红细胞体积（MCV）＜90 fl	1
凝血酶原时间国际标准化比值（INR）＜1.5	1
肌酐＜176.8 µmol/L	1

对临床评估中度或高度疑似血栓性血小板减少性紫癜的患者，应及时留取血样本送检 ADAMTS13 活性及抑制物或 IgG 抗体测定。如血浆 ADAMTS13 活性＜10% 正常混合血浆活性，即可诊断 TTP；血浆 ADAMTS13 活性＞20% 者可基本排除 TTP；血浆 ADAMTS13 活性 10%~20% 并不能完全排除 TTP，需根据临床判断及密切随访。

四、遗传性血栓性血小板减少性紫癜如何治疗？

治疗原则：免疫性血栓性血小板减少性紫癜首选血浆置换治疗，并酌情联合使用糖皮质激素等。遗传性血栓性血小板减少性紫癜以替代治疗为主，分为按需治疗和预防治疗方法。

遗传性血栓性血小板减少性紫癜患者可给予预防性血浆输注治疗，常用新鲜冰冻血浆，每次 10~15 ml/kg，输注间隔根据患者血小板数变化情况而定，每 1~3 周 1 次。对于遗传性 TTP 的孕妇，建议自妊娠开始即进行血浆输注，输注间隔随孕期而逐渐缩短，从每 2 周 1 次至隔日 1 次不等；如出现 TTP 临床表现，则需增加输注量或改为血浆置换；血浆输注治疗需维持至产后 3 周。

重组 ADAMTS13 目前已进入Ⅲ期临床研究，尤其适合遗传性 TTP 患者的预防治疗。

遗传性血栓性血小板减少性紫癜患者在首次发作后常会持续较长时间的病情波动，需要进行预防性治疗；新生儿期发病的遗传性血栓性血小板减少性紫癜患者常病情严重、器官远期损伤可能性大，需尽早开展预防治疗。

五、遗传性血栓性血小板减少性紫癜患者的妊娠结局如何？

妊娠期由于 vWF 合成增加，会导致 ADAMTS13 的缺乏，这是妊娠期诱发血栓性血小板减少性紫癜急性发作的主要原因。有 10%~25% 的血栓性血小板减少性紫癜患者是在孕期或产后确诊的，其中 50%~66% 是遗传性血栓性血小板减少性紫癜，通常在妊娠中期和妊娠早期发病。妊娠早期和妊娠中期发病的血栓性血小板减少性紫癜患者，更容易发生胎盘缺血，胎儿通常会有严重的宫内生长迟缓和死亡。妊娠期血栓性血小板减少性紫癜患者也更容易合并子痫前期、HELLP 综合征和胎盘早剥。

和子痫前期患者不同，遗传性血栓性血小板减少性紫癜患者的病情在产后并不能立即缓解。输注新鲜冰冻血浆的治疗应持续到产后，以防止病情复发。遗传性血栓性血小板减少性紫癜患者再次妊娠时仍有 50% 的发病风险。再次妊娠时仍需要每月监测血小板，尽早开始输注新鲜冰冻血浆的治疗。

Nonaka 等报道一例因血小板减少，在妊娠晚期确诊为遗传性血栓性血小板减少性紫癜，同时合并子痫的患者的围产期过程。该患者 28 岁，G0P0，产前检查正常。孕 29 周时检查，血小板 $160 \times 10^9/L$。孕 35 周时出现双下肢皮肤紫癜，血小板 $25 \times 10^9/L$，血红蛋白 9.8 g/L，超声提示胎儿正常，首先疑诊为特发性血小板减少性紫癜，给予激素治疗。之后实验室检查 ADAMTS13 活性低（4.8%），ADAMTS13 抗体阴性，确诊为遗传性血栓性血小板减少性紫癜，并开始输注新鲜血浆，血小板升高到 $64 \times 10^9/L$。但患者很快出现子痫的症状，包括蛋白尿和高血压。急诊剖宫产后，子痫前期的症状有好转。但术后 13

天，患者血小板再次降低至 $16 \times 10^9/L$，继续输注新鲜血浆后血小板恢复至 $260 \times 10^9/L$，患者术后 26 天出院。术后 2 个月进行基因分析，患者父母均为 ADAMTS13 基因携带者。

【麻醉管理】

患者，女性，30 岁，160 cm，69 kg，术前麻醉评估 ASA Ⅱ级。因术前血小板和凝血功能均正常，决定在腰麻下完成剖宫产术。患者入手术室后开放外周静脉，常规监测生命体征，血压 130/100 mmHg，心率 90 次 / 分，脉搏氧饱和度 98%。

患者呈侧卧位，在腰椎 2 ~ 3 间隙完成蛛网膜下腔穿刺，腰麻药液为 0.25% 布比卡因 7.5 mg。术中剖一男婴 1700 g，Apgar 评分 1 分钟和 5 分钟分别为 9 分和 10 分。手术过程顺利，历时 40 min，术中出血 300 ml，术毕患者生命体征平稳，返回病房。

【术后恢复】

术后 1 天，患者生命体征平稳，复查血常规，白细胞 $13.6 \times 10^9/L$，血红蛋白 104 g/L，血小板 $132 \times 10^9/L$。凝血功能检查提示凝血酶原时间和部分活化凝血酶原时间正常，D- 二聚体 2.63 mg/L，纤维蛋白原定量 4.49 g/L。给予抗感染、抗凝和降压治疗，继续每 2 周一次血浆输注，至产后 6 周。

术后 2 天，复查血常规，白细胞 $12.6 \times 10^9/L$，血红蛋白 117 g/L，血小板 $159 \times 10^9/L$。术后 6 天，患者血压 150/89 mmHg，调整降压药剂量。术后 12 天，患者血压 155/90 mmHg，加用硝苯地平控释片（拜新同）降压。术后 14 天，复查血常规，白细胞 $10.8 \times 10^9/L$，血红蛋白 126 g/L，血小板 $269 \times 10^9/L$。患者血小板维持正常，顺利出院。

【要点分析】

一、妊娠期血小板减少疾病有哪些?

妊娠期患者常合并血小板减少，血小板减少的病因有妊娠相关、自身免疫性和微血管病变等。不同疾病导致的血小板减少，其治疗和预后均有不同。

血小板减少的严重程度会影响剖宫产的麻醉方式选择，因此，麻醉医生应熟悉妊娠期血小板减少的常见疾病（见表 3-3）。

表 3-3 妊娠期血小板减少常见病因

	TTP	HELLP 综合征	子痫前期	妊娠期 血小板减少	ITP
病因	ADAMTS13 缺乏	血管内皮功能异常	血管内皮功能异常	不详	存在血小板膜糖蛋白抗体
血栓性微血管病变	是	是	是	否	否
治疗	血浆置换，利妥昔单抗，激素	硫酸镁降压	硫酸镁降压	保守，可自行缓解	激素，静脉免疫球蛋白
分娩后缓解	否	是	是	是	否
血小板计数	通常 < 5 万	不确定	不确定	通常 > 7 万	不确定
诊断	溶血筛查（+）LDH 显著升高，ADAMTS13 降低	肝酶增高，溶血筛查（+）	血压升高，视力改变，头痛，右上腹痛，肺水肿，蛋白尿，肝功能异常	排除性诊断	通常在孕前发病
症状	高血压，蛋白尿，肝肾功能损害，发热，神志改变	高血压，蛋白尿，肝肾功能损害	高血压，蛋白尿，肝肾功能损害	无症状	无症状
凝血功能	正常	异常	可能异常	正常	正常
发病时间	早孕、孕中期	孕晚期	孕中期	孕中期和孕晚期	早孕和孕中期

注：TTP，血栓性血小板减少性紫癜；HELLP，溶血、肝酶升高和血小板减少综合征；LDH，乳酸脱氢酶；ITP，特发性血小板减少性紫癜；ADAMTS13，整合素样金属蛋白酶与凝血酶 1 型 -13

二、遗传性血栓性血小板减少性紫癜患者麻醉管理有哪些注意事项？

对于合并血小板减少的患者剖宫产麻醉方式是否可以选择阻滞麻醉，2021 年产科麻醉和围产学会的多学科共识指出：产科患者血小板 ≥ 70×10^9/L 时，发生硬膜外血肿的风险较小，剖宫产手术可以选择椎管内麻醉。如果血小板 < 50×10^9/L，应避免使用椎管内麻醉。

还应注意一点，血小板减少患者应在椎管内麻醉前 6 ~ 12 h 再次复查血小板。Straube 等报道一例急诊腰麻剖宫产手术患者，术后因血小板重度降低而确诊为血栓性血小板减少性紫癜。该例患者 24 岁，孕 35 周时因可疑胎盘早剥、胎儿窘迫行急诊剖宫产。患者既往和孕期无特殊病史，曾经顺产一次。术前血小板和凝血功能检查结果未出，最近一次检查血小板为 277×10^9/L，患者也没有使用抗凝药物，术前气道评估为 Mallampati Ⅳ级，BMI 39 kg/m²，为预期困难气道，因此选择单次腰麻下完成手术。术中出血 500 ml，术后几小时，患者出现急性肾衰竭和神志不清，此时发现术前血小板结果为 7×10^9/L，二次复查为 11×10^9/L。立即给予输注血小板治疗，同时经血液科会诊，检查存在微血管溶血性贫血，ADAMTS13 缺乏，存在 ADAMTS13 抑制物，确诊为获得性血栓性血小板减少性紫癜，并给予激素和血浆置换治疗。术后 11 天，复查血小板为 190×10^9/L，顺利出院。患者术后曾 2 次因血栓性血小板减少性紫癜复发而入院，对于该例难治性血栓性血小板减少性紫癜患者，给予激素、血浆置换和利妥昔单抗治疗后患者病情趋于稳定。

这例患者腰麻剖宫产术后才发现血小板重度减少并确诊为血栓性血小板减少性紫癜，术后并没有出现椎管内血肿，可能与凝血功能正常有关。但这也提醒我们，对于椎管内麻醉术后才出现的重度血小板减少，应严密监测神经系统症状，尽早发现椎管内血肿的症状。

要点总结

1. 遗传性血栓性血小板减少性紫癜是一种罕见的常染色体隐性遗传病，是由位于染色体 9q34 的 ADAMTS13 基因突变，导致血浆 ADAMTS13 活性缺乏，产生严重的血栓性微血管病。临床以微血管病性溶血性贫血和血小板减少为主要临床特征，伴或不伴有神经精神症状、肾功能损害和发热的症状。

2. 妊娠是遗传性血栓性血小板减少性紫癜的主要诱发因素，可在孕期或产后确诊，且容易合并子痫前期、HELLP 综合征和胎盘早剥。患者病情在终止妊娠后也不能立即缓解，需要持续输注新鲜冰冻血浆至产后，以防止病情复发。

3. 遗传性血栓性血小板减少性紫癜患者血小板减少的原因是微血管内血栓形成导致的消耗性血小板减少，治疗以输注新鲜冰冻血浆为主，禁忌输注血小板。

4. 产科患者血小板 ≥ 70×10^9/L 时，发生硬膜外血肿的风险较小，剖宫产手术可以选择椎管内麻醉。如果血小板 < 50×10^9/L，应避免使用椎管内麻醉。

参考文献

[1] 中华医学会血液学会血栓与止血学组. 血栓性血小板减少性紫癜诊断与治疗中国指南（2022 年版）. 中华血液学杂志，2022，43：16-18.

[2] 刘婉莹，肖毅. 遗传性血栓性血小板减少性紫癜的诊断及治疗进展. 中华医学遗传学杂志，2022，39：442-446.

[3] Straube LE, de Ridder GG, Huber CA, Blacker SN. Spinal anesthetic in a patient with a platelet count of 7000×10^9/L and undiagnosed thrombotic thrombocytopenic purpura: a case report. A A Pract, 2020, 14: e01184.

[4] Nonaka T, Yamaguchi M, Nishijima K, et al. A successfully treated case of an acute presentation of congenital thrombotic thrombocytopenic purpura (Upshaw-Schulman syndrome) with decreased ADAMTS13 during late stage of pregnancy. J Obstet Gynaecol Res, 2021, 47: 1892-1897.

[5] Bauer ME, Arendt K, Beilin Y, et al. The Society for Obstetric Anesthesia and Perinatology Interdisciplinary Consensus Statement on neuraxial procedures in obstetric patients with thrombocytopenia. Anesth Analg, 2021, 132: 1531-1544.

（耿志宇）

第 7 节　戈谢病患者行全身麻醉腹腔镜卵巢肿物切除术

【病例简介】

一、基本病史

患者，女性，22 岁，因"间断下腹痛 3 个月，发现盆腔肿物 2 周"入院。患者 3 个月前无诱因出现下腹痛，超声检查提示子宫畸形，始基子宫可能性大，右侧盆腔巨大囊性包块，输卵管积液可能性大。此次为进一步治疗收住院。

既往史：患者幼年诊断戈谢病，并规律酶替代治疗。幼年时曾行左股疝手术。原发性闭经，否认家族遗传病史及类似疾病史。

辅助检查：肿瘤标记物 CA125、CEA 和 AFP 正常。

妇科超声检查提示盆腔正中囊肿，大小 10 cm×9.4 cm×6.4 cm。左上方可探及一不均质回声，大小约 5.4 cm×3.5 cm×2.6 cm，未探及血流信号。

二、入院情况

患者血压 114/77 mmHg，脉搏 100 次 / 分，呼吸 20 次 / 分。发育正常，营养中等，步入病房，神志清楚，查体合作。心律齐，双肺呼吸音清。双下肢无水肿，双侧膝腱反射对称引出，双侧 Babinski 征阴性。

入院诊断：盆腔肿物，戈谢病。

三、术前情况

入院后完善检查，血常规、肝肾功能、电解质和心电图大致正常。腹部超声和动脉血气分析正常。

术前诊断：盆腔肿物，戈谢病。拟全身麻醉下行腹腔镜探查术。

【术前分析】

一、什么是戈谢病？

戈谢病（Gaucher disease，GD）又称葡萄糖脑苷脂病、高雪病、家族性脾性贫血、葡萄糖脑苷脂沉积病、脑苷脂网状内皮细胞病等，是较常见的溶酶体贮积病，为常染色体隐性遗传病。1882 年由法国医生 Phillipe Gaucher 首次报道。50 年后 Aghion 报道戈谢病的发生是由于葡萄糖脑苷脂在肝、脾、骨骼、中枢神经系统等的单核 - 吞噬细胞内的蓄积所致。1964 年 Brady 等发现葡萄糖脑苷脂的贮积是因葡萄糖脑苷脂酶的缺乏所致。

约 50% 患者在儿童期发病，可有明显生长发育落后、骨骼受累、脾脏肿大、脾功能亢进和神经系统受累。早期诊断后给予特异性酶替代治疗能显著改善患儿的症状和预后。全球范围内，新生儿发病率为（0.39～5.80）/10 万。中国 1948 年首次报道该病例，目前国内尚无大样本量流行病学统计数据。2018 年 5 月被列入国家卫生健康委员会等 5 部门联合发布的《第一批罕见病目录》。

（一）发病机制

是由于葡萄糖脑苷脂酶基因突变，导致巨噬细胞中溶酶体内葡萄糖脑苷脂酶 [又称为酸性 β- 葡萄糖苷酶（acid β-glucosidase，GBA）] 活性缺乏，单核巨噬细胞不能将吞噬的细胞膜完全降解，导致其底物葡萄糖脑苷脂（又称为葡萄糖神经酰胺）在肝、脾、骨骼、肺、脑等脏器中的巨噬细胞溶酶体内大量聚集，形成典型的贮积细胞，即"戈谢细胞"，从而引起显著的肝脾肿大、贫血、骨质疏松及神经系统受损等临床表现。GBA 基因位于 1 号染色体 q21，已确定的酶基因突变有 300 种，最常见的有 N370s、L444P、eCncil、84GG 和 R463C 等。

（二）临床表现

根据神经系统是否受累及进展速度，分为非神经病变型（Ⅰ型）、急性神经病变型（Ⅱ型）、慢性或亚急性神经病变型（Ⅲ型），以及少见的亚型（围生期致死型、心血管型等）。中国患者以Ⅲ型多见。

1. 非神经病变型（Ⅰ型）：为最常见亚型，约 2/3 患者在儿童期发病，症状轻重差异较大，通常发病越早，症状越重。无原发性中枢神经系统受累表现，主要表现有：肝脾肿大、脾功能亢进、肝功能异常、面色苍白、乏力、鼻出血、牙龈出血、皮肤瘀斑、骨痛、骨质疏松、生长迟缓、肺部感染、肺动脉高压等。

2. 急性神经病变型（Ⅱ型）：较少见，新生儿期至婴儿期发病，主要表现有：早发型快速进展的神经系统受累，如出现双侧固定性斜视、动眼神经麻痹、吸吮和吞咽困难、癫痫发作、角弓反张和认知障碍等。也可伴发Ⅰ型的症状，如肝脾肿大、贫血、血小板减少和黄疸等，重度患儿可出现关节挛缩，通常于2~4岁死亡。

3. 慢性或亚急性神经病变型（Ⅲ型）：早期表现与Ⅰ型相似，病情进展缓慢，逐渐出现神经系统症状，表现有动眼神经受累、眼球水平运动障碍、共济失调、癫痫、肌阵挛、发育迟缓、智力落后等。通常存在异常脑电图。也可有骨骼受累、二尖瓣和主动脉瓣钙化等。

患者可存在多系统受累表现，通常有：

（1）消化系统：主要表现为肝脾肿大，可出现脾功能亢进、巨脾或脾梗死。通常伴有肝纤维化，少数会发生肝衰竭、肝硬化和门静脉高压。胆石症发病率也较高。

（2）血液系统：表现为贫血、血小板和白细胞减少，淋巴细胞减少比中性粒细胞减少更常见。出血倾向和血小板减少、血小板功能缺陷及凝血功能异常有关。脾肿大与富含脂质的巨噬细胞在脾蓄积有关。淋巴瘤、白血病和多发性骨髓瘤的发病率较高。

（3）骨骼系统：可有不同程度的股骨头坏死、脊柱后凸及侧凸畸形。

（4）内分泌系统：患儿可有生长发育障碍，青春期发育延迟，骨密度减低，青春期股骨远端和胫骨近端"锥形瓶样"骨骼畸形和病理性骨折。

（5）神经系统：主要见于Ⅱ型和Ⅲ型。Ⅱ型起病早，于婴儿期发病，典型表现为眼球运动障碍和球部麻痹，之后出现进行性加重的肌张力增高、强直、角弓反张、吞咽障碍、呼吸困难及癫痫发作，可伴有精神运动迟滞、听力障碍，预后差，多于2~4岁前死亡。Ⅲ期多于青少年期起病，表现有癫痫发作、肌阵挛、痴呆、共济失调和眼球运动障碍（斜视及核上性凝视麻痹）。

（6）呼吸系统：可表现为肺动脉高压、间质性肺疾病，病程晚期可有呼吸困难、低氧血症和继发肺部感染等。

（7）五官系统：因脑干神经病变，可出现听觉神经通路损伤导致的听力下降。眼部可表现为角膜浑浊、结膜改变、葡萄膜炎、眼球运动异常和斜视等。

二、戈谢病如何诊断？

当患儿出现不明原因的肝脾肿大、贫血、血小板减少、骨痛和神经系统症状时，应结合辅助检查尽早确诊。

酸性 β- 葡萄糖苷酶（GBA）活性检测是戈谢病诊断的金标准。荧光分析检测患者外周血白细胞或者皮肤成纤维细胞中的 GBA 活性，如降低至正常值下限 30% 以下时可以确诊该病。GBA 基因位于 1 号染色体 q21，基因检测有助于疾病诊断、携带者检测和家系验证。

壳三糖酶是活化的巨噬细胞在特殊环境系产生的。戈谢病患者的壳三糖酶和葡萄糖鞘氨醇（glucosylsphingosine，Lyso-GL-1）显著升高，可用于疾病的辅助诊断和随访监测。骨代谢异常，可有骨密度减低，股骨远端、胫骨近端"锥形瓶样"骨骼畸形。骨髓检查可见特征性"戈谢细胞"，即细胞体积大、核偏心、染色质和细胞质浓缩，呈"洋葱皮样"，多聚集于片尾。脑电图可见慢波背景、棘波和尖波等。如眼科检查发现眼球运动障碍时，有可能为神经系统早期受累表现。常规检查可见贫血、血小板减少、血脂和载脂蛋白降低、血清铁蛋白升高等。

三、戈谢病如何治疗？

戈谢病的治疗包括特异性治疗和非特异治疗。

（1）特异性治疗：主要包括酶替代治疗，异基因造血干细胞移植、底物减少疗法、分子伴侣疗法和基因疗法。戈谢病是第一种采用酶替代方法得以成功治疗的溶酶体贮积病。酶替代治疗可特异性地补充患者体内缺乏的酶，减少葡萄糖脑苷脂在体内的贮积，是戈谢病的标准治疗方案。2008 年伊米苷酶在国内获批上市，用于治疗 I 型戈谢病，2017 年获批用于 III 型非神经系统症状的治疗。2021 年，维拉苷酶 α 在中国获批上市，用于 I 型成人及 4 岁以上的儿童患者。

（2）非特异性治疗：包括脾切除术、骨病治疗和抗癫痫治疗等。

【麻醉管理】

患者，女性，22 岁，163 cm，58 kg，术前麻醉评估 ASA II 级。患者入手术室后开放外周静脉，常规监测生命体征，血压 110/70 mmHg，心率 80 次 / 分，脉搏氧饱和度 98%。分次静脉推注咪达唑仑 2 mg、丙泊酚 90 mg、舒芬太尼 10 μg 和罗库溴铵 40 mg 进行麻醉诱导，并置入 3 号喉罩。术中以吸入 50% 氧化亚氮、静脉持续输注丙泊酚和瑞芬太尼维持麻醉。术中行左侧卵巢囊肿切除和肠粘连松解术。手术过程顺利，历时 40 min，术中出血少量。术后给予新斯的明拮抗肌松，患者肌力完全恢复，意识清醒后拔除气管导管。在恢复室观察生命体征平稳，半小时后返回病房。

【术后恢复】

术后 1 天，患者一般情况好，体温正常，未诉不适，已排气，恢复饮食。复查血常规，白细胞 7.39×10^9/L，血红蛋白 112 g/L，血小板 148×10^9/L。术后 4 天，患者顺利出院。

【要点分析】

一、戈谢病患者麻醉管理有哪些注意事项？

1. 戈谢病为多系统受累疾病，术前应重点进行神经系统、消化系统、血液系统和呼吸系统的评估。

2. 术前检查应重点评估血小板和凝血功能。对于合并肝脾肿大、血小板减少的患者，应慎重选择椎管内麻醉。

3. 对于血小板减少患者，术后镇痛应避免使用非甾体类镇痛药物，可使用静脉阿片药物镇痛。

二、戈谢病患者的围产期麻醉管理有哪些注意事项？

Ioscovich 等回顾分析了 11 例合并戈谢病产妇的 16 次分娩的围产期麻醉管理。产妇平均年龄 28.7 岁（22～37 岁），6 例有脾切除史，8 例患者使用酶替代治疗。8 例患者为剖宫产，其中包括 7 例腰麻和 1 例全身麻醉，有 4 例患者血小板减少，最低为 66×10^9/L。8 例患者为阴道分娩，其中 3 例使用硬膜外镇痛，5 例使用静脉镇痛，有 6 例患者血小板减少，最低为 27×10^9/L。共有 5 例（31%）患者产后出血大于 500 ml，4 例患者因贫血给予输血治疗。

目前文献中并没有合并戈谢病产妇的围产期麻醉推荐意见。从这篇文献中可以看出，这类产妇在围产期应重点监测血小板和凝血功能。对于血液系统受累严重的患者，围产期应进行产科、血液科和麻醉科的多学科会诊，以减少围产期大出血风险。

要点总结

1. 戈谢病是一种较常见的溶酶体贮积病，由于编码酸性 β- 葡萄糖苷酶的基因突变导致其底物葡萄糖脑苷脂，在肝、脾、骨骼、肺和脑等脏器中的巨噬细胞溶酶体内大量聚集，形成典型的贮积细胞，即"戈谢细胞"。呈常染色体隐性遗传病，主要表现有生长发育落后、骨骼受累、脾大、脾功能亢进和神经系统受累。特异性酶替代治疗能显著改善患儿的症状和预后。

2. 戈谢病为多系统受累疾病，术前应对多系统进行评估，重点应评估血小板和凝血功能。

3. 对于合并血小板减少的患者，应慎重选择椎管内麻醉，术后镇痛应避免使用非甾体类镇痛药物。

参考文献

[1] 中华医学会儿科学分会内分泌遗传代谢学组，中华医学会儿科学分会血液学组，中华医学会医学遗传学分会，中国罕见病联盟. 中国儿童戈谢病诊治专家共识（2021）. 中华儿科杂志，2021，59：434-438.

[2] 北京协和医院罕见病多学科协作组. 戈谢病多学科诊疗专家共识（2020）. 协和医学杂志，2021，11：682-697.

[3] Ioscovich A, Elstein Y, Halpern S, et al. Anesthesia for obstetric patients with Gaucher disease: survey and review. Int J Obstet Anesth, 2004, 13: 244-250.

[4] García Collada JC, Pereda Marín RM, Martínez AI, et al. Subarachnoid anesthesia in a patient with type I Gaucher disease. Acta Anaesthesiol Scand, 2003, 47: 106-109.

（耿志宇）

第 8 节 妊娠剧吐致韦尼克脑病（Wernicke 脑病）患者行全身麻醉清宫术

【病例简介】

一、基本病史

患者，女性，34 岁，因"停经 3 个月，呕吐伴纳差 1 个月，意识障碍伴抽搐 1 天"入院。患者 1 天前因在家中双眼发直、口吐白沫到外院急诊，当时血压 70/40 mmHg，心率 180 次 / 分，神志欠清，不能作答，查体不合作，双侧瞳孔等大，双侧 Babinski 征可疑阳性。血常规提示血红蛋白 148 g/L，白细胞 18.1×10^9/L，生化检查提示肝肾功能和肌酸激酶异常，动脉血气分析提示 pH7.55，乳酸 3.4 mmol/L，考虑妊娠剧吐导致 Wernicke 脑病可能，给予维生素 B_1 肌注和静脉补液治疗。患者症状无缓解，表现持续意识障碍、胡言乱语伴双上肢抽搐，急诊头颅 MRI 检查提示双侧丘脑内侧及第三导水管回声异常，符合 Wernicke 脑病典型表现。腹部超声提示胆汁淤积，双肾回声增强，肝脾未见明显异常。产科超声提示宫内孕活胎，如孕 13^+ 周。因患者肝肾功能异常、淀粉酶及脂肪酶升高、肌红蛋白显著升高，考虑存在急性肝肾功能不全，转入监护室治疗。

既往史：否认家族遗传病史及类似病史，否认毒物和放射性物质接触史。

二、入院情况

患者血压 110/60 mmHg，心率 130 次 / 分，呼吸 15 次 / 分，体温 38℃，发育正常，营养不良，神志模糊，查体不合作。心律齐，双肺呼吸音清，腹部叩诊鼓音，肠鸣音 3 次 / 分，双下肢无水肿，双侧膝腱反射对称引出，双侧 Babinski 征可疑阳性。

辅助检查：血常规提示贫血，血红蛋白 101 g/L，白细胞 $15.1×10^9$/L，血小板 $160×10^9$/L，C 反应蛋白 37 mg/L。凝血功能：D- 二聚体 0.59 mg/L，纤维蛋白原降解产物 3.7 μg/ml，纤维蛋白原 3.48 g/L。生化检查提示肝肾功能异常，丙氨酸转氨酶 84 U/L，天冬氨酸转氨酶 105 U/L，总胆红素 55.9 μmol/L，γ- 谷氨酰转移酶 119 U/L，肌酐 195.4 μmo/L，血糖 9.64 mmol/L，血钾 3.92 mmol/L，淀粉酶 288 IU/L，脂肪酶 150 U/L，尿酸 689 μmol/L。

入院诊断：宫内孕 13 周、Wernicke 脑病？急性肾衰竭？肝功能不全。

三、术前情况

患者入监护室后意识模糊、呼之可应，给予经鼻高流量吸氧，补液扩容、碱化尿液、保肝、抗感染和维生素 B_1 肌注等治疗，心电监护提示血压 100/50 mmHg，心率 130 次 / 分，脉搏氧饱和度 100%，心电图提示窦性心动过速。因患者体重指数（BMI）极低（12 kg/m^2），给予充分营养支持。完善感染和甲状腺功能相关检查，产科超声提示胎死宫内。因患者一般情况差，决定病情稳定后行择期清宫术。

术前经多学科会诊讨论，认为患者妊娠合并 Wernicke 脑病诊断明确，维生素 B_1 治疗有效，神志较前明显好转。但是患者生命体征尚不平稳，仍持续泵注间羟胺和去甲肾上腺素维持血压，围手术期心血管事件风险高，需监测心功能和心肌损伤指标，维持电解质和容量稳定，暂不抗血小板治疗。急性肾功能不全经扩容治疗后有好转，应继续扩容及抗感染治疗，并监测肾功能和尿量变化，避免使用肾毒性药物。经抗感染治疗后，炎症指标有下降趋势，但仍有体温升高和循环不稳定，应继续抗感染和补液支持。患者有不规律宫缩，考虑难免流产，不除外宫内感染导致感染中毒性休克，需尽快行清宫术。

术前复查化验检查，血常规：血红蛋白 98 g/L，白细胞 $16.1×10^9$/L，血小板 $112×10^9$/L，中性粒细胞占 90.1%，C 反应蛋白 37 mg/L。凝血功能：D- 二聚体 0.59 mg/L，纤维蛋白原降解产物 3.7 μg/ml，纤维蛋白原 3.48 g/L。

生化检查：丙氨酸转氨酶 136 U/L，天冬氨酸转氨酶 142 U/L，白蛋白 28 g/L，总胆红素 45.6 μmol/L，肌酐 186 μmo/L，尿素氮 38.6 mmol/L，血糖 8.86 mmol/L，血钾 4.1 mmol/L，心肌肌钙蛋白（cTNI）0.766 ng/ml，脑钠肽 412 pg/ml。凝血功能提

示，凝血酶原时间和部分活化凝血活酶时间正常，D-二聚体 0.8 mg/L，纤维蛋白原 4.0 g/L。

心电图检查提示窦性心动过速。X 线胸片提示双肺未见明显渗出。床旁超声心动图提示左心室射血分数 30%，左心室室壁弥漫性运动减低，二尖瓣、三尖瓣轻度反流；双肺以 A 线为主。

术前诊断：宫内孕 13 周，胎停育，Wernicke 脑病，营养不良、感染中毒性休克、肝功能不全、急性肾衰竭。拟全身麻醉下行超声引导下清宫术。

【术前分析】

一、什么是 Wernicke 脑病？

Wernicke（韦尼克）脑病（Wernicke encephalopathy，WE）是一种由维生素 B_1 缺乏导致的急性或亚急性中枢神经系统营养障碍性疾病，严重者可出现重要神经功能的缺失，甚至危及生命。1881 年由德国解剖学家、精神病学家、神经病理学家卡尔·韦尼克（Carl Wernicke）首次报道。典型临床表现为突发精神意识障碍、眼球运动障碍和步态共济失调的"三联征"。长期饮酒和营养不良是引起维生素 B_1 缺乏最常见的原因。国外流行病学发现，发病人群多为中青年，发病率为 0.8%~2.8%，但因临床表现多样，具有典型症状的患者仅占 10%，因此漏诊及误诊率较高。若治疗不及时，会进展为 Wernicke-Korsakoff 综合征，表现为记忆力减退、定向力障碍、幻觉、妄想和虚构等。急性发病患者若治疗不及时，死亡率较高。

（一）发病机制

维生素 B_1（又称为硫胺素）是一种水溶性维生素，主要以硫胺素二磷酸（TDP）的形式储存于肝脏中。体内储存少，且几乎不能在人体内合成，主要通过摄入碳水化合物在十二指肠和空肠吸收，半衰期为 9~18 天。健康成年人每天需要 1~2 mg 的维生素 B_1，正常体内的储备量约为 30~50 mg。当营养不良状况持续超过 3~4 周时，可导致维生素 B_1 储存完全耗尽。维生素 B_1 缺乏最常见原因包括：摄入不足（如长期饮酒、节食、神经性厌食、妊娠剧吐、长期静脉营养没有充足补充维生素 B_1、胃肠道手术尤其减肥手术后），代谢增加（如败血症、恶性肿瘤消耗患者），以及维生素 B_1 丢失增加（如频繁呕吐、慢性腹泻、肾透析、慢性感染等）。

硫胺素二磷酸是三羧酸循环中重要辅酶焦磷酸硫胺素（TPP）的前体，是负责维持脑能量稳态的关键酶的辅助因子，包括三羧酸循环的丙酮酸脱氢酶和 α-酮戊二酸脱氢酶，戊糖磷酸途径的转酮酶，在糖代谢中起着不可替代的作用。

维生素 B_1 缺乏时可使三羧酸循环和磷酸戊糖途径的效率降低，导致细胞内乳酸和丙氨酸聚集，引起脑组织乳酸酸中毒、内皮细胞功能障碍、干扰神经递质的合成、释放和摄取。以上改变引起神经细胞水肿、凋亡，最终导致脑室、中脑导水管周围灰质等脑代谢相对活跃的神经元选择性受损。通常在维生素 B_1 缺乏 14 天时，会有脑部病变发生。此外还可导致血红蛋白合成障碍，兴奋性神经递质谷氨酸蓄积和血脑屏障功能障碍，从而导致血管源性水肿。

妊娠期间由于对维生素 B_1 的需求量增加，如果不及时补充富含维生素 B_1 的食物，如牛奶、猪肉和鸡蛋，可能会造成维生素 B_1 的严重缺乏。

Wernicke 脑病的典型病理改变主要累及第三脑室、中脑导水管周围、第四脑室、乳头体，内侧丘脑和导水管周围灰质，通常呈对称分布，这些区域由于高氧化代谢，对维生素 B_1 缺乏更为敏感。非典型病变可位于小脑、小脑蚓体、颅神经核、红核、齿状核、尾状核、胼胝体和大脑皮质。背部丘脑病变与记忆力减退有关。

（二）临床表现

典型临床表现为"三联征"，即：急性发作性精神意识障碍、眼球运动障碍、步态共济失调。但临床上仅有约 1/3 的患者具有上述典型三联征，大多数患者仅有其中的 1 个或 2 个特征。经典"三联征"在饮酒者中较为常见，非饮酒者常常表现为急性综合征。

精神状态改变包括：头晕、嗜睡、定向障碍、记忆障碍、昏迷和死亡。这些症状是由于累及丘脑核或乳头体引起的。眼部症状最常见是眼球震颤，其他还有上睑下垂、复视、视力下降、眼肌麻痹、虹膜异位症、视网膜出血和视乳头水肿等。共济失调具体表现可以从轻微的步态障碍到完全无法站立，这是小脑蚓部和前庭功能障碍引起的。少数患者可以存在多发性神经病变，与周围神经髓鞘脱失、轴索损伤有关，称为"四联征"。

辅助检查：可在补充维生素 B_1 之前用高效液相色谱法（HPLC）直接测量血液中的维生素 B_1 水平。通常血丙酮酸和乳酸含量增高。周围神经受累时，可行肌电图检查。精神障碍患者脑电图可见轻中度异常，表现为非特异性慢波增多。MRI 是首选的影像学检查方法，特征改变是在第三脑室周围的结构，如内侧丘脑、导水管周围灰质、乳头体和中脑的顶板。T2 和流体衰减反转恢复（FLAIR）像可见丘脑、乳头体、顶盖板和导水管周围区域呈双侧对称的高信号，T1 像通常表现为稍低信号影。小脑、齿状核、脑神经核、红核、尾状核和大脑皮质也会被累及，但是不常见。

二、Wernicke 脑病如何诊断和治疗？

Wernicke 脑病诊断主要是根据维生素 B_1 缺乏史和典型的临床三联征（精神意识障碍改变、眼球运动障碍和步态共济失调）。对于疑诊患者，应立即行颅脑 MRI 检查，典型的

T2 和 FLAIR 影像改变有助于确诊。

根据"Caine 标准"，Wernicke 脑病的临床诊断需要存在以下 4 项诊断标准中的 2 项或以上：①膳食缺乏，②意识、精神或记忆力障碍，③眼动异常，④小脑功能障碍（步态共济失调）。

Wernicke 脑病是一种急性或亚急性的中枢神经系统营养障碍性疾病，可导致严重的神经功能缺失甚至危及生命。对疑诊患者均应立即给予足量的维生素 B_1 治疗，无需等待检查结果。通常给予每天 3 次、维生素 B_1 200 mg 静脉注射或肌内注射，无静脉剂型时可用肌注剂型代替，症状改善后可逐渐减量。

Wernicke 脑病患者通常在接受维生素 B_1 治疗数小时至数天后，会出现神经系统症状的改善。其预后与是否早期诊断和及时足量补充维生素 B_1 密切相关。若诊断治疗及时，则预后良好。治疗后眼征恢复最快，共济失调改善相对缓慢，认知功能改善最慢，通常会遗留后遗症，例如步态共济失调、学习和记忆缺陷等，甚至可能伴随一生。

三、妊娠合并 Wernicke 脑病患者的结局如何？

妊娠剧吐是 Wernicke 脑的常见原因之一。国内侯洁等报道了 4 例妊娠剧吐致 Wernicke 脑病患者的治疗经过和结局（表 3-4）。其中 4 例患者 BMI 都低于 18，最低为 13.2，提示有重度营养不良。经过维生素 B_1 和营养支持治疗，2 例患者足月分娩，1 例患者早产，1 例患者继续妊娠，2 例患者在产后有记忆力减退、精神迟钝等神经系统后遗表现。

表 3-4　4 例妊娠剧吐致 Wernicke 脑病患者的临床表现和结局

	年龄（岁）	孕周（周）	BMI（kg/m²）	既往史	神经系统表现	检查结果	母儿结局
病例 1	30	13^{+5}	17.7	甲亢	神志不清，查体不配合	头颅 MR（+），肝酶和血淀粉酶高	孕 39 周分娩，产后有记忆力减退
病例 2	34	25^{+2}	18	（−）	谵妄，胡言乱语，不能站立行走，共济失调	头颅 MR（+），贫血，尿酮体（+）	孕 38 周分娩，产后恢复正常
病例 3	24	30^{+4}	13.2	肠道手术史	精神迟钝，表情淡漠	头颅 MR（−）贫血，低钠，尿酮体（+）	孕 35 周分娩，产后记忆力减退、精神迟钝、遗忘等
病例 4	26	16^{+3}	16.5	（−）	全身肌紧张，不能言语	头颅 MR（−），低钾，尿酮体（+）	继续妊娠

乔谷嫒等亦报道了4例妊娠剧吐致Wernicke脑病患者的治疗经过和结局。患者年龄19~38岁，发病孕周13~21周。经大剂量维生素B₁肌注、纠正酸中毒和电解质紊乱、营养支持治疗后，患者意识障碍恢复。病情好转后，3例终止妊娠，1例继续妊娠，足月分娩。4例患者神经系统症状完全恢复，没有后遗症。

对于病情严重的病例，也有不良结局的报道。王晴等报道1例患者为初产妇，31岁，孕12周，因意识模糊、共济失调、眼肌麻痹、甲状腺功能亢进、高血压、窦性心动过速和严重低钾血症入院。在监护室治疗过程中出现血压下降和呼吸骤停，给予心肺复苏、气管插管机械通气、激素冲击、免疫球蛋白和支持对症治疗。患者病情仍不断恶化，持续处于昏迷和循环不稳定状态，最后因胎心消失行B超引导下清宫术，患者家属放弃治疗。

【麻醉管理】

患者，女性，34岁，165 cm，40 kg，术前麻醉评估ASA Ⅳ级。患者入手术室后开放外周静脉，监测有创动脉压力和中心静脉压力，静脉持续输注去甲肾上腺素3 μg/（kg·min），维持有创血压在100/60 mmHg，心率90次/分，脉搏氧饱和度99%。分次静脉推注丙泊酚20 mg、依托咪酯5 mg、舒芬太尼10 μg和罗库溴铵30 mg进行麻醉诱导和气管插管。术中以静脉持续输注丙泊酚和瑞芬太尼靶控输注维持麻醉。术中给予静脉氢化可的松激素替代和注射用尖吻蝮蛇血凝酶（苏灵）等止血药物。术中血压维持在100~110/55~65 mmHg，心率维持在125~130次/分。手术术程顺利，历时15 min，术中出血少量，总入量700 ml，尿量50 ml。术中动脉血气分析提示，pH 7.328，PaCO₂ 39.3 mmHg，PaO₂ 231 mmHg，HCO₃⁻ 19.8 mmol/L，碱剩余 –4.0 mmol/L，乳酸1.6 mmol/L，血红蛋白88 g/L。术毕患者带气管插管转运至监护室。

【术后情况】

患者转运至监护室后继续呼吸机辅助通气，并给予维生素B₁肌注、抗感染、静脉泵注去甲肾上腺素维持循环、毛花苷C和左西孟旦改善心功能、艾司洛尔控制心室率、输血和营养支持治疗，血压维持在100~110/60~70mmHg，心率120次/分。

术后2天，患者神志较前好转，循环稳定，血压120/70 mmHg，心率120次/分。复查血常规，血红蛋白78 g/L，白细胞10.7×10⁹/L，血小板92×10⁹/L。天冬氨酸转移酶143 U/L，白蛋白27.5 g/L，总胆红素36.1 μmol/L，肌酐119 μmo/L，尿素氮27.3 mmol/L，肌钙蛋白Ⅰ 1.14 ng/ml，脑钠肽4210 pg/ml。凝血功能，纤维蛋白原2.4 g/L，D-二聚体3.07 mg/L，肌红蛋白＞3948 ng/ml。

术后4天，患者神志和肌力有改善。复查超声心动图提示左心室射血分数55%，较前显著改善，停用血管活性药物，拔除气管导管，改为经鼻高流量吸氧。术后 6 天，患者血压 130/70 mmHg，心率 75 次 / 分。术后 10 天，患者体温正常，心功能恢复，仍经鼻高流量吸氧和空肠营养管给予肠道营养，患者家属要求出院。

【要点分析】

一、Wernicke 脑病患者的术前麻醉评估有哪些要点？

围手术期 Wernicke 脑病较多见于胃肠道大手术后、减重手术后、胰腺炎和长期静脉营养的患者，主要原因是长时间禁食引起的摄入不足和手术应激造成的分解代谢增加。对于术前合并 Wernicke 脑病，则更多见长期饮酒、神经性厌食、重度营养不良和妊娠剧吐患者。Wernicke 脑病的典型临床表现包括：突发精神意识障碍、眼球运动功能障碍和步态共济失调的"三联征"，因此，术前评估应注意以下方面：

（1）神经系统：评估患者意识状态、行走、步态四肢肌力、肌张力和反射、瞳孔大小和对光反射、查体是否合作等，预测患者术后意识状态的恢复。

（2）循环系统：评估患者生命体征是否稳定，是否合并低血压、高血压、心律失常、合并使用血管活性药物、合并脓毒性休克等。麻醉用药应综合考虑手术创伤的应激和药物对循环系统的抑制作用。

（3）一般状态：是否合并乳酸酸中毒、低钾和低钠血症、低蛋白血症、钙磷代谢紊乱等，对于一般情况较差患者，应尽可能在术前给予纠正和营养支持。

（4）术前应进行神经内科、心血管内科、重症医学科和产科的多学科会诊和评估。

二、Wernicke 脑病患者的围手术期管理有哪些要点？

对于合并 Wernicke 脑病患者的麻醉方式选择，目前文献并没有特殊的推荐。Wernicke 脑病患者的围手术期管理有以下几个方面需要关注：

（1）应避免使用长效镇静药，以免影响对意识状态的动态评估。

（2）术中应充分镇痛，避免剧烈应激引起高代谢状态、再次加重机体对维生素 B_1 的需求，从而加重本病病情。

（3）对于病变累及外周神经的患者，在使用神经阻滞等区域麻醉技术时，应注意局麻药的神经毒性作用。

（4）对于合并严重营养不良和肌力下降的患者，应考虑是否有呼吸肌群的受累，避免术后通气不足和低氧血症。

要点总结

1. Wernicke 脑病是一种由维生素 B_1 缺乏导致的中枢神经系统代谢性疾病。常多见于慢性酒精滥用者、营养摄入不足者。典型临床表现为突发精神意识障碍、眼肌麻痹和共济失调的"三联征"。治疗主要是及时、足量补充维生素 B_1。

2. 维生素 B_1 缺乏病又称脚气病。若以神经系统表现为主，称为干性脚气病；若以心血管系统表现为主，称为湿性脚气病；二者皆受累时，称为混合性脚气病。当中枢神经受累时，表现为 Wernicke 脑病。

3. Wernicke 脑病患者麻醉管理方面应注意，充分抑制手术应激反应、尽量避免应用影响术后意识状态判断的药物、避免使用神经毒性药物、重点监护呼吸肌肌力恢复情况。当患者出现术后急性意识状态改变时，应对病因进行鉴别。

参考文献

[1] 杨姣，贾蕾，薛艺东. Wernicke 脑病研究进展. 实用药物与临床，2020，23：476-480.

[2] 侯洁，罗群华，张烈民. 妊娠剧吐致 Wernicke 脑病 4 例. 实用妇产科杂志，2022，38：238-240.

[3] 乔谷媛，刘玉，张小菜，等. 妊娠剧吐致 Wernicke 脑病临床病例报道及分析. 现代妇产科进展，2017，26：931-933.

[4] 王晴. 妊娠剧吐并发 Wernicke 脑病致孕妇死亡 1 例报道. 齐齐哈尔医学院学报，2020，41：3079-3082.

[5] Sinha S, Kataria A, Kolla BP, Thusius N, Loukianova LL. Wernicke Encephalopathy-Clinical Pearls. Mayo Clin Proc, 2019, 94: 1065-1072.

[6] Chamorro AJ, Rosón-Hernández B, Medina-García JA, et al. Differences Between Alcoholic and Nonalcoholic Patients With Wernicke Encephalopathy: A Multicenter Observational Study. Mayo Clin Proc, 2017, 92: 899.

[7] Moskowitz A, Donnino MW. Thiamine (vitamin B1) in septic shock: a targeted therapy. J Thorac Dis, 2020, 12(Suppl 1): S78-S83.

（李雅巍，耿志宇，王朝霞）

第**4**章　罕见病患者行儿科手术

第1节　克鲁宗综合征（Crouzon 综合征）患者行全身麻醉颅缝再造术

【病例简介】

一、基本病史

患儿，女性，3 个月，因"出生后发现颅骨异常 3 个月"入院。患儿出生后即发现颅骨异常，为顶枕部软化，之后逐渐明显，表现为顶枕部多处突起，前额前突，矢状缝增宽，双侧额骨分离，两眼距增宽，双眼突出，下颌偏小，腭弓稍高。1 个月前因"颅骨发育异常"就诊，眼科检查提示双眼球突出，轻度眼睑闭合不良，角膜、眼压和眼底正常，晶状体无浑浊。血钙偏高，血清全段甲状旁腺素（iPTH）和 25-OH-维生素 D 正常，心脏超声检查提示动脉导管未闭，左心房扩大。Gesell 发育量表评估提示语言轻度落后，个人社交中度落后。肾脏早期损伤指标无异常。经颅多普勒检查提示脑血流正常。完善检查后确诊"颅骨发育不良，克鲁宗综合征，动脉导管未闭"。患儿为行手术治疗收住院。

既往史：患儿系足月剖宫产，产后无窒息，出生体重 3.1 kg，新生儿期有病理性黄疸，尚不能抬头。否认家族遗传病史及类似病史。

二、入院情况

患者血压 100/60 mmHg，心率 100 次 / 分，心律齐，双肺呼吸音清。头围约 40 cm，冠状缝、矢状缝和人字缝均已闭合，额缝未闭合。双目凸出，下颌小，四肢肌力和肌张力正常，双侧膝腱反射对称引出，双侧 Babinski 征阴性。

头颅 CT 检查：冠状缝、矢状缝和人字缝已闭合，额骨、顶骨和枕骨可见虫蚀征，脑结构未见异常。

入院诊断：Crouzon 综合征，颅缝早闭，面颅骨畸形，动脉导管未闭。

三、术前情况

入院后完善检查，血常规提示轻度贫血，血红蛋白 104 g/L，白细胞 6.40×10^9/L，血小板 358×10^9/L，凝血功能大致正常，纤维蛋白原偏低 1.75 g/L（参考值 2~4 g/L），肝肾功能大致正常，血钙偏高 2.6 mmol/L（参考值 2.11~2.52 mmol/L）。

头颅 CT 检查提示颅扁长，额顶交界处内陷，颅缝闭合。脑实质和脑室系统结构未见异常，中线结构居中。

术前诊断：Crouzon 综合征，颅缝早闭，面颅骨畸形，动脉导管未闭。拟全身麻醉下行颅缝再造术。

【术前分析】

一、什么是 Crouzon 综合征？

Crouzon 综合征，又称为遗传性家族性颅面骨发育不良综合征（cranio-facial dysostosis syndrome），是因颅缝过早闭合导致颅面发育异常的先天性疾病。1912 年，由法国神经病学家 Crouzon 首次报道，发病率约为 1/（2.5 万~3.1 万），男性与女性的发病比例为 3∶1。主要特征为颅缝早闭、上颌骨发育不良和眼球突出。本综合征具有家族性，为常染色体显性遗传，绝大多数由位于染色体 10q25-q26 的成纤维细胞生长因子受体 2（fibroblast growth factor receptor，FGFR2）基因突变所致。

临床表现

（1）颅骨畸形：由于冠状缝、矢状缝、人字缝提早闭合造成头颅畸形，可呈舟状头、尖头或三角头畸形。

（2）面中部凹陷：由于颅底过早融合，导致上颌骨发育不良、后缩，面中部凹陷，上牙弓缩窄，高弓腭，下颌骨前突，前牙反合。

（3）眼球外突：由于蝶骨和上颌骨发育不良造成眼眶浅小、眼球显著外突，眼睑不能闭合，眼距宽，常伴有斜视、青光眼、视力下降和晶体脱位。

（4）颅内压升高：由于颅骨生长速度不能与脑组织生长速度匹配导致颅内压增高和神经功能障碍，表现为经常头痛和癫痫发作，严重者可有脑积水，智力发育受影响。

（5）上气道梗阻：颌面部骨骼发育异常造成中鼻道发育异常、鼻中隔偏曲、鼻咽腔狭窄，可伴腺样体肥大和（或）慢性扁桃体炎，易导致鼻咽部阻塞和上呼吸道梗阻，常见鼻塞、张口呼吸、舌后坠和夜间睡眠呼吸暂停，严重时可发生急性呼吸窘迫。

（6）听力下降：33% 患儿由于颞骨发育不良，可合并外耳道闭锁，伴有感音神经性听力下降。

（7）脊柱畸形：30% 患儿有颈椎第 2 和第 3 椎体融合。

（8）心脏畸形：可合并室间隔缺损、动脉导管未闭、肺动脉狭窄和主动脉狭窄等。

（9）生长发育迟缓。

二、Crouzon 综合征如何诊断和治疗？

1. 诊断

Crouzon 综合征通过面部特征诊断，确诊通过基因检测明确成纤维细胞生长因子受体 2（FGFR2）基因存在突变。对于因存在家族史而早期确诊的新生儿，应在出生后检查颅缝闭合情况并定期随诊其进展，如发现颅内压增高，则早期行颅缝切开，可减轻颅面畸形的发展，利于颅脑发育。

2. 治疗方法

对于生后确诊的患儿，根据颅内压升高情况决定是否立即行颅缝再造术，通常在生后3～6 个月松解颅骨缝，保证充足的颅内容积，也可在 1 岁左右进行手术；合并脑积水患儿可能行脑室 – 腹腔分流术。

其他常见手术类型还有：①伴上气道阻塞患儿可行扁桃体、腺样体切除术，缓解睡眠呼吸暂停症状。②伴中耳鼓室积液者可行鼓膜切开术，以改善听力。③伴眼压升高患者可行眼眶减压术，以防止视神经萎缩。④伴牙齿畸形者可行牙齿正畸治疗。⑤年长患儿可行颅面重建手术，前移上颌，改善面部畸形。

Crouzon 综合征的预后与颅面骨发育异常的严重程度有关。对于早期出现脑水肿、小脑扁桃体下疝或伴有脊髓栓系综合征的患者预后较差，需要早期手术治疗。多数患者经颅面手术或对症治疗后，预后良好。

三、什么是颅缝早闭?

颅缝早闭是指一条或者多条颅骨骨缝过早闭合,使得颅腔不能适应体积不断增大的大脑,颅骨限制和压迫不断增长的脑组织,引起颅内压增高和脑功能障碍;同时未闭合的颅缝受压后不断增宽,致使头颅畸形。颅缝早闭是常见的颅面发育畸形,其发病率仅次于唇腭裂畸形,居第二位。

颅缝早闭的原因有多种,同时伴有面部和四肢畸形时,称为综合征型颅缝早闭。综合征型颅缝早闭发病率约为 1/6250,常见的有 Apert 综合征、Crouzon 综合征、Saethre-Chotzen 综合征、Pfeiffer 综合征和 Muenke 综合征等。

【麻醉管理】

患儿,女性,3 个月,60 cm,5.5 kg,术前麻醉评估 ASA Ⅱ级。入手术室后开放外周静脉,分次静脉推注丙泊酚 20 mg、舒芬太尼 1 μg 和顺阿曲库铵 1 mg 完成麻醉诱导和气管插管。术中以静脉持续输注丙泊酚、瑞芬太尼,间断吸入七氟烷维持麻醉。

因手术出血风险高,开放外周静脉和股静脉,术中进行有创动脉压力监测,静脉给予氨甲环酸 20 ml 减少术中出血,术中血流动力学平稳。手术历时 80 min,总入量 220 ml,出血 100 ml,输注红细胞悬液 100 ml,尿量 50 ml。术毕动脉血气提示血红蛋白 112 g/L,患儿自主呼吸完全恢复后拔除气管导管,转入恢复室进一步观察。半小时后,患儿生命体征平稳,安返病房。

【术后情况】

术后 1 天,患儿无发热,手术切口敷料未见渗血,头面部感觉运动未见异常,双瞳孔等大,对光反射灵敏。四肢肌力和肌张力正常,未见病理征。复查血红蛋白 132 g/L,白细胞 13.4×10⁹/L,血小板 252×10⁹/L,快速 C 反应蛋白 9 mg/L,谷丙转氨酶 16 IU/L,谷草转氨酶 37 IU/L,白蛋白 34.8 g/L,肌酐 28 μmol/L,尿素氮 2.4 mmol/L。给予头孢曲松钠抗炎、注射用血凝酶(巴曲亭)止血、单唾液酸四己糖神经节苷脂钠盐注射液营养神经、预防癫痫及补液等对症治疗。

术后 3 天复查血红蛋白 124 g/L,白细胞 7.47×10⁹/L,血小板 243×10⁹/L,快速 C 反应蛋白 17 mg/L。术后 6 天,患儿一般情况好,无发热和感染征象,病情稳定出院。

此后,患儿在 1 岁时因"脑积水"在全身麻醉下完成脑室腹腔分流手术,手术顺利。

【要点分析】

一、Crouzon 综合征患者术前评估有哪些要点？

Crouzon 综合征患儿因颌面部骨骼发育异常导致鼻腔和咽腔狭窄、舌体大、腺样体和扁桃体肥大、术前常合并有睡眠呼吸暂停，可见张口呼吸和鼻咽部阻塞。因此，该类患儿术前评估的重点是困难气道风险。

Venkat 等的一项回顾性研究对 67 例 Crouzon 综合征和 Pfeiffer 综合征（为 FGFR1 和 FGFR2 基因突变导致的常染色体显性遗传疾病，临床特点包括颅缝早闭、面中部发育不全和并指/趾）患儿的 812 次全身麻醉的气道风险进行了分析和评价（表 4-1）。患儿中位数年龄 4 岁（四分位间距：17 月～9 岁），围手术期的上气道梗阻很常见，主要发生于全身麻醉诱导时（发生率 31%）和气管拔管后的苏醒期（发生率 2.7%）。

患儿通常会合并多个水平的气道梗阻，包括鼻腔狭窄和梗阻性睡眠呼吸暂停，发生率分别为 33% 和 82%。麻醉诱导时发生的气道梗阻患者中，有 25% 的病例需要双人双手面罩辅助通气或者喉罩气道来保证满意通气。苏醒时上气道梗阻的危险因素包括患儿术前合并症（阻塞性睡眠呼吸暂停和鼻腔狭窄）和手术类型（颅面或气道手术）。困难气管插管较少见，89% 的病例是一次插管成功。一例困难插管病例，最终在纤支镜引导下完成气管插管。喉罩可以作为困难面罩通气和困难插管时的补救气道工具。术后患者通常需要气管插管机械通气、气管切开或鼻咽通气道进一步气道支持，32 例（4%）患者需要转运至监护室，140 例（17%）患者需要转运至高危病房，640 例（79%）患者直接转运回普通病房。

表 4-1　812 例患者的术中麻醉管理 n（%）

麻醉诱导	吸入麻醉	642（79%）
	静脉麻醉	170（21%）
气道干预	气管插管	340（42%）
	气管切开	265（33%）
	喉罩通气	182（22%）
	面罩通气	25（3%）
术中通气	间断正压通气	424（52%）
	自主呼吸	388（48%）

Crouzon 综合征患儿的困难面罩通气发生率较高，尤其是术前合并睡眠呼吸暂停和严重鼻腔狭窄、进行颅面或气道手术的患者，应按照儿童困难气道指南中的预案，准备可视

喉镜、纤支镜、可视光棒等气道工具后再进行麻醉诱导。对于术前上气道梗阻症状明显的患儿，应注意是否同时合并有下呼吸道感染症状。部分患儿术后苏醒期会存在拔管困难，需要进一步的呼吸支持和监护。

二、Crouzon 综合征患者麻醉管理有哪些注意事项?

对于合并脑积水的患者，术前评估应注意是否有高颅内压表现。对于颅内压显著增高患者，术中应避免使用氧化亚氮和氯胺酮，以免颅内压进一步升高。推荐使用静脉麻醉药物，如丙泊酚和阿片类药物，进行麻醉诱导和维持，有助于降低脑血流和脑代谢率。麻醉诱导时力求平稳，尽量避免呛咳、躁动。术中打开硬膜前短暂过度通气有利于控制颅内压，打开硬膜后将呼气末二氧化碳分压维持于30～35 mmHg为宜，避免过低引起脑缺血。

对于合并心脏畸形的患儿，术前应完善超声心动图检查，明确合并症的严重程度。由于患者眼球明显突出，麻醉后可能会出现眼睑闭合不良。面罩给氧通气时注意避免压迫眼球和眼球擦伤，术中应注意保护眼球，避免发生暴露性结膜炎和角膜炎。全身麻醉同时复合局部浸润和区域阻滞有利于减少术中镇痛和镇静药物用量，利于患者术后恢复。

三、颅缝再造手术麻醉管理应该注意什么问题?

颅缝再造手术是颅缝早闭的唯一有效治疗方法，理论上手术越早效果越好。但是，对于年龄小、体重小的患儿行开颅手术，手术创伤大，术中出血较多，全身麻醉管理具有挑战性。麻醉管理应注意以下几点:

（1）气道管理: 婴幼儿患者行神经外科手术，气管插管应选择不容易扭曲的加强管。调整手术体位时，应注意气管导管的固定和深度的变化。

（2）避免颅内压升高: 避免使用氯胺酮和大剂量的吸入麻醉剂，这些药物会增加脑血流和脑氧代谢率，使颅内压进一步升高；术中维持适宜麻醉适度，避免血压剧烈波动；避免使用氧化亚氮，因其会增加颅内积气患者的颅内压，增加静脉气体栓塞的风险；保持颈部静脉回流通畅，避免颈部受压引起颈静脉回流不畅导致颅内静脉压升高。术中可采用头高位、过度机械通气、静脉给予甘露醇的方法降低颅内压。

（3）失血和容量管理: 由于患儿体重小、全身血容量相对较小，对失血的耐受性明显差于成人。手术开始前应至少开放 2 条静脉通路，术中进行有创动脉压力监测、尿量监测和动脉血气分析，以利于术中液体管理和输血治疗。术中静脉给予单次氨甲环酸 10 mg/kg，并持续输注 5 mg/（kg·h），可显著减少术中失血。

（4）静脉空气栓塞: 是小儿开颅大手术常见的并发症。使用经胸多普勒监测发现，开颅大手术患儿空气栓塞发生率高达 82.6%，这可能与头皮从眼眶边缘处分离、快速失血导致颅内静脉压下降等因素有关。仅 15.6% 的空气栓塞会导致低血压，有 36% 的空气栓塞会表现有呼气末二氧化碳分压的改变。对于合并卵圆孔未闭的患儿（50% 的 5 岁以下患儿存在不同程度的卵圆孔未闭），应注意可能发生矛盾栓塞和神经系统后遗症。

（5）术中体温监测：婴幼儿实施全身麻醉大手术时，容易出现术中低体温。术中应常规监测体温，并给予液体加温和加温毯等保温设备。

要点总结

1. Crouzon 综合征是因颅缝过早闭合导致颅面发育异常的先天性疾病。临床特征表现为颅缝早闭、上颌骨发育不良和眼球突出，为常染色体显性遗传，由位于 10q25-q26 的成纤维细胞生长因子受体 2 基因突变所致。

2. Crouzon 综合征患儿术前应重点评估困难气道风险。

3. 颅缝早闭患儿年龄小、体重轻，手术创伤大、失血多。麻醉管理重点是液体和容量管理，术中推荐进行有创动脉压力、动脉血气和体温监测，同时应注意避免颅内压升高和静脉气体栓塞。

参考文献

[1] 王言言，徐艳萍，何晓，等. 6 例 crouzon 综合征患儿的临床特点、家族史及预后分析. 临床耳鼻喉头颈外科杂志，2017，32：142-145.

[2] 孙守庆，鲍南等. 综合征型颅缝早闭的临床表现及基因诊断. 临床小儿外科杂志，2017，16：409-412.

[3] Venkat Raman V, Beer D. Perioperative airway complications in infants and children with crouzon and pfeiffer syndromes: A single-center experience. Pediatr Anesth, 2021, 31: 1316-1324.

[4] Goobie SM, Staffa SJ, Meara JG, Proctor MR, Tumolo M, Cangemi G, Disma N. High-dose versus low-dose tranexamic acid for paediatric craniosynostosis surgery: a double-blind randomised controlled non-inferiority trial. Br J Anaesth, 2020, 125: 336-345.

（宋琳琳，耿志宇）

第 2 节　先天性无痛无汗症患儿行全身麻醉髂骨关节周围占位活检术

【病例简介】

一、基本病史

患儿，男性，8 岁，因"发热 12 天"入院。患儿 12 天前无明显诱因出现发热，体温最高达 39℃，伴全身肌肉不适，口服对乙酰氨基酚后症状有缓解。此后患儿每日均出现发热，体温 38.5～40 ℃，热峰 2 次 / 天，伴肌肉酸痛不适。6 天前外院就诊，血常规白细胞 $9.6×10^9$/L，中性粒细胞占 80.1%，C 反应蛋白 36 mg/L，血红蛋白 120 g/L，血小板 $326×10^9$/L。尿常规正常，胸片未见异常，甲型流感病毒阴性，考虑为细菌感染，给予口服阿奇霉素，疗效不佳。3 天前血常规白细胞高 $11.7×10^9$/L，仍考虑细菌感染，给予头孢类抗生素抗感染，布洛芬退热，体温可降至正常。1 天前发热门诊就诊，血常规提示白细胞高 $15.9×10^9$/L，血红蛋白 123 g/L，血小板 $451×10^9$/L，C 反应蛋白 42 mg/L，胸部 CT 未见肺炎征象。

既往史：患儿系足月剖宫产，出生后无窒息，出生体重 2.7 kg，新生儿期无病理性黄疸。自幼智力发育落后。生后至今无痛无汗，平素体温受环境温度影响，夏季易发热。半岁时因发热、咳嗽和腹泻住院治疗，考虑"遗传性感觉自主神经病？"1 年前基因检查提示 NTRK-1 基因复合杂合突变。否认家族遗传病史及类似病史。

二、入院情况

患者血压 113/71 mmHg，心率 103 次 / 分，心律齐，双肺呼吸音清。发育正常，营养中等，神志清楚。全身皮肤干燥，弹性差，咽部充血，扁桃体Ⅰ度。浅表淋巴结未触及。胸廓无畸形，脊柱前凸。全身关节无红肿，四肢无畸形，关节囊松弛。双侧膝腱反射对称引出，双侧 Babinski 征阴性。

入院诊断：发热原因待查，先天性无痛无汗症。

三、术前情况

入院后完善检查，实验室检查：白细胞 $14.34×10^9$/L，血红蛋白 110 g/L，血小板 $450×10^9$/L，C 反应蛋白 45 mg/L，红细胞沉降率 72 mm/L。肝肾功能、电解质、心肌酶、脑钠肽、凝血功能大致正常。血清铁和总铁结合力偏低，甲状腺功能正常。胸片检查提示双肺纹理增多，双肺野内未见明显渗出或结节病灶。

心电图检查提示窦性心动过速。超声心动图、腹部超声和头颅 MRI 检查未见异常。支原体肺炎和结核菌素试验（PPD）等呼吸道相关感染检查阴性、血尿培养结果阴性。自身抗体检查和脑脊液检查大致正常。血代谢检查提示轻度苯丙氨酸血症。基因筛查提示 NTRK 1 基因复合杂合突变。

患儿住院后仍持续发热，体温最高 40 ℃，给予抗感染、输注丙种球蛋白支持、解热止痛药对症，以及补充叶酸、维生素 AD、琥珀酸亚铁和维生素 B$_{12}$ 纠正贫血等治疗。患儿入院后半个月出现走路不稳，左侧髂骨及左臀部肿胀，左下肢缩短伴左小腿肌肉酸痛。超声检查提示左臀部皮下软组织囊实性占位，大小约 10.5 cm×5.9 cm，其内见较丰富血流。盆腔 MRI 检查提示左髋关节周围实性及囊性占位，累及肌肉、髂骨及坐骨，病变突入盆腔内，考虑恶性肿瘤不除外。左侧髂总动脉及腹主动脉旁多发增大淋巴结，考虑转移不除外。左侧髂骨与坐骨分离，考虑病理性骨折可能，左髋关节脱位。双腹股沟见多发肿大淋巴结。行超声引导下行左侧臀部肿物穿刺活检，病理结果提示为骨骼肌及纤维组织，骨骼肌萎缩，少许多形性细胞（考虑成纤维细胞）。外院会诊病理结果认为目前恶性肿瘤诊断证据不足，建议再次取病理明确诊断。骨科会诊建议左髋关节脱位先行患侧皮牵引，待明确病理结果和化疗结束后手术闭合复位治疗。家属治疗态度积极，希望在肿物活检结果出来之前试行化疗。

为明确肿物性质，患儿拟全身麻醉下行左侧臀部肿物活检。术前体温波动在37.6～37.9 ℃，一般状况较差，精神反应尚可，左下肢缩短，左髂嵴左臀部肿胀，全身皮肤干燥。术前复查血常规，白细胞 $16.48×10^9$/L，血红蛋白 88 g/L，血小板 $366×10^9$/L，C 反应蛋白 35 mg/L。

术前诊断：左臀部肿物待查？左髋关节脱位，左髂骨病理性骨折，发热原因待查，先天性无痛无汗症。拟全身麻醉下行左髋关节周围占位活检术。

【术前分析】

一、什么是先天性无痛无汗症？

先天性无痛无汗症（congenital insensitivity to pain with anhidrosis，CIPA）也称为遗传性感觉和自主神经病Ⅳ型（hereditary sensory and autonomic neuropathies，HSAN-Ⅳ）或家族性自主神经功能障碍Ⅱ型，是 HSAN 5 种亚型中最常见的一种，属于常染色体隐性遗传疾病。主要临床表现为：对疼痛刺激不敏感，痛觉缺失，无汗，并伴有不明原因的反复发热、感染、自残行为及不同程度的智力发育障碍。该病于 1932 年由 Dearborn 首次报道，1963 年被 Swanson 正式命名为 CIPA 并沿用至今，1996 年 Indo 等首次确定致病基因为 NTRK1 基因，目前文献报告发病率为 1 : 25 000，亚裔患者多见。国内最早病例报告见于 1984 年。

（一）发病机制

先天性无痛无汗症是由神经营养酪氨酸激酶受体 1 型（neurotrophic tyrosine kinase type 1，NTRK 1）基因突变而引起。该基因位于染色体 1q21-q22 上，其编码的原肌球蛋白激酶受体 A（tropomyosin-related kinase receptor A，TrkA）是神经生长因子（nerve growth factor，NGF）的高亲和力受体。NGF-TRKA 系统主要调节周围和中枢神经元的生长发育，对感觉神经系统发育极其重要，在急慢性疼痛、瘙痒和伤口愈合中起着关键作用。NTRK1 基因突变后，NGF 不能与受体结合，信号传导通路被阻断，依赖 NGF 的伤害性感觉神经元和自主交感神经元在胚胎发育过程中发生凋亡，使得背根神经节和皮肤中缺乏无髓鞘传入神经纤维（C）、小的有髓鞘神经纤维（Aδ）和节后自主神经元，表现为疼痛无法传递，浅表痛觉缺失，对深层内脏疼痛反应迟钝，自主神经功能异常，皮肤中汗腺缺乏自主交感神经的支配无法排汗。多数患者伴有不同程度的智力发育低下。

（二）临床表现

1. 发热：先天性无痛无汗症患者从婴幼儿期开始发病，不明原因的反复发热是多数患者的首发症状。特点是对药物治疗效果不明显，物理降温有效。

2. 无汗：由于无法排汗，患者全身皮肤干燥，弹性差，手足皮肤粗糙皲裂，体温容易受外界温度影响出现发热。

3. "无痛"导致外伤骨折和自残行为：由于痛觉丧失，患儿缺乏对外界疼痛刺激的感知，经常有自残行为，主要表现为咬舌、咬嘴唇、咬手指尖等，还有伤及眼睛导致角膜损伤者。患儿长大后，因感觉障碍容易发生自残外伤、意外伤害，关节脱位，反复骨折，并发骨关节病。由于患者自身抵抗力低下，痛感缺失，不能有效制动，伤口愈合缓慢，并容易继发感染，形成感染性关节炎和慢性骨髓炎等。最易发生于负重关节如踝关节、膝关节和肩关节等，并常常诱发神经源性关节病。

4. 智力低下：患者多表现智力发育迟缓、学习障碍、注意力缺陷多动障碍、情绪波动，易怒、冲动、有发泄行为。

二、先天性无痛无汗症如何诊断和治疗？

先天性无痛无汗症的临床诊断首先是根据临床症状来初步确定。通过询问患者病史和家族史，对于不明原因的反复发热、无汗、对疼痛不敏感，经常出现咬舌头、咬嘴唇等自残行为的患者，高度怀疑为先天性无痛无汗症。基因诊断是目前先天性无痛无汗症确诊的金标准，如果检测到 NTRK1 基因的纯合或复合杂合突变即可确诊。

其他辅助检查有：①皮肤活检病理检查可显示：无髓鞘的 C 纤维缺失，小髓鞘的 Aδ 纤维数量减少，大髓鞘的 Aα 和 Aβ 纤维分布正常，提示表皮和汗腺结构正常，但无交感神经支配。②影像学检查：可见骨折、关节畸形、关节肿大、异常钙化和脱位、骨髓炎、骨缺血性坏死和关节游离体形成。

目前先天性无痛无汗症尚无根治方法，只能对症治疗。如发热时给予改变外界环境温度和物理降温；合并感染时积极抗感染治疗；家庭加强监护，防止患儿外伤及自残，降低致残率和病死率。理论上该病的最有效治疗方法是基因治疗，通过遗传学方法实现基因治疗。

【麻醉管理】

患儿，男性，8 岁，135 cm，24.5 kg，术前麻醉评估 ASA Ⅲ 级。患儿入室后开放外周静脉，监测生命体征，血压 110/80 mmHg，心率 110 次 / 分，脉搏氧饱和度 100%，鼓膜体温 37 ℃。因患儿入室后情绪激动，无法配合，先给予静脉推注咪达唑仑 1 mg，持续静脉输注右美托咪定 20 μg 镇静。待患儿安静后面罩吸入 2% 七氟烷，分次静脉推注丙泊酚 40 mg、依托咪酯 4 mg 和舒芬太尼 2 μg 进行麻醉诱导并置入 2.5 号喉罩。术中患儿保留自主呼吸，持续输注右美托咪定维持麻醉，手术间室温维持在 22 ℃。术中血流动力学稳定，手术历时 40 min，入量 500 ml，出血 10 ml。术毕拔出喉罩，手术结束时患儿体温 36.6 ℃，观察生命体征平稳后转运后病房。

【术后过程】

术后 1 天，患儿神志清楚，精神反应可，最高体温 38.7 ℃。复查白细胞 44.52×10^9/L，中性粒细胞 86%，C 反应蛋白 24 mg/L，考虑白细胞升高和术后应激及术前使用集落刺激因子有关，给予头孢类抗生素和解热镇痛药物对症治疗。

术后 4 天，患儿体温波动在 37.3 ~ 38.5 ℃，复查血红蛋白 98 g/L，白细胞 12.68×10^9/L，中性粒细胞 80%，C 反应蛋白 25 mg/L。术后病理结果提示为良性病变，诊断暂时排除肿瘤原因。儿童骨科专业会诊考虑为外胚层发育不良。目前治疗建议控制炎症，待炎症控制后可以考虑髋关节手术。

术后 7 天，患儿体温较前有好转，仍间断有低 – 中度热，体温波动在 36.5 ~ 37.5 ℃，左臀部肿物较前明显缩小，体温和炎症指标明显好转。复查血红蛋白 90 g/L，白细胞 5.55×10^9/L，中性粒细胞 70%，C 反应蛋白 17 mg/L，肝肾功能和电解质正常。患儿病情稳定出院。

【要点分析】

一、先天性无痛无汗症患者手术时麻醉方式如何选择?

先天性无痛无汗症患者尽管痛觉缺失,但其位置觉、触觉、压力感受觉和运动传导是完整的,手术操作时有可能存在触觉过敏。绝大多数先天性无痛无汗症患者都是儿童,一般状况较差,合并智力发育落后,难以在清醒状态下配合进行阻滞麻醉或手术操作。因此,先天性无痛无汗症患者手术通常需要在全身麻醉或镇静麻醉下完成。Zlotnik 等对35 例患者的 358 次全身麻醉手术进行了系统回顾。患者年龄范围是 2 月至 22 岁,手术类型包括:骨科手术 248 例,牙科操作 64 例,眼科手术 23 例。手术时间范围是 6 min 至 5 h。

文献中也有先天性无痛无汗症患者阻滞麻醉的病例报道。Oliveira 等报道一例 19 岁女性患者在腰麻下完成双踝关节融合术。在腰麻实施前,需要先静脉给予患者咪达唑仑5 mg 镇静。腰麻药为 0.5% 等比重布比卡因。手术历时 4 h,腰麻后曾有低血压,分次给予静脉麻黄碱纠正后,术中血压保持平稳。

Pirani 等报道一例 27 岁产妇在 0.75% 重比重布比卡因腰麻下完成剖宫产术。腰麻后的一过性低血压通过静脉分次给予去氧肾上腺素纠正,术中血压稳定。国内张维亮等报道一例 6 岁患儿在术前静脉氯胺酮基础麻醉、术中持续静脉输注丙泊酚复合硬膜外麻醉下顺利完成右胫骨手术。

Destegul 等报道两例 13 岁和 16 岁患者,在咪达唑仑镇静下完成踝关节清创术。Prabhu 等报道一例 7 岁患儿在氧化亚氮麻醉复合苯佐卡因表面麻醉下完成拔牙术。

二、先天性无痛无汗症患者麻醉用药和气道管理有哪些注意事项?

先天性无痛无汗症患者由于外周痛觉缺失,围手术期对镇痛药物的需求显著减少。但其触觉和压力感受觉是完整的,全身麻醉诱导气道操作时也仍存在心血管的应激反应,需使用全身麻醉药物或阿片类药物维持适宜的麻醉深度,以减轻气管插管时的血流动力学反应。

Zlotnik 等报告的 358 次全身麻醉手术中,麻醉诱导以使用静脉丙泊酚为主,分别有27% 和 8% 的患者使用了肌松剂和芬太尼。全身麻醉维持中,分别有 6% 和 2% 的患者使用了肌松剂和芬太尼。术后仅 2 例患者使用了吗啡或非甾体类镇痛药物。气道管理根据手术不同,分别选择了气管插管(40%)、喉罩(15%)和面罩通气(20%)。国内陈丽娜等报道一例 11 岁患儿在全身麻醉下完成右髋关节离断术,推荐吸入七氟烷维持麻醉,术中可以维持血流动力学的稳定。

先天性无痛无汗症患者和糖尿病患者一样，由于自主神经功能异常可能导致胃轻瘫和胃排空延迟，增加反流误吸风险。因此，Zlotnik 等推荐，所有先天性无痛无汗症患者无论禁食与否，全身麻醉诱导时均应按"饱胃"处理，快速序贯诱导和气管插管是较适宜的气道处理方式。

三、先天性无痛无汗症患者麻醉管理应注意哪些并发症？

先天性无痛无汗症患者由于自主神经系统功能异常，围手术期容易发生反流误吸、低血压和心动过缓。Zlotnik 等报告的 358 次全身麻醉手术中，3 例患者术中体温高于 37.5 ℃；1 例气管插管患者虽然术中发生反流，但因及时发现并进行吸引，没有发生误吸。1 例诱导时发生支气管痉挛。术中低血压发生率 4%，心动过缓发生率 2.9%，其中 1 例心动过缓持续 30 min 以上，继而发生了心搏骤停。

Zlotnik 等的另一篇文献曾报告 3 例先天性无痛无汗症患者发生反流或误吸。2 例患儿喉罩全身麻醉择期手术时发生误吸，之后更换为气管插管，因吸入性肺炎继发低氧血症和心搏骤停，经抢救后好转，没有后遗症。1 例择期气管插管全身麻醉手术患儿术中发生胃内容物反流，经胃管充分吸引后没有发生吸入性肺炎。这 3 例患儿术中都采用异氟烷和氧化亚氮吸入维持麻醉。

目前文献报告先天性无痛无汗症患者术中很少发生高热，也并不存在恶性高热的风险。但是因为患者存在先天性的体温调节异常，所以，术中应该常规监测体温，维持核心体温小于 37 ℃。

先天性无痛无汗症患者多数情况下术后不需要镇痛药物。对于创伤较大的手术，也可以考虑给予小剂量的药物镇静镇痛。

要点总结

1. 先天性无痛无汗症也称为遗传性感觉和自主神经病Ⅳ型（HSAN-Ⅳ），是 HSAN 5 种亚型中最常见的一种，是由神经营养酪氨酸激酶受体 1 型（neurotrophic tyrosine kinase type 1，NTRK 1）基因突变引起，属于常染色体隐性遗传疾病。主要临床表现为：对疼痛刺激不敏感，痛觉缺失，无汗，并伴有不明原因的反复发热、感染、自残行为及不同程度的智力发育障碍。

2. 先天性无痛无汗症患者手术时需要在监护下镇静或全身麻醉。

3. 先天性无痛无汗症患者由于自主神经功能异常，胃排空延迟，择期手术应严格禁食，减少围手术期反流误吸的风险。

4. 先天性无痛无汗症患者由于自主神经功能异常，交感神经活性降低，术中容易发生低血压和心动过缓，应密切监测血流动力学变化并及时给予相应处理。

5. 先天性无痛无汗症患者术中应常规监测体温，保持核心温度低于 37 ℃。术间要注意室温，准备相应的保温和降温设备。

参考文献

[1] 李璐璐，孔元原. 先天性无痛无汗症最新研究进展. 中国优生与遗传杂志，2021，29：1796-1798.

[2] 陈艳瑛，隆彩霞，罗兰. 先天性无痛无症1例并文献复习. 中南大学学报（医学版），2019，44：1203-1208.

[3] 张维亮，苏帆. 先天性无痛无汗症患儿接受基础加硬膜外麻醉一例. 临床麻醉学杂志，2012，18：1130.

[4] 陈丽娜，柴军，谭媚月，等. 先天性无痛无汗症患儿行大腿截肢术麻醉管理一例. 临床麻醉学杂志，2020，26：311-312.

[5] Zlotnik A, Natanel D, Kutz R, et al.Anesthetic management of patients with congenital Insensitivity to pain with anhidrosis: a retrospective analysis of 358 procedures performed under general anesthesia. Anesth Analg, 2015. 121: 1316-1320.

[6] Zlotnik A, Gruenbaum SE, et al. Risk of aspiration during anesthesia in patients with congenital insensitivity to pain with anhidrosis: case reports and review of the literature. J Anesth, 2010, 24: 778-782.

[7] Oliveira CR, dos Santos FA, Nogueira CS, et al. Spinal anesthesia in a patient with congenital insensitivity to pain with anhidrosis. Anesth Analg, 2007, 104: 1561-1562.

[8] Pirani Z, Qasem F, Katsiris S. Anesthetic considerations in a parturient with congenital insensitivity to pain with anhidrosis. Int J Obstet Anesth, 2017, 29: 70-72.

[9] Destegul D, Kocaöz F, Sarı AS. Anesthetic management of two siblings with congenital insensitivity to pain with anhidrosis syndrome. Agri, 2019, 31: 202-205.

[10] Prabhu S, Fortier K, Newsome L, et al. Office-based anesthetic and oral surgical management of a child with hereditary sensory autonomic neuropathy type Ⅳ: a case report. Anesth Prog, 2018, 65: 181-186.

（张莹，耿志宇）

第 3 节　奥尔波特综合征（Alport 综合征）患者行腹膜透析管置入术

【病例简介】

一、基本病史

患儿，男性，13 岁，因"发现血肌酐升高 2 年，肾移植术后 1 年，发热 5 天"入院。患儿 2 年前因恶心和脐周腹痛，检查发现血肌酐升高 719 μmol/L，尿素氮升高 26.3 mmol/L 和尿蛋白 3+。转儿童医院检查发现血肌酐和尿素氮持续升高，同时有镜下血尿、肌酸激酶（CK）和 CK-MB 升高、代谢性酸中毒，给予口服碳酸氢钠、百令胶囊、复方 α 酮酸片（开同）、尿毒清及钙片治疗。后在我院住院治疗，基因检测提示 COL4A5 基因杂合突变（c.956G ＞ A p.G319D），确诊为"慢性肾脏病 5 期 - 尿毒症期，中度贫血，继发甲状腺功能亢进和继发性高血压，Alport 综合征，Fanconi 综合征（糖尿，氨基酸尿），选择性 IgA 缺乏，肌酶升高原因待查"，给予血液透析，口服碳酸氢钠碱化尿液，静点前列地尔利尿，开同、百令胶囊、尿毒清颗粒、琥珀酸铁纠正贫血、骨化三醇（罗盖全）补钙和苯磺酸氨氯地平（络活喜）降压等对症治疗。1 年前患儿行肾移植术，术后给予免疫抑制剂和糖皮质激素治疗，曾出现急性排异反应，给予激素冲击治疗后缓解。1 月前复查超声提示移植肾动脉狭窄大于 70%。5 天前患儿出现发热，口服抗生素无缓解，查血肌酐 178 μmol/L 和尿素氮 16.6 mmol/L 均升高，尿蛋白 2+，为进一步诊治收住院。

既往史：患儿系足月剖宫产，产后无窒息，新生儿期无病理性黄疸。否认毒物和放射性物质接触史。8 年前行右肘关节骨折手术，6 年前行急性阑尾切除术。患儿母亲检测到 COL4A5 基因单杂合突变（c.956G ＞ A p.G319D）。家族中其他成员无类似病史。

二、入院情况

患者血压 133/102 mmHg，心率 96 次 / 分，体温 36.6 ℃，神志清楚，精神一般，查体合作。咽充血，双侧扁桃体Ⅰ度。双眼睑无水肿，耳廓无畸形，对光反射灵敏。心律齐，双肺呼吸音清。右下腹可见手术瘢痕。双下肢无水肿，四肢肌力、肌张力正常，双侧膝腱反射对称引出，双侧 Babinski 征阴性。

基因检测：COL4A5 基因（c.956G ＞ A p.G319D）杂合突变。

入院诊断：Alport 综合征，肾移植术后，急性肾损伤 2 期，上呼吸道感染，选择性 IgA 缺乏症。

三、术前情况

患儿 Alport 综合征，肾移植术后肾动脉主干狭窄，近期出现发热、感染、血肌酐升高、蛋白尿血尿和血压升高，结合群体反应性抗体（PRA）和供者特异性抗体（DSA）阳性，考虑出现急性排斥反应，给予抗感染、激素冲击联合血浆置换、丙种球蛋白和利妥昔单抗（美罗华）、降压及纠正电解质紊乱等对症治疗。肾脏穿刺活检，光镜和电镜病理结果提示为急性抗体介导排斥反应，伴轻度 T 细胞介导排斥反应。检查发现同型半胱氨酸升高，高乳酸血症，给予甲钴胺和叶酸对症。患儿体温稳定，蛋白尿和血尿有好转，但尿量减少，血肌酐持续升高，并出现纳差、呕吐和腹痛等表现，考虑急性排异反应继续进展导致移植肾功能难以恢复，需要腹膜透析替代治疗。

患儿术前神志清，精神欠佳，颜面稍水肿，平卧位无憋气症状。血压 122/83 mmHg，心率 96 次 / 分，血红蛋白 89 g/L，白细胞 5.45×10^9/L，血小板 100×10^9/L。同型半胱氨酸 32.1 μmol/L（参考值 6～17 μmol/L），白蛋白 34.4 g/L，肌酐 785.7 μmol/L，尿素 45.75 mmol/L，血钙 2.14 mmol/L，血磷 2.43 mmol/L，血钾 3.51 mmol/L，血钠 131.1 mmol/L。凝血功能，纤维蛋白原 3.61 g/L，D- 二聚体 1.03 mg/L，纤维蛋白原降解产物 10.6 mg/L。全段甲状旁腺素 417.7 pg/mL，25-OH 维生素 D 22.98 nmol/L。脑钠肽正常，肺动脉压轻度升高 43.5 mmHg。

术前诊断：Alport 综合征，肾移植术后，急性混合性排异反应，选择性 IgA 缺乏，肺动脉高压，贫血。拟全身麻醉下行腹腔镜探查和腹膜透析管植入术。

【术前分析】

一、什么是 Alport 综合征？

Alport 综合征（Alport syndrome）又称为遗传性进行性肾炎、眼－耳－肾综合征，是最常见的遗传性肾脏病。1927 年 Alport 首次对该病进行详细描述，认为耳聋与肾炎是一种临床综合征。1954 年 Sohar 报道本病还可出现眼病变。1961 年 Williamson 将本病正式命名为 Alport 综合征。其特征是由于Ⅳ型胶原基因突变导致肾、眼和耳等器官的基底膜结构发生变化，从而导致血尿、肾功能不全、感音神经性耳聋和眼底异常的临床表现。发病率约为 1/5 万，占成人终末期肾脏病的 0.5%～2.3%，儿童终末期肾脏病的 12.9%，是继常染色体显性的多囊肾病之后慢性肾脏病的第二大常见单基因病。

（一）发病机制

Alport 综合征的病理学基础是基底膜病变。Ⅳ型胶原是基底膜的主要成分，其分子由 3 条 α 肽链组成。目前发现 α 肽链有 6 种，其中 α1 和 α2 广泛分布于各种基底膜，α3、α4 和 α5 则局限分布于肾小球基底膜（glomerular basement membrane，GBM）、前晶状体膜、视网膜和内耳基底膜。6 种基因（COL4A1-A6）分别编码Ⅳ型胶原的 6 条不同的 α 链（α1 ~ α6）。编码 α3 ~ 5 肽链的 COL4A3、COL4A4 和 COL4A5 基因突变导致 α3、α4 和 α5 链结构异常时，导致Ⅳ型胶原合成异常，从而出现肾小球疾病、耳聋和眼底病变等临床症状。

遗传方式：Alport 综合征是一种遗传异质性疾病，具有三种遗传方式。

（1）X 连锁显性遗传（XD）是最主要的遗传方式，约占 80% ~ 85%。致病基因 COL4A5 和 COL4A6 位于 Xq22.2，分别编码Ⅳ型胶原的 α5 和 α6 链。男女均可发病，但男性患者病情较重，40 岁前肾衰竭的比例高达 90%，预后极差。典型表现包括：进展为终末期肾病的肾小球疾病，眼部异常（如前锥形晶状体），感音神经性耳聋和明确的家族史。COL4A6 突变都伴有 COL4A5 缺失，伴 COL4A5 的外显子缺失时，临床表现可有平滑肌瘤病、先天性白内障。

（2）常染色体隐性遗传（AR）：较少见，约占 15%。致病基因 COL4A3 和 COL4A4 位于 2q35-37，由其纯合突变或复合杂合突变导致。杂合子突变表现镜下血尿，纯合子突变 5 ~ 15 岁时发生慢性肾衰竭。通常表现有肾功能异常和感音神经性耳聋。

（3）常染色体显性遗传（AD）：较罕见，约占 5%，源于致病基因 COL4A3 或 COL4A4 的杂合突变。通常成年后发生镜下血尿、蛋白尿和高血压才诊断，主要表现为遗传性肾炎，且肾功能受损速度缓慢，少见肾外表现。

（二）临床表现

1. 肾脏病变 男性多见，肾小球源性血尿是最常见的首发症状，可表现为镜下血尿或肉眼血尿。通常是 10 ~ 15 岁前，在上呼吸道感染或劳累后出现血尿，蛋白尿一般不严重。随年龄增长肾功能逐渐减退，最终发展成为终末期肾病。

2. 感音神经性耳聋 约 30% ~ 50% 患者出现高频神经性耳聋，两侧可不对称，可进行性加重、逐渐累及全音域，甚至影响日常对话交流。多数患者听力减退程度与肾功能减退平行。

3. 眼部病变 约 10% ~ 20% 患者有眼部异常，具有诊断意义的眼部病变包括：前圆锥形晶状体、黄斑周围点状和斑点状视网膜病变、视网膜赤道病变。

4. 其他表现 某些青少年型 Alport 综合征家系或患者可有显著的平滑肌肥大，受累部位常为食管、气管和女性生殖系统（如阴蒂、大阴唇及子宫），并因此出现吞咽困难、呼吸困难等症状。

二、Alport 综合征如何诊断和治疗？

典型患者根据临床表现、阳性家族史以及电镜下肾组织的特殊病理变化可做出诊断，其中电镜下"肾小球基底膜出现广泛的增厚、变薄以及致密层分裂"的典型病理变化被认为是确诊的重要和唯一标准。基因检测分析有助于临床和病理检查结果均不确定病例的诊断。

2018 年国内《Alport 综合征诊断和治疗专家推荐意见》提出如下诊断标准：主要表现为持续性肾小球性血尿或血尿伴蛋白尿的患者，符合以下任意一条标准，即可确诊 Alport 综合征：

（1）肾小球基底膜IV型胶原 α3、α4、α5 链免疫荧光染色异常或皮肤基底膜IV型胶原 α5 链免疫荧光染色异常；

（2）肾组织电镜示肾小球基底膜致密层撕裂分层；

（3）COL4A5 基因具有一个致病性突变或 COL4A3、COL4A4 基因具有两个致病性突变。

Alport 综合征治疗原则是延缓病情进展，改善生存质量。患者应避免劳累、感染、禁用肾毒性药物，使用血管紧张素转化酶抑制剂（ACEI）或血管紧张素受体拮抗剂（ARB）类药物保护肾功能。

对于肾功能不全患者，应限制蛋白质入量，积极控制高血压，按照慢性肾病治疗原则处理。终末期肾病患者，则应透析或者肾移植。少数肾移植患者，能产生抗肾小球基底膜抗体，发生移植肾抗肾小球基底膜肾炎，致使移植失败，多数在肾移植 1 年内发生，发生率约 3%～5%。

【麻醉管理】

患儿，男性，13 岁，身高 156 cm，体重 46 kg，术前麻醉评估 ASA Ⅲ级。入手术室后开放外周静脉，监测生命体征，基础血压 150/105 mmHg，心率 90 次 / 分，脉搏氧饱和度 100%。分次静脉推注丙泊酚 100 mg、舒芬太尼 7.5 μg、右美托咪定 5 μg 和顺阿曲库铵 4.5 mg 完成麻醉诱导和气管插管。术中以静脉持续输注丙泊酚和瑞芬太尼，间断吸入七氟烷维持麻醉。术中放腹水 1500 ml，血压维持在 110～120/60～80 mmHg，心率维持在 60～70 次 / 分，血流动力学平稳。手术历时 70 min，总入量 50 ml，出血少量。术毕给予新斯的明和阿托品拮抗肌松，患儿清醒、自主呼吸完全恢复后拔出气管导管，转入恢复室进一步观察，生命体征稳定，半小时后返回病房。

【术后恢复】

术后 1 天，患儿开始腹膜透析治疗。术后 4 天，血肌酐降至 417 µmo/L。术后 7 天，复查超声提示右颈内静脉附壁血栓，给予低分子肝素抗凝，并监测凝血。术后 2 周，腹膜透析方案调整基本稳定，复查血红蛋白 104 g/L，白细胞 3.09×10^9/L，血小板 225×10^9/L，血肌酐 590 µmol/L，尿素 24.28 mmol/L，血钙 2.04 mmol/L，血磷 0.69 mmol/L，血钾 4.19 mmol/L，血钠 129.23 mol/L，脑钠肽 42 pg/ml。血管超声提示右侧颈内静脉少量附壁血栓，继续低分子肝素抗凝。术后 20 天，患儿血肌酐、尿素氮下降，血钠较前恢复，病情稳定出院。

【要点分析】

一、什么是慢性肾脏病（chronic kidney disease，CKD）？

慢性肾脏病是指：①肾损害 ≥3 个月，有或无肾小球滤过率（GFR）降低。肾损害指肾脏的结构或功能异常，表现为下列之一：a.肾脏形态学和（或）病理异常，或 b.具备肾损伤的指标，包括血、尿成分异常或肾影像学检查异常。② GFR < 60 ml/（min・1.73 m²）≥3 个月，有或无肾损害表现。

应注意：仅肾小球滤过率在 60 ~ 90 ml/（min・1.73 m²）一项不能诊断 CKD，因为正常老年人和单侧肾均可存在肾小球滤过率的轻度下降而没有肾损害的表现。

CKD 可根据肾小球滤过率水平进行分期和诊治（表 4-2）。

表 4-2　慢性肾脏病的分期标准

分型	概述	GFR ml/[min・1.73 m²]	诊疗计划
1 期	肾损伤指标（+）GFR 正常或 ↑	≥ 90	CKD 病因的诊断和治疗
2 期	肾损伤指标（+）GFR 轻度 ↓	60 ~ 89	估计疾病是否会进展和进展速度
3 期	GFR 中度 ↓	30 ~ 59	评价和治疗并发症
4 期	GFR 重度 ↓	15 ~ 29	准备肾替代治疗
5 期	肾衰竭	< 15 或透析	肾替代治疗

二、慢性肾脏病患者术前评估应注意哪些问题？

慢性肾脏病患者病情复杂，常合并高血压、心脏病、糖尿病、贫血、低蛋白血症、水电解质紊乱和凝血功能障碍等。术前评估应包括：

（1）详细病史：肾衰竭病因，是否合并糖尿病、系统性红斑狼疮、血管炎等。心脑血管合并症控制情况，是否有冠心病、心衰史、脑出血史。术前是否使用糖皮质激素、免疫抑制剂、促红细胞生成素等药物。术前透析方式和时间、有无透析相关并发症。动静脉瘘所在侧肢体应避免穿刺和测量血压。

（2）完善检查：除常规检查外，还有心脑血管相关检查（超声心动图、颈部血管和下肢血管超声、心肌酶、钠尿肽、头颅 MRI 检查），评估有无心室肥厚、舒张功能障碍、肺动脉高压、心律失常和严重瓣膜功能不全。完善糖尿病相关检查（糖化血红蛋白和糖化白蛋白）。完善系统性红斑狼疮和血管炎的相关检查（抗核抗体、补体和免疫球蛋白）等。

（3）术前纠正代谢性酸中毒、高钾、低钠血症、纠正贫血及低蛋白血症。最好术前一天进行透析。

（4）术前纠正血容量不足，谨慎调整入量，同时避免出现肺水肿。

（5）CKD 患者长期使用激素和免疫抑制剂类药物，围手术期感染风险较高，应严格无菌操作，并选用对肾功能影响最小的抗生素。

三、什么是血浆置换？

血浆置换是一种用来清除血浆中大分子物质的体外循环血液净化技术。通过离心或膜分离技术分离并清除患者体内的血浆，补充以同等体积的新鲜冰冻血浆或白蛋白溶液或盐水，以清除患者血浆内的自身抗体、免疫复合物、内外源性毒素等。因此，血浆置换主要用于治疗自身免疫性疾病或肾移植后排斥反应引起的急性肾损伤。

主要并发症有：出血或凝血功能障碍、低钙血症、低血压、低蛋白血症等。

四、慢性肾脏病患者为什么会发生继发性甲状旁腺功能亢进？

继发性甲状旁腺功能亢进在早期 CKD 患者就可以发生，其患病率随着肾功能下降而增加。CKD 患者由于肾功能下降，肾脏排磷减少，同时肾分泌 1α- 羟化酶减少导致具有生物活性的 1,25 二羟维生素 D_3 合成减少使肠道吸收钙减少，从而导致低钙和高磷血症。低钙会刺激甲状旁腺，使之分泌过多的甲状旁腺激素，使骨钙溶解释放入血，引起高钙血症。

继发性甲状旁腺功能亢进可表现为肾性骨营养不良（纤维性骨炎，骨软化，骨痛，骨骼畸形，肌无力），皮肤瘙痒，尿路结石和软组织的转移性钙化。CKD 患者不仅可以发生血管内膜钙化，还常常伴有中膜钙化和小动脉钙化。心脏瓣膜钙化可参与心力衰竭的发生，并增加心内膜炎发生的风险。CKD 3～5 期患者中，约有 20%～25% 出现瓣膜钙化。

透析人群中，钙化发生率可达 32%。心脏瓣膜钙化与冠状动脉钙化明显相关，与全因死亡率和心血管死亡率明显相关。

治疗方法包括：降低血磷（限制磷摄入，使用磷结合剂碳酸钙、醋酸钙、铝制剂，增加磷清除），使用活性维生素 D（目标是维持甲状旁腺素到正常高限的 2~3 倍、即 100~200 pg/ml，血钙＜2.4~2.6 mmol/L，血磷＜1.83~1.9 mmol/L），当甲状旁腺素持续大于 800 ng/ml 时应考虑甲状旁腺次全切除术。

五、慢性肾脏病（CKD）患者麻醉药物选择有哪些注意事项？

1. 吸入全身麻醉药物：卤族类吸入麻醉剂的代谢物主要为无机氟化物，人体内无机氟化物肾脏毒性阈值为 50 μmol/L。吸入麻醉剂可以引起短暂的、可逆的肾脏功能抑制，肾小球滤过率和肾血流量下降。但目前没有证据显示吸入麻醉药对肾功能有远期的损害。

2. 静脉全身麻醉药物：丙泊酚是非巴比妥类静脉药物，主要经肝脏代谢，仅 0.3% 以原型在尿液中存在，其清除依赖肾血流而不受肾衰竭的影响，可安全用于肾功能障碍患者。

3. 阿片类药物：肾衰竭会影响吗啡、哌替啶和氢吗啡酮的作用。吗啡的活性代谢产物 6-葡萄糖醛酸吗啡主要依赖肾清除，肾衰竭患者可能由于 6-葡萄糖醛酸吗啡蓄积而引起呼吸抑制。哌替啶的活性代谢产物去甲哌替啶，需经肾排泄，其蓄积可以引起中枢神经系统兴奋作用。氢吗啡酮的代谢产物氢吗啡酮-3-葡糖苷酸（H3G）在肾功能障碍患者会蓄积导致神经兴奋现象，如震颤、肌阵挛、躁动、认知功能障碍。

肾衰竭对芬太尼类药物的作用影响不大。芬太尼与血浆蛋白结合率低，仅 7% 以原型排泄于尿中，适用于肾衰竭患者，但其消除半衰期可能会延长。舒芬太尼和阿芬太尼的药代动力学和药效动力学在肾功能降低患者与正常个体之间没有显著差异。瑞芬太尼由血浆特异性酯酶代谢，其药代动力学和药效动力学不受肾脏疾病影响。

4. 肌松剂：琥珀胆碱用于肾功能障碍患者时需要考虑两方面：①血钾水平，琥珀胆碱的去极化作用使肌细胞内钾离子外流，可短暂升高血钾 0.5 mEq/L 左右。尿毒症透析患者全身麻醉前应复查血钾在正常范围方可使用；②琥珀胆碱主要经血浆胆碱酯酶代谢分解，极少部分经肾脏排出。长期血液透析患者血浆胆碱酯酶减少，活性降低，可能会延长其作用时间。

阿曲库铵和顺阿曲库铵是中效苄异喹啉类非去极化肌松剂，其优点是在体内消除不依赖肝肾功能，而是通过非特异性酯酶水解和 Hofmann 消除自行降解，适用于肝肾功能不全患者。

米库氯铵是短效苄异喹啉类非去极化肌松剂，消除半衰期约 2 min，主要被血浆胆碱酯酶分解，其速率为此酶分解琥珀胆碱的 70%~80%。米库氯铵在体内消除不直接依赖肝肾功能，但肾衰竭时，胆碱酯酶活性降低 30% ~ 50%，其作用时间延长，因此肾功能障碍患者剂量应减少。

5. 肌松拮抗剂：胆碱酯酶拮抗剂主要经肾消除，新斯的明、溴吡斯的明和依酚氯铵 / 腾喜龙分别有 50%、75% 和 70% 排泄入尿中，腾喜龙时效最短，溴吡斯的明时效最长，与其消除半衰期长短有关。肾功能受损患者这三个胆碱酯酶抑制剂的清除率下降，消除半衰期延长，拮抗肌松的时效也会延长。

舒更葡糖钠是一种新型肌松药拮抗剂，能快速有效拮抗甾体类肌松药，对罗库溴铵的拮抗效果最好，与维库溴铵的结合力比罗库溴铵小 2.5 倍。舒更葡糖钠对苄异喹啉类肌松药几乎无效。

舒更葡糖钠在体内极少代谢，大部分以舒更葡糖钠 – 罗库溴铵螯合物的形式经肾脏清除。但是肾功能障碍患者能否完全清除该复合物尚不明确。因此，在肌酐清除率低于 30 ml/min 或需要透析的患者，不推荐使用舒更葡糖钠。

6. 右美托咪定：可以通过多种途径发挥抗炎和抗交感作用，且有显著的利尿作用，主要机制是通过减少血管加压素分泌和增加肾血流量而增加肾小球滤过，引起利尿，因而表现出肾脏保护作用。

六、慢性肾脏病患者的围手术期麻醉管理有哪些要点？

1. 避免使用肾毒性药物，包括：新霉素、多黏菌素、万古霉素、两性霉素、四环素和氨基糖苷类抗生素；阿司匹林、布洛芬、保泰松等非甾体抗炎药。

2. 术中实施目标导向的液体管理，避免出现低血容量和低血压，加重术后肾损伤。措施包括：术中维持平均动脉压值至在 60 ~ 65 mmHg，老年慢性肾病患者和高血压患者的平均动脉压值应该＞75 mmHg。血管活性药推荐使用去甲肾上腺素，可改善肾血流量和肾小球滤过率，并增加尿量。低剂量多巴胺有可能降低肾灌注，不建议应用低剂量多巴胺来预防或治疗急性肾损伤（AKI）。

3. 避免容量过负荷，术中推荐使用晶体液，避免使用羟乙基淀粉，慎用明胶或右旋糖酐。在低渗性低血容量时，推荐使用白蛋白。

4. 术中应监测电解质和酸碱状态，避免出现高钾血症和酸中毒。

要点总结

1. Alport 综合征是最常见的遗传性肾脏病之一，是由于编码Ⅳ型胶原的 COL4A3-A5 基因突变导致 α3 ~ α5 肽链结构异常，使Ⅳ型胶原合成异常，肾小球、眼和耳蜗等基底膜结构改变。临床主要表现为血尿、进行性肾功能减退、感音神经性耳聋和眼部异常。

2. 慢性肾脏病肾衰竭患者术前应完善检查和病史回顾，评估呼吸、心脏、脑血管风险，纠正贫血、低蛋白血症、电解质和酸碱平衡紊乱。

3. 慢性肾脏病肾衰竭患者围手术期应避免使用肾毒性药物，术中应实施目标导向的液体管理，既要避免出现低血容量和低血压，加重术后肾损伤，又要防止容量过负荷，出现急性左心衰。术中应避免使用羟乙基淀粉，慎用明胶或右旋糖酐。在低渗性低血容量时，推荐使用白蛋白。术中应监测电解质和酸碱状态，避免出现高钾血症和酸中毒。

4. 应注意肾功能改变对麻醉药药代动力学和药效学的影响。

参考文献

[1] Alport 综合征诊疗共识专家组. Alport 综合征诊断和治疗专家推荐意见. 中华肾脏病杂志，2018，34：227-231.
[2] 袁昶，黄文彦. Alport 综合征的诊断和治疗进展. 罕少疾病杂志，2022，29：1-4.
[3] 邓小明，姚尚龙，于布为，黄宇光. 现代麻醉学. 5 版. 人民卫生出版社，2020：12.
[4] 赵明辉. 肾脏病临床概况. 2 版. 北京大学医学出版社，2020：4.

（刘雅菲，耿志宇）

第 4 节　遗传性球形红细胞增多症患者行全身麻醉脾切除术

【病例简介】

一、基本病史

患儿，男性，5 岁，因"发现皮肤黄染 5 年"入院。患者出生后发现皮肤黄染，呈进行性加重，检查发现贫血和血胆红素升高，诊断为"新生儿病理性黄疸"，给予光疗和输注人血白蛋白治疗后好转出院。1 个月时皮肤苍白就诊，多次复查血红蛋白为中重度贫血，网织红细胞百分比升高。葡萄糖 6-磷酸脱氢酶活性大致正常，外周血涂片可见红细胞大小明显不等，多染红细胞易见，可见典型球形红细胞。血红蛋白电泳提示胎儿型血红蛋白（HbF）升高，血红蛋白 A（HBA）稍下降。红细胞脆性试验阳性，Coombs 试验阴性。骨髓形态学检查提示红系增生，基因测序提示 ANK1 基因一个杂合突变，诊断为"遗传性球形红细胞增多症"。此后多次输血治疗。6 个月前患儿出现腹痛，腹部超声提示肝大、脾大和胆囊泥沙样结石。曾口服熊去氧胆酸（优思弗）治疗，腹痛有缓解。2 天前复查血红蛋白 50 g/L，后为进一步治疗收住院。

既往史：否认家族遗传病史及类似病史。

二、入院情况

患者血压 88/45 mmHg，心率 126 次 / 分，发育正常，营养中等，自主体位，步入病房。神志清楚，查体合作。全身皮肤黏膜和眼结膜苍白，双扁桃体Ⅱ度肿大。心律齐，双肺呼吸音清。腹软，无压痛，反跳痛和肌紧张。肝肋下 2 cm，剑突下 1.5 cm，脾肋下 5 cm。双下肢无水肿，双侧膝腱反射对称引出，双侧 Babinski 征阴性。

辅助检查：α 地中海贫血基因分析阴性。骨髓穿刺检查提示红系增生，巨核细胞多，血涂片见红细胞大小不等，考虑遗传球形红细胞增多症。

入院诊断：遗传性球形红细胞增多症，重度溶血性贫血，溶血性黄疸，肝脾大，肝功能异常。

三、术前情况

入院后完善检查，并同时给予输血和输注丙种球蛋白对症支持治疗。化验检查结果提示重度贫血，血红蛋白 49 g/L，白细胞 10.73×10^9/L，血小板 172×10^9/L。肝功能轻度异常，以总胆红素升高为主，谷丙转氨酶 53 IU/L，谷草转氨酶 51 IU/L，总胆红素升高 113.6 μmol/L，直接胆红素 13.7 μmol/L，总胆汁酸略高 13.81 μmol/L，乳酸脱氢酶升高 449 IU/L（参考值 100～240 IU/L），给予保肝和熊去氧胆酸治疗。肾功能、凝血功能和电解质大致正常，抗人球蛋白实验阴性。

经输血纠正贫血和保肝治疗后，复查血常规贫血有改善，血红蛋白 92 g/L，白细胞 6.26×10^9/L，血小板 125×10^9/L，网织红细胞 6.24%（参考值 0.5%～1.5%）。准备择期行脾切除术，以改善贫血症状。

术前诊断：遗传性球形红细胞增多症，贫血，肝功能异常。拟全身麻醉下行脾切除术。

【术前分析】

一、什么是遗传性球形红细胞增多症？

遗传性球形红细胞增多症（hereditary spherocytosis，HS）是一种常见的遗传性溶血性贫血，多见于婴幼儿及儿童。1907 年由 Chaufford 首次提出。临床表现轻重不一，可从无症状到严重溶血。典型表现有中重度贫血、溶血性黄疸、肝功能异常和肝脾肿大等，是北欧、北美国家最常见的遗传性溶血性疾病，发病率约为 1/（2000 ~ 5000）。75% 为常染色体显性遗传，25% 为常染色体隐性遗传。

（一）发病机制

正常成熟红细胞为双面凹圆盘状，变形能力强，可穿过直径 3 μm 的毛细血管。红细胞膜是一种具有极性的磷脂双分子层，由蛋白质、脂质和糖类组成。细胞骨架蛋白包括外周蛋白和跨膜蛋白。外周蛋白有锚蛋白、血影蛋白、带 4.1 蛋白和带 4.2 蛋白、磷酸甘油脱氢酶等。跨膜蛋白有带 3 蛋白、ATP 酶、血型糖蛋白、Rh 相关糖蛋白（RhAG）和 Rh 复合体等。其中血影蛋白、锚蛋白、带 3 蛋白和带 4.2 蛋白决定膜的垂直稳定性，而血影蛋白、肌动蛋白和带 4.1 蛋白决定膜的水平稳定性和红细胞的形状。

遗传性球形红细胞增多症是由于编码红细胞膜骨架蛋白的基因突变，使膜网状结构的竖向结构发生改变，胞质以滤泡形式丢失，使红细胞变为球形，同时因细胞内钠离子潴留，使得细胞渗透性增大，进一步加重了球形变。这种球形的红细胞直径显著增加、脆性高、变形能力差，在通过脾索缝隙时被扣押、吞噬，极易破裂而导致溶血，临床上出现黄疸和贫血。

根据膜蛋白缺陷的突变基因不同，可分为 5 型（见表 4-3）。2 型患者除贫血、新生儿黄疸外，还有椭圆形红细胞增多症。

表 4-3　遗传性球形红细胞增多症的基因分型

分型	北美占比	蛋白基因缺陷	编码基因	遗传方式
1 型（SPH1）	40% ~ 65%	锚蛋白	ANK1，8p11.21	常染色体显性
2 型（SPH2）	15% ~ 30%	血影蛋白 β	SPTB，14q23-q24.2	常染色体显性
3 型（SPH3）	5%	血影蛋白 α	SPTA1，1q22-q23	常染色体隐性
4 型（SPH4）	33%	带 3 蛋白	SLC4A1，17q21-q22	常染色体显性
5 型（SPH5）	< 5%	带 4.2 蛋白	EPB42，15q15-q21	常染色体隐性

（二）临床表现

任何年龄均可发病，婴幼儿及儿童较多见，可从无症状到严重溶血。典型临床表现为贫血、溶血性黄疸、肝功能异常和肝脾肿大等，但多数患儿起病初期仅有贫血、轻微黄疸或仅有脾肿大，容易导致误诊或漏诊。

常见合并症有胆囊结石，少见并发症有下肢复发性溃疡、慢性红斑性皮炎、痛风、髓外造血性肿块等。严重者常因感染诱发溶血危象、再障危象和巨幼细胞性贫血危象。

马亚南等报道了88例儿童遗传性球形红细胞增多症患者的临床特点。患儿年龄1~14岁,中位年龄5岁,男女比例约为1:1,其中有阳性家族史患者38例(43%)。主要临床表现有贫血、皮肤黏膜苍白、皮肤和巩膜黄染、肝大、脾大,胆囊结石等。其中,中重度贫血59例、肝大35例、脾大57例、胆囊结石11例。

二、遗传性球形红细胞增多症如何诊断?

典型患者临床表现有中重度贫血、溶血性贫血、脾增大,肝大、伴或不伴有黄疸。多数患者有阳性家族史。对于疑诊患者应进一步完善筛查和确诊试验。

筛查实验有Coombs试验、Ham试验、糖水试验、高铁血红蛋白还原试验、葡萄糖6-磷酸脱氢酶荧光斑点试验和血红蛋白电泳。如阴性,可排除自身免疫性溶血性贫血、血红蛋白病、葡萄糖-6-磷酸脱氢酶缺乏症及地中海贫血等疾病。

确诊试验有外周血涂片球形红细胞计数、红细胞渗透脆性试验、酸化甘油溶血试验,以及骨髓细胞学检查。如外周血涂片见球形红细胞增多,红细胞脆性增加、酸化甘油溶血试验阳性,骨髓细胞学检查表现红系增生活跃,可见球形红细胞,并除外获得性球形红细胞增多症的典型患者,即可诊断。小浓染细胞属于球形细胞,如外周血涂片见小浓染细胞增多(>4%)更具有诊断意义。

红细胞膜蛋白分析和基因检测可进一步确诊和明确分型。

三、遗传性球形红细胞增多症如何治疗?

遗传性球形红细胞增多症的治疗方法有:

1. **一般治疗** 避免感染,定期随访血红蛋白、胆红素、肝脾超声等,补充叶酸,防止因叶酸缺乏而加重贫血或诱发危象。重度贫血或发生溶血危象患者应积极输血,如有再生障碍危象,可输血小板。

2. **手术治疗** 脾切除是控制贫血的有效治疗方法,可以缓解临床症状,延长红细胞寿命,减少输血次数,降低胆石症发生率,改善预后。尽管红细胞膜蛋白缺陷仍存在,但是切脾可减少球形红细胞在脾的破坏,减轻溶血的发生。常用术式有脾全切、脾部分切除、腹腔镜脾切除等。

幼儿因免疫功能尚未完善,脾切除以5岁以上为宜。中重度溶血性贫血患者应在6岁以前手术。因脾切除术后血小板会显著上升,术后患者应常规口服抗血小板药物,并监测血小板水平。因手术创伤大,患者免疫力降低,术后容易合并感染,应积极给予抗生素预防感染。

3. **介入治疗** 部分性脾动脉栓塞术具有微创特点,和脾全切术一样,术后血红蛋白显著提升，且术后可保留部分脾免疫功能。栓塞术后常见反应有发热、疼痛和呕吐，对症支持疗法可缓解。

马亚南等报道的 88 例儿童遗传性球形红细胞增多症患者中，36 例行脾切除术，12 例行部分脾动脉栓塞术，术后血红蛋白均在 120 g/L 以上，达到临床缓解标准。

四、脾切除术后的并发症有哪些？

遗传性球形红细胞增多症患者脾切除术后的常见并发症有感染、伴血小板增多的静脉血栓栓塞、动脉血栓形成和肺动脉高压。

Ejikeme 等报道一例 47 岁遗传性球形红细胞增多症女性患者，因开腹脾切除术和胆囊切除术后 15 天出现腹部剧烈疼痛、发热和白细胞升高，同时还伴有贫血和血小板显著增高（血红蛋白 89 g/L，血小板 1137×10^9/L）入院。腹部 CT 检查提示脾静脉、肠系膜上静脉和门静脉多发血栓形成。该患者脾切除手术顺利，术后没有给予抗凝、抗血小板和羟基脲治疗，术后 7 天出院时血小板为 891×10^9/L。

此次急诊住院后给予患者大剂量肝素输注抗凝、羟基脲降低血小板、吗啡镇痛和静脉营养支持治疗。治疗期间，血小板最高达 1250×10^9/L，1 周后血小板逐渐降低，开始口服华法林桥接，维持国际标准化比值（INR）在治疗范围（2 ~ 3）。患者此次出院时，血小板已降至 458×10^9/L。

抗凝治疗的同时也完善了血栓相关检查，包括蛋白 C 和蛋白 S、抗凝血酶 III 活性、抗心磷脂抗体和凝血因子 V Leiden 基因等，这些检查均为阴性结果，从而证实了脾切除术后血栓的诊断。

反应性血小板增多是脾切除术后的常见并发症。该病例提示了遗传性球形红细胞增多症行脾切除术的患者术后预防静脉血栓栓塞的重要性。但是术后抗凝和（或）抗血小板治疗的确切时间和有效性，需要进一步研究来明确。

【麻醉管理】

患儿，男性，5 岁，109 cm，15.7 kg，术前麻醉评估 ASA II 级。患者入手术室后开放外周静脉，常规监测生命体征，血压 120/60 mmHg，心率 110 次 / 分，脉搏氧饱和度 100%。分次静脉推注丙泊酚 40 mg、舒芬太尼 2 μg 和顺阿曲库铵 2 mg 完成麻醉诱导和可视化气管插管。术中监测有创动脉压力、脑电双频指数和体温。术中以静脉持续输注丙泊酚和瑞芬太尼，间断静脉推注舒芬太尼和吸入七氟烷维持麻醉。手术开始时动脉血气分析提示，pH 7.36，$PaCO_2$ 42 mmHg，PaO_2 381 mmHg，HCO_3^- 23.7 mmol/L，碱剩余 –1.7 mmol/L，乳酸 0.9 mmol/L，血红蛋白 8.3 g/dl。手术历时 2 h，出血少量，尿量 50 ml，输注红细胞悬液 200 ml，总入量 500 ml。术毕复查动脉血气分析提示血红蛋白 11.2 g/dl。术后给予新斯的明和阿托品拮抗肌松，患者自主呼吸恢复满意后拔除气管导管。术后患者因手术创伤大转入监护室治疗。

【术后情况】

患者转入监护室后，意识清楚，血压 106/79 mmHg，心率 120 次 / 分。给予抗炎、补液、抑酸和止血治疗。术后 1 天，复查血常规贫血有改善，血红蛋白 105 g/L，白细胞 16.78×10^9/L，血小板 215×10^9/L，网织红细胞占比 11.7%。肝酶大致正常，谷草转氨酶 51 IU/L、总胆红素 38.3 μmol/L、直接胆红素 6.5 μmol/L、肌酸激酶升高 302 IU/L（参考值 25～195 IU/L）、乳酸脱氢酶升高 447 IU/L（参考值 100～240 IU/L）。术后 2 天，患儿出现尿潴留和低热，在全身麻醉下留置尿管，并给予膀胱冲洗。术后 4 天，患儿体温正常，复查血红蛋白 108 g/L，白细胞 17.46×10^9/L，血小板 487×10^9/L，继续抗感染和保肝、静脉营养治疗。术后 6 天，给予流食饮食，转入普通病房。

术后 8 天，复查血红蛋白 117 g/L，白细胞 9.19×10^9/L，血小板 877×10^9/L。脾切除术后出现血小板增高，给予双嘧达莫口服。肝酶较前升高，谷丙转氨酶 140 IU/L，谷草转氨酶 99 IU/L、总胆红素和直接胆红素正常、乳酸脱氢酶升高 483 IU/L，继续保肝治疗。术后 12 天，血小板增高达 $1\,021 \times 10^9$/L，肝酶较前有好转，谷丙转氨酶 128 IU/L，谷草转氨酶 112 IU/L、乳酸脱氢酶仍升高 528 IU/L 升高。术后 2 周，患者术后恢复好，顺利出院，院外继续口服双嘧达莫降血小板直至 ＜600×10^9/L，继续保肝治疗并定期复查肝功能。

【要点分析】

一、遗传性球形红细胞增多症的术前评估要点有哪些？

遗传性球形红细胞增多症是红细胞膜蛋白缺陷导致的遗传性溶血性疾病。患者典型临床表现可有中重度贫血、溶血性黄疸、肝功能异常和脾大等。脾切除术的患儿术前病史会有中重度贫血、腹痛、黄疸和肝功能异常等。

术前评估患者应重点了解患者病史、输血和治疗史，以及血常规、网织红细胞、肝功能、凝血功能等化验检查。重度贫血、凝血功能障碍患者术前应给予输注红细胞或新鲜血浆给予纠正。患者术前应避免感染，以免诱发出现溶血性贫血危象或骨髓再生障碍性危象。

二、遗传性球形红细胞增多症患者脾切除术的麻醉管理有哪些要点？

1. 脾切除术手术创伤较大，麻醉管理重点是容量管理和血液保护。术中应监测有创动脉压力、体温、动脉血气分析和尿量等。大出血时还可以使用血栓弹力图（TEG）监测凝血功能。

2. 文献中报道地中海贫血患者行脾切除术时，容易发生中心静脉相关的感染和血栓形成，因此此类患者术中应避免使用中心静脉。遗传性球形红细胞增多症患者也是感染的高风险人群，虽然文献中并没有报道其中心静脉相关感染风险增加，但也应注意谨慎使用。

3. 遗传性球形红细胞增多症是红细胞膜蛋白缺陷溶血性疾病。由于红细胞脆性增加，术中使用自体血液回收时可能会进一步加重溶血。因此术中使用自体血回收时，应评估患者的风险和获益。

要点总结

1. 遗传性球形红细胞增多症是一种常见的遗传性溶血性贫血，多见于婴幼儿及儿童。由于红细胞膜骨架蛋白基因突变，使膜网状结构的竖向结构发生改变，红细胞由椭圆形变为球形，同时因细胞内钠离子潴留使得细胞渗透性增大，进一步加重了球形变。由于球形红细胞直径显著增加、脆性高、变形能力差，极易破裂而导致溶血。典型临床表现有中重度贫血、溶血性黄疸、肝功能异常和肝脾肿大等。

2. 术前应完善血常规、凝血功能和肝功能检查。重度贫血、凝血功能障碍患者术前应给予输注红细胞或新鲜血浆给予纠正。术前应避免感染，以免诱发出现溶血性贫血危象或骨髓再生障碍性危象。

3. 脾切除术中麻醉管理重点是容量管理和血液保护。为避免加重溶血，应谨慎使用自体血液回收。使用中心静脉导管时，应注意其相关感染增加的风险。

参考文献

[1] 谭燕莉，蒋瑾瑾. 遗传性球形红细胞增多症诊治进展. 河北医药，2018，40：1086-1089.

[2] 马亚南，刘玉峰. 儿童遗传性球形红细胞增多症 88 例临床特点分析. 河南医学研究，2017，26：992-993.

[3] Chaithanya K, Reddy PN, Gandra S, Srikanth A. Anaesthetic management of a case of hereditary spherocytosis for splenectomy and cholecystectomy. Indian J Anaesth, 2014, 58: 343-345.

[4] Jin D, Shen L, Huang Y. Intraoperative Cell-Saver Caused More Autologous Salvage Hemolysis in a Hereditary Spherocytosis Patient Than in a Normal Erythrocyte Patient. Front Physiol, 2022, 13: 926398.

[5] Ejikeme C, Elkattawy S, Kayode-Ajala F, et al. Reactive Thrombocytosis after Splenectomy in Hereditary Spherocytosis: Case Report and Literature Review. Eur J Case Rep Intern Med, 2021, 8: 002673.

（耿志宇，常杏芝）

第 5 节　甲基丙二酸血症患者行全身麻醉脑室腹腔分流术

【病例简介】

一、基本病史

患儿，女性，2 岁，因"发现脑积水 1 年余，间断抽搐 1 周"入院。患者出生后 20 天因间断抽搐行脑 CT 检查发现脑出血，并行侧脑室外引流术，术后病情好转遂拔除外引流管。患儿 2 月龄时住院行血和尿代谢物筛查，提示为甲基丙二酸血症，诊断明确并用药治疗至今。患儿 3 月龄时曾行第三脑室底造瘘术，术后脑积水无明显好转。1 周前患儿突发意识丧失，伴四肢抽搐，持续约 1 h 好转，门诊腰穿检查测颅内压升高达 210 mm H_2O，为进一步治疗收住院。目前口服药物有维生素 AD 滴剂、甲钴胺片、左卡尼汀口服液、甜菜碱，以及维生素 B_{12} 肌注每周 2 次。

既往史：患者系足月顺产，产后无窒息，出生体重 3.3 kg，新生儿期无病理性黄疸。家族中患者父亲为甲基丙二酸血症致病基因携带者。

二、入院情况

患者血压 80/40 mmHg，心率 100 次 / 分，心律齐，双肺呼吸音清。头围约 51 cm，前囟已闭合，颜面比例不对称。双目未见落日征，四肢肌力、肌张力正常，双侧膝腱反射对称引出，双侧 Babinski 征阴性。

头颅 CT 检查：脑积水。

入院诊断：脑积水，甲基丙二酸血症，第三脑室底造瘘术后，脑发育不良，运动智力发育落后。

三、术前情况

入院后完善检查，血常规、凝血功能、肝肾功能大致正常。头颅 CT 检查提示脑积水，额骨右侧局部骨质疏松。

术前诊断：脑积水，甲基丙二酸血症，第三脑室底造瘘术后，脑发育不良，运动智力发育落后。拟全身麻醉下行右侧脑室腹腔分流术。

【术前分析】

一、什么是甲基丙二酸血症？

甲基丙二酸血症（methylmalonic acidemia，MMA），也称甲基丙二酸尿症（methylmalonic aciduria，MMA），是最常见的先天性有机酸代谢障碍疾病，其中约 70% 合并同型半胱氨酸血症（合并型 MMA），30% 为单纯型 MMA。由于基因突变导致甲基丙二酰辅酶 A 变位酶（methylmalonyl coenzyme A mutase，MCM）缺陷或者辅酶钴胺素（cobalamin，cbl）代谢发生障碍，使甲基丙二酸、3- 羟基丙酸及甲基枸橼酸等有机酸在体内蓄积，从而出现高乳酸血症、代谢性酸中毒和高氨血症，引起脑、心血管、肝、肾和血液等全身多脏器损害。该病呈常染色体隐性遗传，1967 年由 Oberholzer 等首次报道，2000 年国内学者首次报道。全球发病率约为 1/（5 万 ~ 12.7 万），中国大陆地区儿童发病率约为 1/2.6 万。2018 年 5 月，被列入国家卫生健康委员会等 5 部门联合制定的《第一批罕见病目录》。

（一）发病机制

甲基丙二酰辅酶 A 变位酶是一种核基因编码的线粒体基质酶。甲基丙二酸是 4 种氨基酸（异亮氨酸、蛋氨酸、缬氨酸、苏氨酸）、胆固醇和奇数链脂肪酸旁路分解代谢途径中甲基丙二酰辅酶 A 的代谢产物。维生素 B_{12}（又名钴胺素）参与腺苷钴胺素（adenosylcobalamin，Ado-cbl）和甲基钴胺素（methyl-cobalamin，Mecbl）的合成。腺苷钴胺素和甲基钴胺素是体内维生素 B_{12} 的两种活性辅酶形式。

正常情况下，线粒体内质网丙酰辅酶 A 代谢通路中，甲基丙二酰辅酶 A 变位酶（MCM）在辅酶腺苷钴胺素（Ado-cbl）的催化下，使甲基丙二酰辅酶 A 代谢转化为琥珀酰辅酶 A，后者参与三羧酸循环实现供能。同型半胱氨酸是一种含硫氨基酸，是蛋氨酸代谢过程中的重要中间产物，由食物中的蛋氨酸在腺苷转移酶的作用下合成。甲基钴胺素（Mecbl）是蛋氨酸合成酶的辅酶，蛋氨酸合成酶可催化同型半胱氨酸向蛋氨酸的转化。

当甲基丙二酰辅酶 A 变位酶（MCM）或其辅酶腺苷钴胺素（Ado-cbl）代谢缺陷时，甲基丙二酰辅酶 A 不能转化为琥珀酰辅酶 A，导致 4 种氨基酸（异亮氨酸、蛋氨酸、缬氨酸和苏氨酸）、胆固醇和奇数碳脂肪酸的代谢受阻。它们通过旁路途径进行代谢，产生大量甲基丙二酸、甲基枸橼酸和 3-羟基丙酸等有机酸代谢产物，在体内异常蓄积，引起神经、肝、肾、骨髓等多脏器损伤，其中脑损伤最明显。损伤机制包括线粒体功能障碍、神经元细胞凋亡、细胞骨架磷酸化及髓鞘形成障碍等脑结构损伤，以及神经节苷脂和突触可塑性异常等脑神经发育损伤等。

机体在排泄甲基丙二酸等有机酸的过程中，会消耗体内肉碱，生成相应的酯酰化肉碱，继而导致继发性肉碱缺乏，影响体内脂肪的氧化代谢。有机酸蓄积还会抑制糖异生，导致发生低血糖和游离脂肪酸释放，形成酮症。

（二）疾病基因分型

1. 甲基丙二酰辅酶 A 变位酶（MCM）缺陷型，即 MUT 型。由于 MUT 基因突变，导致 MCM 功能完全缺乏或部分缺乏。根据 MCM 活性不同分为 MUT^0 型（MUT 无活性）和 MUT^- 型（在高浓度腺苷钴胺素存在下，MUT 有部分活性）。MUT^0 型病情严重，常于新生儿期发病，病死率较高。MUT^- 型病情较轻，新生儿至成年期均可发病，常因感染等应激因素诱发代谢紊乱。

2. 维生素 B_{12} 代谢障碍（cbl 型）：可分为 8 个类型（cblA、cblB、cblC、cblD、cblF、cblH、cblJ、cblX 等）（表 4-4）。其中，腺苷钴胺素合成缺陷包括：cblA 型（线粒体氧化型游离钴胺素还原酶缺陷，基因定位为 4q31.21）、cblB 型（线粒体钴胺素腺苷转移酶缺陷，基因定位为 12q24.11）和 cb1H 型（线粒体腺苷钴胺素转移酶缺陷，基因定位为 2q23.2）。cblC、cblD 和 cblF 型为胞质和溶酶体钴胺素代谢异常致腺苷钴胺素和甲基钴胺素合成缺陷类型。cblJ 型是由于 ABCD4 基因突变（基因定位 14q24）影响钴胺素溶酶体释放到胞质中，cblX 型是 X 染色体转录辅助因子 HCFC1 突变所致。

除 HCFC1 基因缺陷为 X-连锁遗传病外，其他维生素 B_{12} 代谢障碍均为常染色体隐性遗传病。

MUT^0 型、MUT^- 型、cblA 型和 cblB 型患者临床表现类似，仅有甲基丙二酸血症。cblC 型、cblD 型和 cblF 型患者临床表现为甲基丙二酸合并同型半胱氨酸血症。

表 4-4　维生素 B_{12} 代谢障碍（cbl 型）分型

表型	基因点位	编码基因	代谢缺陷
MUT^0 型	6p12.3	MUT	甲基丙二酰辅酶 A 变位酶
cblA	4q31.21	MMAA	钴胺素还原酶
cblB	12q24.11	MMAB	钴胺素腺苷转移酶

表型	基因点位	编码基因	代谢缺陷
cblC	1p34.1	MMACHC	
cblD	2q23	MMADHC	
cblF	6q13	LMBRD1	
cblH	2q23.2	MMADHC	腺苷钴胺素转移酶
cblJ	14q24	ABCD4	
cblX	Xq28	HCFC1	

（三）疾病临床分型

1. **单纯型**　表现为血和尿甲基丙二酸升高，基因分型主要为 MUT 基因突变（MUT型）、MMAA 基因突变导致氧化型游离钴胺素还原酶缺乏（cblA 型）、MMAB 基因突变导致三磷酸腺苷：钴胺素腺苷转移酶缺乏（cblB 型）、MMADHC 基因突变导致腺苷钴胺素转移酶缺乏（cblH 型）、腺苷钴胺素转运或合成障碍型和 MCEE 基因突变导致甲基丙二酰辅酶 A 异构酶缺陷型。自新生儿至成年均可发病，部分患儿维生素 B_{12} 治疗有效，部分患儿维生素 B_{12} 治疗无效或反应差，饮食治疗和营养干预是主要治疗措施。

2. **合并同型半胱氨酸血症型**　基因分型为 cblC 型、cblD 型和 cblF 型，因影响腺苷钴胺素和甲基钴胺素参与的两个代谢步骤，导致甲基丙二酸和同型半胱氨酸显著升高。

在国内，合并型是主要类型，约占 70%～80%，其中 cblC 型最常见，由 MMACHC 基因突变（位于 1p34.1）导致。单纯型约占 20%～30%，其中主要是 MUT 型。国外以单纯型最常见，主要是 MUT 基因突变。

根据对维生素 B_{12} 治疗是否有效的分型：

（1）维生素 B_{12} 有效型：多为辅酶合成缺陷型，包括 cblA 型、cblC 型、cblD 型和 cblF 型，其中 MMACHC 基因突变导致的 cb1C 型最常见。此型患者治疗应及时补充维生素 B_{12}，提高细胞内钴胺素水平，同时辅以叶酸、甜菜碱和左卡尼汀。cbIB 型中部分患者对维生素 B_{12} 有效。

（2）维生素 B_{12} 无效型：多为 MUT 基因突变导致的 MCM 合成缺陷。此型患者治疗主要采用饮食控制，严格限制蛋白质的摄入。

（四）临床表现

甲基丙二酸血症可于任何年龄发病，临床表现严重程度不一，可病情危重或死亡，也可仅有轻微症状甚至无任何症状。根据发病时间分为早发型和晚发型。

1. **早发型**　多为婴幼儿发病，神经系统症状严重，主要表现为喂养困难、反复呕吐、肌张力减低、意识障碍和嗜睡、体格发育落后、智力运动落后和癫痫等。临床上早发型易和新生儿呼吸窘迫综合征、败血症、低血糖症、新生儿肺炎、中枢神经系统感染、新生儿缺血缺氧性脑病混淆，导致误诊。部分重症患儿病情进展迅速，出现呼吸困难、代谢性酸中毒、高氨血症和昏迷状态，病死率很高。如诊断治疗不及时，会遗留神经系统后遗症，如癫痫、智力运动发育落后和视力障碍等。

2. **晚发型** 可在幼儿至成年发病，首次代谢危象的诱因常为感染、饥饿、疲劳、疫苗注射、外伤和手术刺激、高蛋白饮食和药物。由于机体分解代谢亢进，短时间内产生大量代谢毒物，同时能量供应不足，可导致乳酸酸中毒、电解质紊乱、低血糖、酮症酸中毒和高氨血症等代谢危象。

常以神经系统症状（认知障碍、精神行为异常）起病，临床表现复杂多样，可表现为多系统损害，治疗后远期疗效较好。

（1）中枢神经系统：以双侧基底节、尤其苍白球病变多见，表现为神经精神异常，智力低下，语言发育落后，运动障碍，癫痫和脑卒中，与有机酸代谢产物蓄积导致体内能量代谢不足、对中枢神经系统的直接毒性和氧化应激有关。

（2）心血管系统：单纯型的重症患者可能发生代谢性心肌病；合并型患者心血管受累多见，如先天性心脏病、心肌病、心肌酶升高，高血压和肺动脉高压等，可为甲基丙二酸血症首发临床表现。

（3）肾功能不全：肾小管间质性损害为主，部分患者合并慢性进行性肾小球损害；血栓性微血管病相关的非典型溶血性尿毒症综合征是 cblC 型甲基丙二酸血症最常见的肾脏疾病，可导致微血管溶血性贫血、高血压、蛋白尿、肾功能不全、血小板减少，肾活检显示肾小球基底膜空泡化及肾小球毛细血管壁 IgM 沉积强度明显增高。

（4）血液系统异常：多见巨幼红细胞性贫血，全血细胞、粒细胞和血小板减少，溶血性尿毒症综合征，与有机酸抑制骨髓、使细胞内 5- 甲基四氢叶酸蓄积致核苷酸合成受阻有关；深静脉血栓形成和反复血栓栓塞多见于成年甲基丙二酸血症患者。

（5）皮肤损害：轻重不等的皮肤网状发花、皮炎、色素沉着、皮损是合并型甲基丙二酸血症常见的皮肤黏膜损害，可能与蛋氨酸缺乏、过度限制蛋白质导致必需氨基酸缺乏、高同型半胱氨酸血症的血管损害有关。

二、甲基丙二酸血症如何诊断？

甲基丙二酸血症是先天代谢性疾病，通过血、尿代谢检查可进行筛查和诊断。特异性代谢物包括：血丙酰肉碱（propionyl carnitine，C3）、乙酰肉碱（acetyl carnitine，C2）、同型半胱氨酸等。一般采用串联质谱法（tandem mass spectrometry，MS-MS）测定血氨基酸、游离肉碱、酯酰肉碱谱，气相色谱 – 质谱法（gas chromatography mass spectrometry，GC-MS）测定尿有机酸。

甲基丙二酸血症患者可见：血中丙酰肉碱（C3）升高，游离肉碱（free carnitine，C0）降低，C3/C0 比值（＞0.25）和 C3/C2 比值升高（＞0.25）。尿中甲基丙二酸和甲基枸橼酸升高。严重者尿乳酸、丙酮酸、3- 羟基丙酸和 3- 羟基丁酸升高。

合并型甲基丙二酸血症患者可同时有血同型半胱氨酸水平升高（＞15 μmol/L）、蛋氨酸（甲硫氨酸）水平降低，C3/ 蛋氨酸比值升高（＞0.25）。

淋巴细胞和（或）皮肤培养成纤维细胞中基因突变的检测是疾病诊断的金标准，也有助于分型诊断：①检测出 2 个甲基丙二酸血症相关基因变异，血中 C3/C2 增高，和（或）尿中甲基丙二酸、甲基枸橼酸增高；②排除丙酸血症和继发性甲基丙二酸血症情况下，检测出 1 个相关基因变异，血中 C3/C2 增高，和（或）尿中甲基丙二酸、甲基枸橼酸增高。满足以上任意一条可诊断。通过基因分析还可明确分型，证实 MCM 或其辅酶钴胺素存在基因突变，通过测定甲基丙二酰辅酶 A 变位酶（MCM）活性区分两种 MUT 亚型。

实验室检查可见：代谢性酸中毒、电解质紊乱、高乳酸血症、高氨血症、尿酸升高、尿酮体阳性和低血糖等。其他可见贫血、粒细胞和血小板减少、转氨酶升高、心肌酶升高等。

三、甲基丙二酸血症如何治疗？

治疗原则

1. 急性期治疗主要目的是生命支持（纠正代谢紊乱、稳定内环境、营养功能和保护器官）和降低血氨（停止蛋白摄入、药物或透析降低血氨）。

（1）静脉补液、输注葡萄糖、胰岛素、脂肪乳和必需氨基酸保证机体代谢的营养供能，同时要促进合成代谢，防止内源性蛋白质的分解代谢。

（2）降低血氨水平。静脉滴注左卡尼汀，补充肉碱，利于有机酸的排泄。急性期的血氨水平和患儿神经系统预后相关。当血氨＞100 μmol/L 时，给予苯甲酸盐、卡谷氨酸、苯丁酸钠、精氨酸、N- 乙酰氨甲酰谷氨酸可加速氨的排泄从而降低血氨。当血氨＞300 μmol/L 时，特殊配方营养奶粉也应停用，只给葡萄糖、麦芽糊精和中链脂肪酸补充能量。当血氨＞500 μmol/L，或者血氨 250~500 μmol/L 且有明显脑病、保守治疗血氨下降不显著时，应尽快透析降低血氨以防止发展成脑水肿。维生素 B_{12} 有效型患者可给予大剂量维生素 B_{12}。同时要限制蛋白饮食，降低血中同型半胱氨酸和甲基丙二酸水平。

2. 稳定期治疗

（1）饮食控制：主要是低蛋白饮食，减少甲基丙二酸及氨的产生。给予母乳喂养及特殊氨基酸奶粉，限制丙酸前体氨基酸（异亮氨酸、甲硫氨酸、缬氨酸、苏氨酸）的摄入。喂养困难应及早鼻饲减少饥饿状态下的分解代谢。

（2）药物治疗：所有类型患者均应使用大剂量左卡尼汀，促进有机酸排泄，纠正继发性低肉碱血症。维生素 B_{12} 有效型患者，可每日肌内注射维生素 B_{12}，羟钴胺优于氰钴胺。

合并型患者需口服甜菜碱来降低血同型半胱氨酸水平，同时辅以维生素 B_6、左卡尼汀和叶酸等。

（3）对症治疗：口服枸橼酸钾有助于甲基丙二酸排泄，纠正代谢性酸中毒，保护肾小管功能。合并癫痫患儿应给予抗癫痫药物治疗。合并贫血、心肌损伤、肝肾损伤患者需给予维生素 B_{12}、叶酸、铁剂和保肝药等。

（4）其他治疗方法：有器官移植、基因治疗、干细胞移植治疗和康复治疗等。

甲基丙二酸血症患者预后主要与疾病分型、发病早晚和诊治是否及时有关。一般来讲，新生儿期发病患儿存活率较低，且发病越早预后越差。维生素 B_{12} 有效型患儿预后较好，维生素 B_{12} 无效型患儿预后较差。

四、甲基丙二酸血症患儿合并脑积水的预后如何？

脑积水是甲基丙二酸血症合并同型半胱氨酸血症的严重并发症，主要见于早发型，其发病机制尚不清楚，推测与有机酸代谢物的直接神经毒性和氧化应激反应，高浓度同型半胱氨酸损伤血管内皮、导致颅内动脉血管管壁顺应性下降、影响脑脊液的弥散和重吸收有关。部分患儿以脑积水症状起病，因此除针对病因治疗外，还需要针对脑积水对症治疗。

国内张宏武等报道的 1260 例儿童患者中，脑积水发病率为 6.6%（83 例），其中 75 例基因分析为 cb1C 型，确诊为合并型。早发型为 68 例，64 例在起病时有脑积水。常见临床表现为智力和运动发育落后、视力障碍、癫痫、贫血、肌张力低下或增高、喂养困难等。少见表现有心肌病和肝肾损伤。76 例患者中，41 例接受脑室 - 腹腔分流手术，31 例经代谢干预治疗后脑积水好转。患儿术后智力及运动发育、癫痫及视力障碍逐渐好转。但是，与不需要手术的患儿比较，手术组患儿病情重，治疗后的结局也差。脑室 - 腹腔分流术的指征为颅内压增高呈进行性加重、双侧脑室系统中 - 重度扩张。对于病情较重的患儿，应及早考虑手术干预。

李宇等回顾分析了 15 例 cb1C 型甲基丙二酸血症合并脑积水患者的临床特点。患儿年龄 2~33 月（中位数 4 月），其中 11 例（73.3%）患儿头围小于正常范围，这与其他病因脑积水患儿头围多大于正常范围不同，这提示脑积水的患儿同时也存在严重的脑发育不良。术后随访 1 年，26.7% 患儿智力和运动恢复正常，其余患儿均有明显好转，说明脑室腹腔分流术是合并脑积水患儿的有效对症治疗方式，可提高患儿生存质量。

【麻醉管理】

患儿，女性，2 岁，87 cm，14.6 kg，术前麻醉评估 ASA Ⅱ级。患者入手术室后开放外周静脉，常规监测生命体征，血压 90/55 mmHg，心率 120 次 / 分，脉搏氧饱和度 100%。分次静脉推注丙泊酚 60 mg、舒芬太尼 2 μg 和顺阿曲库铵 2 mg 完成麻醉诱导和可视化气管插管。术中以静脉持续输注丙泊酚和瑞芬太尼，间断吸入七氟烷维持麻醉。手术历时 30 min，总入量 200 ml，出血少量，尿量 50 ml。术毕患者自主呼吸完全恢复后拔出气管导管，转入恢复室进一步观察。患者生命体征平稳，半小时后安返病房。

术后 1 天，患者无发热，意识清醒，双瞳孔等大，对光反射灵敏，四肢肌力和肌张力正常，未见病理征。复查血常规，血红蛋白 103 g/L，白细胞 8.65×10^9/L，血小板 413×10^9/L，快速 C 反应蛋白 7 mg/L，肝肾功能正常。给予抗感染、单唾液酸四己糖神经节苷脂钠盐营养神经、左乙拉西坦预防癫痫发作及补液等治疗。术后 3 天，复查血红蛋白 124 g/L，白细胞 7.47×10^9/L，血小板 243×10^9/L，快速 C 反应蛋白 17 mg/L。术后 9 天，患者一般情况好，病情稳定出院。

【要点分析】

一、甲基丙二酸血症的术前访视要点有哪些?

甲基丙二酸血症是有机酸代谢障碍疾病，由于甲基丙二酰辅酶 A 变位酶或其辅酶钴胺素缺陷、甲基丙二酸等有机酸在体内大量蓄积，导致高乳酸血症、代谢性酸中毒和高血氨症，从而出现中枢神经、肝、肾等多脏器的损害。术前应对患者的各器官系统状态进行全面评估。

（1）术前检查应注意一般检查，如有无贫血、粒细胞和血小板减少、低血糖、低蛋白血症、高尿酸、转氨酶和心肌酶升高、尿酮体阳性和肾功能受损。代谢功能检查，如血气分析有无代谢性酸中毒、电解质紊乱、高乳酸血症和高氨血症等。从而明确疾病分型、神经系统症状、治疗效果、营养状态和代谢控制情况。术前严重代谢异常患者应延迟手术。

（2）术前检查血氨基酸和肉碱谱、尿有机酸分析结果，是否在正常范围，包括血丙酰肉碱、乙酰肉碱和同型半胱氨酸升高水平，C3/C0 比值、C3/C2 比值和 C3/ 蛋氨酸比值，尿甲基丙二酸和甲基枸橼酸升高水平。血游离肉碱和蛋氨酸降低水平等。

（3）术前合并喂养困难、吞咽困难、容易呕吐和进行鼻饲的患儿，麻醉诱导时应注意反流和误吸的风险。

（4）合并颅内压升高和癫痫的患儿，术前应继续口服抗癫痫药物。合并肺动脉高压、高血压和心肌病患者，应完善心电图和超声心动图检查。心肌病和 QT 延长综合征是潜在致命性并发症，应避免使用延长 QT 间期的药物（促进胃肠动力药物）。

（5）术前准备应尽量缩短禁食时间，可静脉补充葡萄糖预防应激性的分解代谢。围手术期应继续给予左卡尼汀促进脂肪代谢。

二、甲基丙二酸血症患者的麻醉管理有哪些要点？

Baba 等对 14 例甲基丙二酸血症患者的肝移植麻醉管理进行了回顾分析。患儿年龄 7~87 个月，体重 6~25 kg，基因分型 MUT^0 型 10 例，MUT^- 型 4 例。对于肝移植手术麻醉管理，作者总结经验有以下几点：

（1）术前缩短禁食时间，尽可能减少因禁食导致的脂肪和蛋白质分解代谢。可输注 10% 的葡萄糖 5~6 ml/（kg·h）保证供能。

（2）氧化亚氮会影响腺苷钴胺素合成和抑制蛋氨酸合成酶（维生素 B_{12} 依赖）活性。丙泊酚在复合物 Ⅰ、复合物 Ⅳ 和解偶联氧化磷酸化等多个水平抑制线粒体功能。麻醉维持应避免使用丙泊酚和氧化亚氮。

（3）诱导后开始持续输注苯甲酸钠和左旋精氨酸盐以降低血氨，术中并持续监测乳酸、碱剩余和血氨等指标。

（4）术中应维持适宜麻醉深度，保持血流动力学稳定，减轻手术应激导致的分解代谢反应。同时要保证重要器官灌注，避免低血容量导致器官灌注不足，加重高乳酸血症。

术中液体管理应注意避免使用乳酸林格液，以免加重高乳酸血症。大出血时，应避免大剂量输注生理盐水导致的高氯酸血症。但是文献中也有持不同观点者。Ruzkova 等回顾分析了 11 例有机酸尿症患者的 19 次门诊和短小手术的麻醉管理和术后结局，其中有 6 例是甲基丙二酸血症患者。13 例手术患者术中使用乳酸林格液。仅有 1 例脊柱手术患者术中发生代谢性酸中毒，这可能与手术时间长（>10 h）和术中大量失血有关，其他患者并没有发生代谢相关的并发症。乳酸主要通过肝肾代谢，因此，作者认为对于肝肾功能正常的有机酸血症患者，乳酸林格液并不完全禁忌，可以在监测动脉血气和乳酸的条件下使用。

三、甲基丙二酸血症患者的麻醉药物选择有哪些注意事项？

甲基丙二酸血症应避免使用含奇数链脂肪酸的药物，这些药物会通过旁路代谢生成有机酸，进一步加重有机酸血症。含奇数链脂肪酸的麻醉药物，如通过酯酶水解代谢的非去极化肌松剂，如琥珀胆碱、阿曲库铵、顺阿曲库铵和米库氯铵。也有病例报告使用阿曲库铵和琥珀胆碱并没有出现严重的代谢紊乱，这可能与使用剂量较小有关。

正常情况下，维生素 B_{12} 参与腺苷钴胺素和甲基钴胺素的合成。氧化亚氮会不可逆地氧化维生素 B_{12} 中的钴原子，从而抑制维生素 B_{12} 依赖酶的活性，使甲基丙二酰辅酶 A 变位酶（MCM）和蛋氨酸合成酶活性受损，导致血甲基丙二酸和同型半胱氨酸显著升高。因此，该类患者应避免使用氧化亚氮。蛋氨酸合成酶活性受氧化亚氮抑制的半衰期是 46 分钟，3 小时后活性接近 0，2~4 天后才能完全恢复。也有部分病例报道使用氧化亚氮后并没有出现失代偿现象，可能与氧化亚氮使用时间长短有关。

部分非甾体解热镇痛药物也要避免使用。布洛芬、萘普生和酮洛芬是丙酸衍生物，其代谢产物丙酸和甲基丙二酸会进一步加重有机酸血症。酮咯酸是乙酸衍生物，此类患者是可以正常使用的。对乙酰氨基酚也可用于多模式镇痛。尽量避免使用类固醇类药物，因其会增强分解代谢，可能导致急性代谢危象。

要点总结

1. 甲基丙二酸血症是最常见的先天性有机酸代谢障碍疾病，呈常染色体隐性遗传，是由于甲基丙二酰辅酶 A 变位酶或其辅酶钴胺素（维生素 B$_{12}$）缺陷，导致甲基丙二酸等有机酸在体内蓄积。临床特征是高乳酸血症、代谢性酸中毒和高氨血症，可引起神经、肝、肾、骨髓等多脏器损伤，其中脑损伤最明显。

2. 甲基丙二酸血症患者在感染、饥饿、高蛋白饮食、外伤和手术等应激状况下，由于机体能量需求增加，分解代谢亢进，会导致乳酸酸中毒、电解质紊乱、低血糖、酮症酸中毒、高氨血症、代谢性脑病和多脏器衰竭等代谢危象表现。

3. 术前应明确患者疾病分型、神经系统症状、营养状态、治疗效果和代谢控制情况。术前严重代谢异常（高血氨、代谢性酸中毒、高乳酸血症、酮症酸中毒）患者应延迟手术。

4. 甲基丙二酸血症患者术前应缩短禁食时间，给予静脉葡萄糖补充液体和能量以减少分解代谢。术中宜维持适宜麻醉深度，避免应激高代谢反应、低血容量和器官低灌注。大手术术中应监测乳酸、碱剩余、血氨、容量和血糖，避免出现代谢性酸中毒和高乳酸血症。

5. 甲基丙二酸血症患者术中应避免使用氧化亚氮、丙泊酚、乳酸林格液、经酯酶水解代谢的非去极化肌松剂（琥珀胆碱、阿曲库铵、顺阿曲库铵和米库氯铵），以及丙酸类镇痛药物（布洛芬、萘普生和酮洛芬），以免加重有机酸血症。

参考文献

[1] 杨艳玲，莫若，陈哲晖. 甲基丙二酸血症的多学科综合治疗与防控. 中华实用儿科临床杂志，2020，35：647-652.
[2] 韩笑，韩炳娟，朱薇薇. 甲基丙二酸血症诊治及预后研究进展. 中国实用儿科杂志，2021，36：463-468.
[3] 李璐，张改秀. 甲基丙二酸血症的诊断及治疗研究进展. 山东医药，2020，60：99-102.
[4] 中华预防医学会出生缺陷预防与控制专业委员会新生儿筛查学组，中华医学会儿科学分会临床营养学组，中华医学会儿科学分会内分泌遗传代谢学组，等. 单纯型甲基丙二酸尿症饮食治疗与营养管理专家共识. 中国实用儿科杂志，2018，33：481-486.
[5] 余紫楠，张玉、黄新文. 欧洲甲基丙二酸血症与丙酸血症诊治指南. 中华急诊医

学杂志，2019，28：560-562.

[6] 贺需萱，董慧，张宏武，等. 欧洲甲基丙二酸血症合并同型半胱氨酸尿症导致脑积水 76 例诊断和治疗分析. 中华儿科杂志，2021，39：459-465.

[7] 李宇，张宏武，高阳旭，等. cb1C 型甲基丙二酸血症并脑积水的基因特点及疗效分析. 中华实用儿科临床杂志，2021，36：593-596.

[8] Ruzkova K, Weingarten TN, Larson KJ, et al. Anesthesia and organic aciduria: Is the use of lactated ringer's solution absolutely contraindicated? Pediatr Anesth, 2015, 25: 807-817.

[9] Uemura Y, Kakuta N, Tanaka K, et al. Anesthetic management of a patient with methylmalonic acidemia: A case report. JA Clin Rep, 2018, 4.

[10] Ktena YP, Ramstad T, Baker EH, et al. Propofol administration in patients with methylmalonic acidemia and intracellular cobalamin metabolism disorders: A review of theoretical concerns and clinical experiences in 28 patients. J Inherit Metab Dis, 2015, 38: 847-853.

[11] Baba C, Kasahara M, Kogure Y, et al.Perioperative management of living-donor liver transplantation for methylmalonic acidemia. Paediatr Anaesth, 2016, 26: 694-702.

（宋琳琳，常杏芝）

第 6 节　异染性脑白质营养不良患者行全身麻醉输液港取出术

【病例简介】

一、基本病史

患者，男性，4 岁，因"智力、运动倒退 2 年，发作性症状 1 年"入院。患儿 2 年前出现走路不稳，运动和语言倒退。头颅 MRI 检查提示大脑白质区对称性病变，考虑异染性脑白质营养不良可能性大。基因测序检查提示芳基硫酸酯酶 A（ARSA）基因存在复合杂合变异，患儿和父母的血芳香硫酸酯酶 A 活性低于参考值，考虑异染性脑白质营养不良诊断明确。1 年前行脐血干细胞移植术，术后长期口服免疫抑制剂他克莫司治疗。术后患儿智力运动改善不明显。患儿移植前输注白消安过程中出现双眼上翻、牙关紧闭、头后仰症状，给予镇静药物缓解。9 个月前肺炎时再次出现双眼上翻、牙关紧闭、口唇发紫、口角歪斜和四肢僵直症状，脑电地形图检查提示异常小儿药物睡眠脑电图。头颅 CT 检查提示脑白质病变。结合头颅 MRI 检查，符合异染性脑白质营养不良，轻度脑萎缩改变。未予特殊治疗，此后发作较频繁，进一步治疗收住院。

既往史：患儿系足月剖宫产，新生儿期无窒息和病理性黄疸，起病前运动智力发育正常，无热性惊厥史。1 年前行脐血干细胞移植术，否认家族遗传病史及类似病史。

二、入院情况

患者血压 85/52 mmHg，心率 98 次 / 分，发育正常，营养中等，神志清楚，自动体位，步态不稳。头颅无畸形，双瞳等大圆形，对光反应灵敏。心律齐，双肺呼吸音清。腹软，无压痛、反跳痛及肌紧张。双手指鼻欠稳准，双侧膝腱反射未引出，双侧 Babinski 征阴性。

辅助检查：头颅 MRI 示双侧大脑半球对称，大脑白质区见对称性长 T1 长 T2 信号，呈"虎纹征"，胼胝体受累，考虑异染性脑白质营养不良。24 小时脑电图提示异常儿童脑电图，睡眠期左侧枕区偶见棘慢波。腹部超声提示胆囊腔内异常回声，考虑胆汁淤积。

入院诊断：异染性脑白质营养不良，晚期婴儿型；发作性事件待查，脐血干细胞移植术后，静脉输液港术后。

三、术前情况

入院后完善检查，血常规、凝血功能、肝肾功能、电解质大致正常。X 线胸片提示双肺纹理增多。心电图和超声心电图未见异常。脑 CT 提示脑白质病变，脑萎缩。听觉诱发电位提示脑干传导异常，视觉诱发电位 P100 潜伏期延长，可继续评估患儿听力和视力。发作性事件考虑原发病导致癫痫可能。

患儿异染性脑白质营养不良诊断明确，为晚期婴儿型。超声检查提示右颈内静脉输液港有附壁血栓，考虑与血管局部损伤有关，拟全身麻醉拔除输液港。

术前诊断：异染性脑白质营养不良，晚期婴儿型；癫痫？脐血干细胞移植术后，静脉输液港术后。拟全身麻醉下行输液港取港术。

【术前分析】

一、什么是异染性脑白质营养不良？

异染性脑白质营养不良（metachromatic leukodystrophy，MLD）是一种罕见的常染色体隐性遗传的溶酶体贮积病，国外报道发病率为 1/（4 万～10 万），其特征是编码芳基硫酸酯酶 A（arylsulfatase A，ARSA）或鞘脂激活蛋白（prosaposin，PSAP）的基因缺陷或变异，导致溶酶体内芳基硫酸酶 A 或鞘脂激活蛋白 B（saposin B，SapB）生成不足，使神经系统和内脏组织中硫酸脑苷脂蓄积，从而产生中枢和外周神经系统的脱髓鞘改变。临床表现有运动障碍、周围神经病、精神行为异常等，根据发病年龄分为三种临床类型：晚婴型、少年型和成人型。

（一）发病机制

目前已知有 260 个芳基硫酸酯酶 A（ARSA）致病变异和 64 个鞘脂激活蛋白（PSAP）致病变异。ARSA 基因位于染色体 22q13.33 上，是一个约 3 kb 的小基因，该基因被转录成三种 mRNA。导致 ARSA 酶活性部分或全部中断，并导致发病的三个最常见变异是剪接位点突变 c.465+1G ＞ a，错义突变 c.1283C ＞ T 和 c.542T ＞ G。Sap B 是芳基硫酸酯酶 A 的激活蛋白，是位于染色体 10q22.1 上的鞘脂激活蛋白原基因（PSAP）编码的前体蛋白的裂解产物之一。SapB 缺乏也可导致硫酸脑苷脂分解障碍。

硫酸脑苷脂是髓鞘的主要组成部分，聚集在神经系统髓鞘形成细胞中。正常情况下，硫酸脑苷脂在特定的脑苷硫酸酯酶激活剂、即皂苷 B 的存在下，由芳基硫酸酯酶 A（ARSA）分解。

当 ARSA 基因和 PSAP 基因缺陷时，芳基硫酸酯酶 A 缺乏，使硫酸脑苷脂无法被降解为脑苷脂和硫酸，从而沉积在溶酶体中，破坏中枢神经系统和外周神经系统的髓鞘形成细胞，导致脑白质和周围神经系统的脱髓鞘病变，受累组织在甲苯胺蓝染色时表现为红棕色的异染物质。已发现异染性脑白质营养不良患者脑内小胶质细胞的损伤早于脱髓鞘的发生，这提示小胶质细胞可能参与疾病早期的病生理过程。除神经系统外，其他内脏组织如肝、肾、胰腺、脾、肾上腺和胆囊也可有硫酸脑苷脂沉积。胆囊息肉为最常见神经系统以外症状。

（二）临床表现

具有异质性，按发病年龄分为三种亚型。

1. **晚婴型**　发病年龄 6 月 ~ 3 岁，是最常见类型，患儿一般 30 个月前起病。特点是周围神经病变快速进展，先于中枢神经系统症状，运动和感觉传导严重减慢，表现有运动能力下降，如肌肉无力、肌张力低、腱反射消失、共济失调和步态异常等。随疾病进展逐渐出现言语障碍、痉挛性瘫痪、智力下降、视力和听力受损、癫痫等。

2. **青少年型**　起病晚，发病年龄多在 4 ~ 16 岁。特点是以认知或行为障碍开始，外周神经病变症状不明显，病程进展相对缓慢，常合并锥体束征和共济失调。

3. **成人型**　16 岁后起病，典型症状是精神和行为异常，如记忆力受损、情绪不稳定等，后期会出现周围神经病变。

二、异染性脑白质营养不良如何诊断和治疗？

婴幼儿出现进行性运动障碍、视力减退和精神异常时，应考虑本病。生化检查可见：尿液中 ARSA 缺乏、活性消失，硫酸酯阳性。血白细胞及皮肤成纤维细胞中 ARSA 活性降低。脱髓鞘是该病患者的重要病理特征，头颅 MRI 检查表现为从胼胝体开始累及脑室周围白质的双侧、对称性异常 T2 高信号。典型特征是异常白质内具有正常（低）信号强度带的辐射条纹图案，即"虎纹征"。基因检测 ARSA 及 PSAP 基因突变可最后确诊。

目前治疗方法有：

（1）造血干细胞移植：对于青少年和成人型的前期和早期患者，可以延缓疾病进展，提高生存率。对于晚婴型患者及病程晚期患者而言，疗效欠佳。

（2）酶替代疗法：原理是细胞吸收细胞外溶酶体酶，将其运输到溶酶体内从而产生生物活性。但是由于溶酶体酶不能透过血脑屏障，该方法疗效非常有限。

（3）基因治疗：通过基因修饰使得患者自体造血干细胞过表达 ARSA 基因，在动物实验中可改善小鼠的运动功能和神经病理学的异常。临床使用还有待试验验证。

（4）对症支持疗法：如使用抗癫痫药物控制癫痫发作、使用巴氯芬等肌松药缓解痉挛，通过功能锻炼维持运动能力、吞咽困难时留置鼻饲胃管或行胃造瘘术等。

【麻醉管理】

患儿，男性，4 岁，106 cm，16 kg，术前麻醉评估 ASA Ⅱ 级。患者入手术室后开放外周静脉，常规监测生命体征，血压 100/60 mmHg，心率 90 次 / 分，脉搏氧饱和度 100%。分次静脉推注丙泊酚 30 mg、舒芬太尼 1.5 µg 和顺阿曲库铵 3 mg 完成麻醉诱导和喉罩置入。术中以静脉持续输注丙泊酚和瑞芬太尼，吸入七氟烷维持麻醉。手术历时 20 min，术中出血少量，总入量 100 ml。术毕给予拮抗肌松，患者自主呼吸恢复满意后拔除喉罩。在恢复室观察半小时，患者生命体征平稳，返回病房。

【术后情况】

术后 1 天，患者生命体征稳定，给予抗感染治疗。进一步检查脑电图，提示为异常儿童脑电图，发作事件为非癫痫性事件。患儿入院后未再发作既往所述典型抽搐事件，考虑癫痫诊断依据不足，暂不用抗癫痫药物治疗。

术后 3 天，患者出院，院外继续动态观察和随诊。

【要点分析】

一、异染性脑白质营养不良的全身麻醉管理要点有哪些？

异染性脑白质营养不良患者以晚婴型和青少年型常见。多数患儿有中枢神经和外周神经系统受累表现，如精神运动发育倒退、言语和认知功能障碍、肌无力和肌张力低下、共济失调、痉挛性四肢轻瘫、步态异常、吞咽困难、视力和听力受损、癫痫等。因此，麻醉应重点关注：

（1）气道风险。由于合并有胃食管反流、咽喉肌功能异常，口咽分泌物增加，患儿全身麻醉时的反流和误吸风险较高。

（2）合并癫痫患者，术前常口服抗癫痫药物，全身麻醉应避免使用致癫痫药物，如恩氟烷、氯胺酮和曲马多等。

（3）由于是中枢神经系统脱髓鞘疾病，在使用去极化肌松剂琥珀胆碱时，应注意可能会有高钾血症的风险。

（4）患儿存在运动和感觉传导障碍，长时间手术时，术中应监测体温，给予保温措施。

二、异染性脑白质营养不良患者全身麻醉并发症是否显著增加？

异染性脑白质营养不良属于罕见疾病，文献中有关该病麻醉管理的文献并不太多。多数患者在实施手术或有创操作时需要全身麻醉。Bascou 等回顾分析了 96 例脑白质病变患者 287 次全身麻醉的并发症发生率。该队列包括 38 例异染性脑白质营养不良患者的 102 次全身麻醉，以及 58 例克拉伯病（Krabbe 病）患者的 185 次全身麻醉。Krabbe 病也是一种常染色体隐性遗传的脑白质变性疾病，由于基因缺陷引起半乳糖脑苷 -β- 半乳糖苷酶缺乏而导致发病。38 例异染性脑白质营养不良患者包括：23 例晚婴型，12 例青少年型和 3 例成人型。

全身麻醉诱导方式包括吸入诱导和静脉诱导，气道管理包括喉罩 138 例（48.1%）、气管插管 142 例（49.5%）、气管切开 6 例（2.1%）。麻醉维持仅 2 例为全静脉麻醉，绝大多数是吸入麻醉维持（99.3%）。共有 11 例（3.8%）患者发生麻醉相关并发症，高于同期普通患者（0.246%）。并发症发生时间：麻醉诱导期 3 例，麻醉维持期 5 例，恢复期 3 例。并发症类型：低氧血症 2 例，呼吸衰竭 2 例，喉痉挛 1 例，支气管痉挛 1 例，心动过缓 1 例，低体温 1 例，低血压 1 例，恶心呕吐 1 例，发热和心动过速 1 例。并发症最常见的操作：MRI 检查 3 例（2.1%），中心静脉置管或拔管术 7 例（8.4%），气管镜检查和更换气切导管 1 例（14.3%）。

因此，作者认为，尽管脑白质病变患者全身麻醉并发症率高于普通人群，但多数并发症是比较轻微的，仅 1 例患者需要转运至监护室治疗。全身麻醉可以安全应用于此类患者。

Birkholz 等报道 1 例合并癫痫、重度认知功能障碍、痉挛状态、脊柱侧凸、胃食管反流、经皮胃造瘘术后、多次吸入性肺炎史的 13 岁男性患者，拟全身麻醉下行经内镜下更换胃造瘘管，并切除经皮窦道。由于患者误吸风险高，术前继续给予质子泵抑制剂，在头高 30 度体位下实施麻醉诱导。因琥珀胆碱有高钾血症风险，选择罗库溴铵辅助气管插管。麻醉维持使用丙泊酚和瑞芬太尼全静脉麻醉。术中持续监测体温，并积极给予保温措施。手术结束前给予静脉对乙酰氨基酚和 0.375% 罗哌卡因局麻进行预镇痛。手术持续 90 min，术后患者肌松完全恢复后顺利拔除气管导管。

要点总结

1. 异染性脑白质营养不良是芳基硫酸酯酶 A 缺乏导致的一种常染色体隐性遗传的溶酶体贮积病，特点是硫酸脑苷脂在溶酶体蓄积导致中枢和外周神经系统产生脱髓鞘改变。临床表现有运动障碍、周围神经病和精神行为异常。头颅 MRI 检查具有典型的"虎纹征"，即异常白质内具有正常（低）信号强度带的辐射条纹图案。基因检测 ARSA 及 PSAP 基因突变可确诊。

2. 异染性脑白质营养不良患者全身麻醉应注意反流和误吸风险，避免使用去极化肌松剂琥珀胆碱。

3. 异染性脑白质营养不良患者由于存在运动和感觉传导障碍，术中应监测体温并给予保温措施。

参考文献

[1] 黄靖，陈卫银，王悦. 异染性脑白质营养不良研究概况. 医学信息，2020，33：18-21.

[2] 孙珊珊，赵翠萍. 异染性脑白质营养不良研究进展. 青岛大学学报（医学版），2021，57：621-625.

[3] Hernández-Palazón J. Anaesthetic management in children with metachromatic leukodystrophy. Paediatr Anaesth, 2003, 13: 733-734.

[4] Mattioli C, Gemma M, Baldoli C, Sessa M, Albertin A, Beretta L. Sedation for children with metachromatic leukodystrophy undergoing MRI. Paediatr Anaesth, 2007, 17: 64-69.

[5] Bascou NA, Marcos MC, Beltran Quintero ML, et al. General anesthesia safety in progressive leukodystrophies: A retrospective study of patients with Krabbe disease and metachromatic leukodystrophy. Paediatr Anaesth, 2019, 29: 1053-1059.

[6] Birkholz T, Irouschek A, Knorr C, Schmidt J. Alternative anesthetic management of a child with spastic quadriplegia due to metachromatic leukodystrophy using total intravenous anesthesia. Paediatr Anaesth, 2009, 19: 551-552.

（耿志宇，常杏芝）

第7节　眼球阵挛－肌阵挛综合征患者行全身麻醉腹膜后肿物切除术

【病例简介】

一、基本病史

患儿，女性，2岁，因"间断行走不稳1年，眼球运动异常8个月，发现腹膜后肿物2周"入院。患儿1年前腹泻后出现走路不稳，不能独站，血生化检查及头颅CT未见异常。8个月前患儿症状加重，不能独坐，躯干和头部不自主动作增多，眼球有阵发性不自主转动，情绪烦躁，易激惹。于我院住院进一步检查排除胸腹部肿瘤和副肿瘤后考虑为眼球阵挛－肌阵挛综合征，给予输注丙种球蛋白和促肾上腺皮质激素（ACTH），症状有明显好转。出院后继续口服甲泼尼龙，但出现症状反复，头部躯干不自主震颤，运动时明显，伴有眼球运动障碍，又再次给予输注丙种球蛋白、ACTH、利妥昔单抗（美罗华）治疗。3个月前因发热，呼吸困难外院诊断"重症肺炎、呼吸衰竭、真菌感染、眼球阵挛－肌阵挛综合征"，给予呼吸机辅助通气和抗感染治疗。2周前腹部增强CT提示右肾门水平腹膜后占位，考虑神经母细胞瘤可能。骨髓穿刺结果提示增生活跃，粒红比例倒置，巨核细胞多。骨扫描未见恶性肿瘤病变。患儿为手术治疗收住院。

既往史：患儿系足月顺产，新生儿期无窒息和病理性黄疸，起病前运动发育正常，目前只能说单字或叠字。否认家族遗传病史及类似病史。

二、入院情况

患者血压90/55 mmHg，脉搏110次/分，发育正常，营养良好，库欣面容，检查不能配合，不能行走。头颅无畸形，双瞳等大正圆，对光反应灵敏。心律齐，双肺呼吸音粗。腹软，无压痛、反跳痛及肌紧张。四肢肌力Ⅳ级，肌张力偏低，双侧膝腱反射对称引出，髌阵挛和踝阵挛未引出，指鼻试验和跟－膝－胫试验不能配合，双侧巴氏征（Babinski征）阴性。

辅助检查：腹部CT检查提示右肾门水平腹膜后占位，考虑神经母细胞瘤。胸部CT检查提示两肺纹理模糊，考虑支气管肺炎。

入院诊断：右侧腹膜后肿瘤，神经母细胞瘤？眼球阵挛－肌阵挛综合征。

三、术前情况

入院后完善检查，血常规、凝血功能、肝肾功能、电解质和心电图大致正常。X线胸片提示双肺纹理重，右肺渗出较 2 周前增多。超声心动图提示心肌肥厚，左心室假腱索。患儿目前口服甲泼尼龙 4 mg，偶有咳嗽。术前访视患儿明显库欣面容，体重指数（BMI）25.4，颈短，张口度正常，Mallampati 分级Ⅲ级，偶有夜间打鼾，有困难气道风险。

术前诊断：右侧腹膜后肿瘤，神经母细胞瘤？眼球阵挛 – 肌阵挛综合征。拟全身麻醉下行腹膜后肿瘤切除。

【术前分析】

一、什么是眼球阵挛 – 肌阵挛综合征？

眼球阵挛 – 肌阵挛综合征（opsoclonus myoclonus syndrome，OMS）也称为斜视性眼阵挛 – 肌阵挛综合征、婴儿肌阵挛脑病、眼球阵挛 – 肌阵挛 – 共济失调综合征（opsoclonus myoclonus ataxia syndrome）、舞蹈眼综合征、Kinsbourne 综合征，是一种罕见的神经系统自身免疫疾病，是和神经母细胞瘤相关的副肿瘤综合征。1963 年由 Kinsbourne 首次报道，国内病例于 2008 年由熊晖等首次报道。国外报道发病率约为 0.18/100 万。临床表现以眼球阵挛、全身肌阵挛、共济失调和行为改变为主要特点。成人和儿童均可发病，多数患者合并有恶性肿瘤。成人患者常合并乳腺癌、肺癌和卵巢肿瘤等。有 50%～80% 的眼球阵挛 – 肌阵挛综合征儿童患者合并神经母细胞瘤。约 2%～4% 的神经母细胞瘤儿童患者合并眼球阵挛 – 肌阵挛综合征。

（一）发病机制

主要与免疫功能障碍有关。多数患者发病前有前驱感染史，可能为感染后免疫介导的神经系统损害。

儿童患者常合并有神经母细胞瘤，可能机制是机体针对恶性肿瘤膜蛋白抗原产生的抗体和中枢神经系统神经元（主要是小脑和脑干）之间发生了交叉免疫反应，引起神经系统损害。患者脑脊液中的 B 细胞活化因子显著升高，B 淋巴细胞呈过度表达或扩增，CD4/CD8 比值下降，提示细胞免疫及体液免疫机制在疾病发生过程中起关键作用。

成人患者常合并小细胞肺癌或乳腺癌。合并乳腺癌和副肿瘤的患者常可检测到 Ri 抗体，也称为抗神经元核抗体 2 型（ANNA-2）。与非副肿瘤性成人患者相比，副肿瘤性患者年龄更大、更多出现脑病且预后更差。年轻女性患者可能与不存在神经元抗体的卵巢畸胎瘤有关。

（二）临床表现

发病年龄多为1~3岁，女性多见。多数患者会有恶心、呕吐、腹痛、腹泻等胃肠道症状，或者头晕、乏力、咽部疼痛等上呼吸道感染症状，也有疫苗接种后发病的患者。通常在起病1~3周后出现神经系统症状，多数呈急性或亚急性起病，临床表现有：

（1）眼球阵挛：表现为双眼球快速、不规律、杂乱的不自主运动，在寻找目标时最明显。闭眼或睡眠中仍可见眼球快速转动，当眼球固定注视目标后，异常运动可明显减轻，故又称为"舞蹈眼综合征"。异常眼球运动常伴有同步的眼睑运动，患者往往自觉眼前短暂摇动感。

（2）肌阵挛：表现为躯干、四肢和头面部不自主快速抖动，以四肢肌阵挛最多见，在躯体活动、情绪激动噪声及强光刺激时加重，是一种非癫痫性肌阵挛，浅睡眠时症状明显，深睡眠后抖动消失。通常在眼球阵挛出现后数天、数周或数个月内出现。

（3）发育落后：有智力障碍、运动及语言发育落后、烦躁和易激惹等行为异常。病程较长者智力低下多为重度。合并神经母细胞瘤者，常伴有精神运动发育迟滞。

（4）小脑性共济失调：表现为构音障碍、言语不清、独坐或独走不稳，易跌倒，不能完成精细运动，持物不稳。

其他还有睡眠障碍，可能与潜在的单胺能神经功能失调有关。

二、眼球阵挛－肌阵挛综合征如何诊断和治疗？

眼球阵挛－肌阵挛综合征的诊断以临床诊断为主。目前国际公认的诊断标准，指具备以下4条中的3条，且第1条为必备诊断条件：①眼球阵挛，②肌阵挛或共济失调，③行为改变或睡眠障碍，④神经母细胞瘤。

因合并的肿瘤多隐匿存在，在诊断本病时应检测24小时尿中香草扁桃酸（vanillylmandelic acid，VMA）、高香草酸（homovanillic acid，HVA）含量。头颅CT、MRI检测明确有无肿瘤。

多数患者需要接受激素和免疫抑制剂治疗。目前临床治疗以糖皮质激素、促肾上腺皮质激素、免疫球蛋白、硫唑嘌呤、利妥昔单抗（美罗华）、环磷酰胺为主。早发现早诊断，早期给予免疫治疗或手术可显著减少严重神经系统后遗症的发生。病程超过7个月后治疗的患者，其遗留严重神经系统后遗症的比率明显高于7个月内开始治疗者。

刘学芳等综述分析了22例眼球阵挛－肌阵挛综合征患儿的临床特点。其中男性3例，女性11例，8例患者未报道性别。多数患儿年龄在1~2岁，合并肿瘤均为神经母细胞瘤，18例患者行手术治疗，19例患者给予免疫治疗。随访4个月至15年，肿瘤复发1例次，副肿瘤综合征症状复发7例次，7例遗留神经系统后遗症。

【麻醉管理】

患儿，男性，2 岁，92 cm，21 kg，术前麻醉评估 ASA Ⅱ级。患者入手术室后开放外周静脉，常规监测生命体征，血压 80/50 mmHg，心率 140 次 / 分，脉搏氧饱和度 100%。分次静脉推注丙泊酚 40 mg、舒芬太尼 2 μg 和顺阿曲库铵 2 mg 完成麻醉诱导和气管插管。术中静脉持续输注丙泊酚和瑞芬太尼，吸入七氟烷维持麻醉。术中监测有创动脉压力，术中血流动力学平稳，有创动脉血压维持在 80 ~ 85/55 ~ 60 mmHg，心率维持在 110 ~ 120 次 / 分，术中见肿瘤位于腹膜后肾门下方，直径约 2 cm。手术历时 2.5 h，术中出血少量，尿量不多，总入量 800 ml。术毕因手术创伤大，患儿带气管导管转运去监护室。

【术后情况】

患儿转入监护室后给予呼吸机辅助通气，禁食水和胃肠减压，补液、抗感染和静点氢化可的松治疗。术后 3 h，患儿清醒，自主呼吸恢复，拔除气管导管改鼻导管吸氧。

术后 1 天，患儿体温升高，最高 39 ℃，胸片提示双肺炎症，给予对症和抗感染治疗。术后 3 天，患儿体温 37 ℃，切口愈合好，无红肿和渗液，转入普通病房，给予流食和补液治疗。术后 7 天给予口服甲泼尼龙 2 mg，术后病理提示符合节细胞神经母细胞瘤，中间型。

术后 2 周转入血液病房，给予环磷酰胺、长春新碱和顺铂方案化疗。化疗期间出现发热，查免疫球蛋白和 T 细胞亚群提示 B 细胞数量及功能不足，既往有利妥昔单抗使用史，考虑为继发性免疫缺陷，给予丙种球蛋白输注和抗感染治疗。术后 3 周，患儿复查血红蛋白 122 g/L，白细胞 3.92×10^9/L，血小板 295×10^9/L，病情稳定出院。

【要点分析】

一、眼球阵挛 - 肌阵挛综合征患者术前访视要点有哪些?

1. 术前除常规检查外，应了解肿瘤标志物（24 小时尿 VMA 和 HVA、乳酸脱氢酶）水平和循环功能（心电图和超声心动图）是否异常，明确有无因儿茶酚胺升高导致的心室肥厚和肥厚型梗阻性心肌病。

2. 神经母细胞瘤患儿因体内儿茶酚胺水平升高，术前可能会合并有高血压或心动过速，镇静麻醉时需考虑氯胺酮导致血压升高的风险。

3. 术前长期使用糖皮质激素患者，围手术期考虑存在手术应激，可给予适量的氢化可的松替代。不同糖皮质激素的等效剂量为：氢化可的松 20 mg= 泼尼松或泼尼松龙 5 mg= 甲泼尼龙 4 mg= 地塞米松 0.75 mg。

二、眼球阵挛 – 肌阵挛综合征患者麻醉管理要点有哪些?

眼球阵挛 – 肌阵挛综合征属于罕见疾病,文献中有关的病例报道较少见。Nisa 等报道一例 18 月龄男性患儿,因眼球阵挛、肌阵挛、共济失调、左胸椎旁神经节母细胞瘤确诊为眼球阵挛 – 肌阵挛综合征。术前曾使用 ACTH 治疗 7 个月使神经症状得以控制。全身麻醉以吸入氧化亚氮和七氟烷诱导,芬太尼和阿曲库铵辅助完成气管插管。术中以骶管阻滞(0.125% 布比卡因复合 750 μg 吗啡)复合吸入维持麻醉,手术过程顺利,术后患儿拔除气管导管转运至恢复室。整个围手术期患儿没有出现眼球阵挛和肌阵挛症状,术后 5 天,患儿出院。院外继续肌注 ACTH 治疗,尽管还有神经症状存在,但发作频率显著减少。作者最后推荐,对于此类患儿,为避免围手术期触发或加重神经症状,应避免使用依托咪酯、哌替啶、氯胺酮等药物。

Gupta 等报道 5 例眼球阵挛 – 肌阵挛综合征患儿全身麻醉手术的麻醉管理。患儿平均年龄 26 月(14 ~ 36 月),体重 9 ~ 13 kg,术前经药物治疗使症状有缓解。麻醉方式:2 例患儿在吸入氧化亚氮和七氟烷全身麻醉复合骶管阻滞下完成手术,2 例患儿在吸入全身麻醉复合硬膜外阻滞下完成手术,1 例患儿在单纯吸入全身麻醉下完成手术。术后病理为神经母细胞瘤、神经节母细胞瘤和神经节神经瘤。肿瘤位于腹膜后 1 例、腹部椎旁 2 例、肾上腺 2 例、胸椎旁 1 例。术后患儿继续 ACTH、丙种球蛋白和抗癫痫药物治疗,其中 2 例术后复发使用环磷酰胺和利妥昔单抗治疗,症状都有改善。作者推荐,如术前评估肿瘤位置能够排除椎管神经受累时,可使用全身麻醉复合骶管阻滞或硬膜外阻滞的麻醉和镇痛方法。全身麻醉药物硫喷妥钠可抑制阵挛发作,建议使用。

三、儿童神经母细胞瘤切除术的麻醉管理有哪些要点?

神经母细胞瘤是儿童最常见的颅外实体肿瘤。作为交感神经系统的胚胎性恶性肿瘤,神经母细胞瘤可能会大量分泌儿茶酚胺导致严重高血压和左心室功能障碍。此外,腹膜后肿物对肾动脉的压迫也是造成高血压的原因之一。尽管和嗜铬细胞瘤不同,不是所有神经母细胞瘤患者术前都有严重高血压,需要常规使用 a 受体阻滞剂进行降压和扩容准备,但是文献报道也确有部分神经母细胞瘤患儿术中发生了意料之外的严重高血压。

Seefelder 等报道 1 例 5 岁右肾上腺神经母细胞瘤患者,因头痛、呕吐、重度高血压和心动过速发现腹膜后肿物。由于肿瘤大量分泌去甲肾上腺素和多巴胺,在全身麻醉诱导插管及化疗时均发生重度高血压(血压 270/150 mmHg、心率 150 次 / 分),分别给予肼屈嗪、硝普钠、拉贝洛尔、酚苄明和多沙唑嗪等降压药物进行处理。在之后的择期肿物切除时,作者使用了硬膜外复合全身麻醉方法,术中辅以硝普钠降压,手术过程顺利。

Kako 等也报道 1 例 3 岁左肾上腺神经母细胞瘤患者，在麻醉诱导时有出现严重高血压和心动过速（血压 180/100～120 mmHg、心率 200 次 / 分）。尽管通过给予钙拮抗剂和艾司洛尔，血压和心率得到纠正，但患者因出现氧合下降和急性肺水肿而暂停手术。此后在监护室给予酚苄明降压和输液扩容，7 天后顺利完成手术。

因此，儿童全身麻醉神经母细胞瘤切除术应常规进行有创动脉压力监测，麻醉诱导和切除肿瘤时宜加深麻醉，减轻手术应激反应。此外，还需要准备好艾司洛尔、乌拉地尔、硝苯地平、酚妥拉明等血管活性药物。如果肿瘤切除后发生低血压，可给予静脉输注去甲肾上腺素或去氧肾上腺素等。

要点总结

1. 眼球阵挛 – 肌阵挛综合征是一种罕见的神经系统自身免疫疾病，临床以眼球阵挛、肌阵挛、共济失调和行为改变为主要特点。儿童患者常合并神经母细胞瘤。早期识别及诊断和疾病的治疗及预后相关。

2. 眼球阵挛 – 肌阵挛综合征患者术前应了解肿瘤标志物（24 小时尿 VMA和 HVA、乳酸脱氢酶）水平，有无因儿茶酚胺升高导致的心室肥厚和肥厚型梗阻性心肌病。

3. 依托咪酯、哌替啶和氯胺酮等药物有可能加重患者眼球阵挛和肌阵挛症状，围手术期应避免使用。

4. 儿童神经母细胞瘤切除术应常规进行有创动脉压力监测，麻醉诱导和切除肿瘤时宜加深麻醉，减轻手术应激反应。此外，还需要准备好艾司洛尔、乌拉地尔、硝苯地平、酚妥拉明等血管活性药物。如果肿瘤切除后发生低血压，可给予静脉输注去甲肾上腺素或去氧肾上腺素等。

5. 儿童神经母细胞瘤患者有创操作镇静麻醉时需考虑氯胺酮导致血压升高的风险。

参考文献

[1] 刘学芳，孙素真，陈芳，等. 误诊为急性小脑共济失调的眼阵挛 – 肌阵挛综合征（附 1 例报告及文献复习）. 中国临床神经科学，2020，28：416-421.

[2] 王诗雨，张礼萍，郝杰，等. 三例眼球阵挛肌阵挛综合征的临床特征分析. 北京医学，2019，41：1043-1045.

[3] Seefelder C, Sparks JW, Chirnomas D, Diller L, Shamberger RC. Perioperative management of a child with severe hypertension from a catecholamine secreting neuroblastoma. Paediatr Anaesth, 2005, 15: 606-610.

[4] Kako H, Taghon T, Veneziano G, Aldrink JH, Ayoob R, Tobias JD. Severe intraoperative hypertension after induction of anesthesia in a child with a neuroblastoma. J Anesth, 2013, 27: 464-467.

[5] Gupta A, Kundal R, Pandey M. Opsoclonus-myoclonus Syndrome with Neuroblastoma in Children and their Anaesthetic Management. J Coll Physicians Surg Pak, 2022, 32: 1086-1088.

[6] Nisa N, Talawar P, Vasudevan B. Anesthesia in a child with Kinsbourne syndrome: Does anesthesia technique matters? Saudi J Anaesth, 2016, 10: 468-470.

（耿志宇，常杏芝）

第8节 结节性硬化患者行全身麻醉开颅癫痫病灶切除术

【病例简介】

一、基本病史

患儿，男性，8岁，因"发现皮肤白斑8年，间断抽搐发作3年"入院。患儿出生后即发现背部和腿部皮肤散在白斑。3年前患儿无明显诱因出现抽搐发作，表现为站立不稳伴意识不清，持续数十秒后自行缓解。脑电图检查提示"癫痫"，给予口服奥卡西平治疗，仍有间断发作，表现为站立不稳，握持物体不稳或不能稳坐。加用口服丙戊酸钠治疗，症状无明显好转。2年前发现智力发育落后，头颅CT检查提示颅内钙化灶，考虑诊断"结节性硬化"，给予口服西罗莫司（雷帕霉素）治疗，症状缓解不明显。1个月前头颅MRI及PET-CT检查考虑为"结节性硬化"，全外显子基因检测提示TSC2新发错义突变。患儿目前发育尚可，可正常交流，为进一步诊治收住院。

既往史：患儿系足月剖宫产娩出，产后无窒息，出生体重3.8 kg。新生儿期无病理性黄疸，生长发育正常。4月龄时曾发作心律失常，后治愈。1岁时高热惊厥发作一次，经抗感染治疗后好转。否认家族遗传病史及类似病史。

二、入院情况

患者血压105/65 mmHg，心率88次/分，全身皮肤可见多处色素脱失斑，以背部和腹部为著。面部可见对称蝶形分布红色丘疹。头颅形态正常，双瞳等大圆形，对光反射灵敏。颈软，四肢肌力、肌张力正常。双侧膝腱反射对称引出，双侧Babinski征阴性。

辅助检查：超声心动图检查大致正常。腹部超声提示双肾多发钙化灶。视频脑电图提示左颞慢波、尖波、棘波节律。左额极慢波、棘波、棘慢波。

PET-CT 检查提示右侧额叶、左侧额叶、颞叶、顶叶多处 FDG 代谢减低区，考虑为癫痫发作间歇期改变。双侧侧脑室室管膜下多发小结节样致密影，右侧额叶局部脑实质密度增高，考虑为"结节性硬化"。

入院诊断：癫痫，结节性硬化，智力发育迟缓。

三、术前情况

入院后完善术前检查，血常规、肝肾功能及凝血检查大致正常。头颅 CT 检查提示双侧室管膜下多发钙化，双侧额叶，右侧顶叶皮质高密度结节，考虑结节性硬化。腹部 B 超提示双肾多发实性结节。

患儿入院后无癫痫发作，脑电图及影像资料提示病变范围较广，药物治疗效果不好，准备择期手术治疗。

术前诊断：癫痫，结节性硬化，智力发育迟缓。拟全身麻醉下行左额颞开颅癫痫病灶切除术。

【术前分析】

一、什么是结节性硬化？

结节性硬化症（tuberous sclerosis complex，TSC），又称为 Bourneville 病，是一种影响多系统的、临床表现多样的常染色体显性遗传性疾病，属于皮肤神经综合征的一种。1880 年由法国神经科医生 Bourneville 首次命名为结节性硬化。1908 年，德国神经科医生 Vogt 将该综合征的特征表现，即"难治性癫痫、智力低下和皮肤病变"定义为 Vogt 三联征。目前定义中的"complex"则进一步强调其临床症状的多样性。典型病灶主要在大脑，也可累及其他器官，如皮肤、心脏、肺、肝和肾等。发病率为 1/（6 千~1 万），无种族及性别差异，小儿多见。脑部病变最常见部位是大脑半球，病灶常位于脑脊液通路附近，尤其是室间孔附近的室管膜下，也可位于脑灰质及皮质下。典型影像表现为皮质、皮质下及室管膜下多发错构瘤结节，部分结节钙化，少数合并室管膜下巨细胞星形细胞瘤。2018 年 5 月 11 日，该疾病被列入国家卫生健康委员会等 5 部门联合发布的《第一批罕见病目录》。

（一）发病机制

结节性硬化症的致病基因是分别位于染色体 9q34a 和 16q13 的肿瘤抑制基因（TSC1 或 TSC2），编码错构瘤蛋白（Hamartin）和马铃薯球蛋白（tuberin）。哺乳动物的雷帕霉素靶蛋白（mammalian target of rapamycin，mTOR）信号级联在正常细胞生长、增殖和存活中发挥着重要作用。当 TSC1 或 TSC2 基因发生缺失、重排和失活突变时，使得 TSC1/TSC2 蛋白二聚体功能丧失，mTOR 通路过度激活，从而导致蛋白合成、细胞生长、迁移和增殖失控，多组织错构瘤形成。99% 的大脑皮质结节在出生时已形成，结节性硬化症脑部主要病理改变包括皮质结节、白质放射状移行线、室管膜下钙化灶、脑白质异常和室管膜下巨细胞星形细胞瘤。

（二）临床表现

1. 中枢神经系统 癫痫为最常见症状，发病率约为 70%～90%，其中 70% 为药物难治性癫痫。是多数患儿首次就诊的原因，70% 的患儿癫痫起病在 1 岁前。多数患儿的癫痫发作形式为痉挛发作，婴儿痉挛发作在出生后 3 月至 9 月龄的发病率最高。其他患者以局灶性发作、强直、阵挛、全面强直 - 阵挛发作或其他癫痫发作形式起病。癫痫发病年龄在 1 岁以内的患者更容易出现智力低下和合并肾脏病变。

其他神经精神症状还有发育迟滞、自闭症、注意力缺陷 / 多动障碍、智力残疾、局灶性神经功能缺失、自闭症谱系障碍和认知障碍。与无癫痫发作患者比较，有癫痫发作患者更容易出现智力受损。

2. 皮肤表现 几乎所有患者都有皮肤表现，可发生在任何年龄段，包括：面部纤维血管瘤、色素脱失斑和鲨鱼皮样改变。面部纤维血管瘤和肾血管平滑肌脂肪瘤在学龄期后逐步出现。

3. 心脏横纹肌瘤 是胎儿期及新生儿期最常见的心脏良性肿瘤，约 50%～80% 的心脏横纹肌瘤患儿合并结节性硬化症。多发心脏横纹肌瘤是 TSC 诊断最常见的产前标志，结合 TSC 阳性家族史，可在产前预测诊断 TSC。横纹肌瘤呈单发或多发，常见于左心室和右心室。临床表现与肌瘤数目、位置和大小有关，较大的肌瘤会产生心脏血流阻塞症状和体征，例如心室肥厚，心动过速，Wolff-Parkinson-White 综合征，心脏内血栓，房室传导阻滞，心肌梗死，心力衰竭和心室颤动等。

4. 肾病变 发生率约 50%～80%，包括良性或恶性的血管平滑肌脂肪瘤，肾囊肿，嗜酸细胞瘤和肾癌。临床可表现有高血压，肾功能不全或者肾衰竭。

5. 肝表现 比较少见。约一半的肝血管平滑肌脂肪瘤患者和结节性硬化有关。通常为单发肿瘤，右叶多见。肿瘤生长缓慢，通常无症状，如果肿瘤超过 15 cm，或破裂导致出血，容易被误诊为肝细胞癌。

6. 肺部表现 主要表现为淋巴管平滑肌瘤病和多发小结节肺细胞增生。主要累及

20~40岁女性。淋巴管平滑肌瘤病使间质平滑肌增生，肺间质增厚，肺泡受损，最终形成慢性肺纤维化。多发小结节肺细胞增生可见肺泡壁多发结节和Ⅱ型肺泡细胞增生。临床表现为呼吸困难，咯血，反复发作气胸，肺动脉高压和肺心病。

7. 眼部表现　约30%~50%的患者会出现多发性视网膜错构瘤，约40%的患者会出现视网膜色素脱失斑。

结节性硬化症的致病基因和临床表现相关。TSC-2基因突变患者的癫痫发病年龄更早，1岁以内发病为主。患者智力障碍、学习障碍、自闭症谱系障碍、室管膜下结节、视网膜错构瘤和肾血管平滑肌脂肪瘤更常见。TSC-2基因突变患者中，患者发作期脑电图以局灶性起源，散发病例比家系病例症状严重。TSC-1基因突变者的癫痫发病年龄以1~6岁为主，发作期脑电图以全面性起源居多。皮质结节和色素脱失在所有患者中同样常见。结节性硬化症家系病例中，子代较亲代症状重。

二、结节性硬化如何诊断？

根据国际结节性硬化症共识小组诊断标准，结节性硬化症相关性癫痫有：

11项主要表现：①色素脱失斑（≥3处，直径≥5 mm），②面部血管纤维瘤（≥3处）或头部纤维斑块，③指（趾）甲下纤维瘤（≥2处），④鲨鱼皮样斑，⑤多发性视网膜结节状错构瘤，⑥脑皮质结节或白质放射状移行线，⑦室管膜下钙化结节，⑧室管膜下巨细胞星形细胞瘤，⑨心脏横纹肌瘤，⑩淋巴血管肌瘤病（如血管平滑肌脂肪瘤同时存在，则合并为1项主要表现），⑪肾血管平滑肌脂肪瘤（≥2处）。

6项次要表现有：①"斑斓"皮损，②牙釉质点状凹陷（＞3处），③口腔纤维瘤（≥2处），④视网膜色素脱失斑，⑤多发性肾囊肿，⑥非肾性错构瘤。

结节性硬化症确定诊断：至少2项主要表现，或1项主要表现加2项次要表现。可能诊断：1项主要表现，或1项主要表现加1项次要表现，或2项次要表现。致病性TSC基因突变（已报道致病突变或证实影响TSC-1/TSC-2复合体功能的突变）可作为独立诊断标准。

三、结节性硬化如何治疗？

结节性硬化相关癫痫的治疗方法主要有：

1. 哺乳动物雷帕霉素靶蛋白（mTOR）抑制剂　属于病因治疗方法。

雷帕霉素（又名西罗莫司）作为一种丝氨酸/苏氨酸蛋白激酶，具有免疫抑制作用，通过抑制mTOR信号传导来抑制T细胞和B细胞的活化，特别适用于预防肾移植排斥反应。由于TSC1和TSC2蛋白参与调节哺乳动物雷帕霉素靶蛋白（mTOR）激酶活性，使用雷帕霉素可以抑制细胞生长、增殖和分化，达到治疗效果。对合并室管膜下巨细胞星形细胞瘤或肾血管平滑肌脂肪瘤患者应当优先使用。

依维莫司也是 mTOR 抑制剂，是西罗莫司的类似物。2010 年，美国 FDA 批准用于不适合手术干预的患者相关的室管膜下巨细胞星形细胞瘤与结节性硬化症。2018 年，美国 FDA 批准用于 2 岁以上儿童和成人结节性硬化症患者相关癫痫发作的治疗。

2. 抗癫痫药物 婴儿痉挛症患儿首选氨己烯酸治疗，其他类型癫痫可根据发作类型和癫痫综合征选择抗癫痫药物。

3. 生酮饮食 仅有少量文献报道可以减少癫痫发作，但目前缺乏高级别证据证实其长期有效性。

4. 切除性手术治疗 结节性硬化症相关性癫痫以儿童多见，尤其是低龄儿童，处于发育的关键时期。因此，手术主要目的是控制癫痫发作，改善患儿长期认知发育。结节性硬化症相关性癫痫手术适应证包括：应用两种以上抗癫痫药物难以控制癫痫发作，且有局灶性发作症状、局灶性发作期或发作间期脑电图表现或 MRI 提示致痫结节可能性大的皮质结节，并经过头颅 CT、MRI 及二期颅内电极脑电图检查可以确定致痫结节者。

手术应当在保护功能的前提下对结节连同周围异常皮质进行扩大切除。同时切除致痫结节和颅内电极脑电图确定的皮质结节外致癫痫区也是术后无发作的重要因素。

5. 神经调控及姑息性手术 迷走神经刺激术（vagus nerve stimulation，VNS），用于无法定位致痫结节、不同意切除性手术的药物难治性患者。VNS 术后超过 30% 的患者出现认知行为改善，儿童改善更为明显，但是术后癫痫无发作率低。胼胝体切开术，用于无法定位致痫结节的药物难治性患者，尤其是合并 Lennox-Gastaut 综合征或婴儿痉挛症的患者。利用立体脑电图进行射频毁损治疗，短期对癫痫症状控制有效。

【麻醉管理】

患儿，男性，8 岁，135 cm，28 kg，术前麻醉评估 ASA Ⅲ级。入手术室后开放外周静脉，监测生命体征，基础血压 100/60 mmHg，心率 85 次 / 分，脉搏氧饱和度 100%。分次静脉推注丙泊酚 50 mg、舒芬太尼 20 μg 和顺阿曲库铵 6 mg 完成麻醉诱导和气管插管。术中以静脉持续输注丙泊酚和瑞芬太尼，吸入七氟烷维持麻醉。因预估手术出血多，开放两条外周静脉和一条中心静脉通路，并准备自体血液回收机。术中监测有创动脉压力、每搏量、心输出量和体温，进行目标导向液体管理。静脉给予氨甲环酸 0.5 g/100 ml 减少术中出血。

手术历时 8 h，术中出血 900 ml，尿量 850 ml，输注晶体液 2600 ml，胶体液 500 ml，红细胞悬液 600 ml，新鲜冰冻血浆 100 ml，自体血回收红细胞 150 ml，总入量共计 3950 ml。术中见多发皮质质硬结节，位于额底、颞叶和颞后部位。在脑电监测下切除病灶。术毕动脉血气 pH 7.40，$PaCO_2$ 33 mmHg，PaO_2 334 mmHg，血钾 4.4 mmol/L，血钠 136 mmol/L，血钙 1.09 mmol/L，HCO_3^- 20.4 mmol/L，乳酸 1.8 mmol/L，血红蛋白 8.6 g/dl。术毕因患儿术中出血多，血流动力学不平稳，带气管导管转运至监护室。

【术后转归】

术后 2 h，患儿自主呼吸恢复，拔除气管导管。术后 4 h 复查动脉血气提示碱剩余 –8 mmol/L，HCO_3^- 16.5 mmol/L，乳酸 6.09 mmol/L，生化检查血钙 1.77 mmol/L，血镁 0.59 mmol/L，乳酸脱氢酶 274 IU/L，凝血酶原时间 18.2 s，活化部分凝血活酶时间 25.3 s，纤维蛋白原 0.76 g/L，D– 二聚体 2.58 mg/L，末梢血糖 15 mmol/L。存在轻度代谢性酸中毒、低钙、低镁和低纤维蛋白原血症，乳酸、心肌酶和血糖偏高，考虑与手术应激和术中循环波动有关，给予抗癫痫、抗感染、激素、补液纠酸、纤维蛋白原输注、静脉输注胰岛素、补镁和抑酸等对症治疗。

术后 1 天，复查动脉血气提示碱剩余 –2 mmol/L，HCO_3^- 20.8 mmol/L，乳酸 3.98 mmol/L，末梢血糖 7 mmol/L。患儿生命体征稳定，转回普通病房。术后 2 天，患儿发热，体温最高 39 ℃，伴呕吐。复查血常规提示贫血和炎症指标高，白细胞 13.95×10^9/L，血红蛋白 65 g/L，中性粒细胞 74%，快速 C 反应蛋白 150 mg/L，未见明显出血，给予抗感染，输注红细胞和血浆、口服退热剂等对症治疗。

术后 4 天，复查血常规贫血有改善，白细胞 9.42×10^9/L，血红蛋白 102 g/L，中性粒细胞 70%，快速 C 反应蛋白 26 mg/L。凝血功能和电解质大致恢复正常。

术后 2 周，患儿体温正常，伤口愈合好，无癫痫发作，病情稳定出院。术后病理提示结节性硬化。

【要点分析】

一、结节性硬化患者术前评估有哪些注意事项？

1. 结节性硬化临床表现多样，除癫痫症状外还可能有皮肤、心脏、肾脏等器官受累。因此，推荐术前患者应完善检查，包括 X 线胸片、心电图、超声心动图、腹部超声、抗癫痫药物血药浓度、肝肾功能、电解质等。

2. 结节性硬化癫痫患者术前经常口服多种抗癫痫药物，如苯妥英钠、卡马西平、奥卡西平、丙戊酸钠、拉莫三嗪、托吡酯等。抗癫痫药物应服药至术前一日晚，因抗癫痫药物多为中枢抑制药，与麻醉性镇痛药和镇静药会有协同作用。

3. 结节性硬化癫痫患儿多数合并智力低下，不能配合和交流。择期手术前应复查 X 线胸片，重点评估患者呼吸功能，避免出现上呼吸道感染，增加术后感染风险。

二、结节性硬化患者麻醉管理有哪些注意事项？

目前文献中关于结节性硬化患儿麻醉的个案报告不太多。Lee 等最早在 1994 年报告一例 13 岁结节性硬化患儿全身麻醉下行择期分期脊柱侧凸矫形手术。该患儿 2 岁时确诊，术前合并癫痫，智力障碍，双眼部分失明，大小便失禁，贫血，体检无法配合，面颊部有纤维血管瘤，肌张力和反射减弱。麻醉诱导给予静脉硫喷妥钠和维库溴铵，完成气管插管。以吸入异氟烷和氧化亚氮维持麻醉，术中和术后给予静脉吗啡镇痛。第一次前路减压术后，患儿出现痰多、发热、左侧胸腔积液和肺不张，经胸腔闭式引流好转。第二次后路融合术后恢复好，术后 10 天出院。

Septer 等报告一例 10 岁结节性硬化患儿全身麻醉下行择期面部血管纤维瘤激光治疗手术。该患儿超声心动图检查提示有三处心脏横纹肌瘤，分别位于后乳头肌、室间隔和右室壁，但没有血流梗阻表现。此外，她还合并有高血压、自闭症、癫痫、发育迟缓和双侧多囊肾。为缓解患儿焦虑，先在患儿母亲帮助下给予口服咪达唑仑 5 mg，15 min 后开放外周静脉，以吸入氧化亚氮和七氟烷麻醉诱导，置入喉罩。术中继续以吸入氧化亚氮和七氟烷维持麻醉，苏醒前给予对乙酰氨基酚栓剂镇痛。术毕患儿清醒后拔除喉罩，在恢复室观察稳定后回家。

Shenkman 等对 24 例结节性硬化患者的 52 次麻醉管理进行了回顾分析。患儿平均年龄 11±8 岁（1 天～23 岁），平均确诊年龄 3±4 岁（1 天～3 岁），其中 6 例有家族史，10 例女性，14 例男性。所有患者都有神经系统表现，17 例（71%）表现为脑皮质结节、室管膜下结节或星形细胞瘤。临床主要表现为智力障碍、发育迟缓、癫痫或婴儿痉挛症。心脏异常有 17 例，其中 11 例诊断为心脏横纹肌瘤，4 例有血流梗阻表现，6 例合并先天性心脏疾病，例如瓣膜狭窄、瓣膜反流和心脏内分流。17 例有心脏症状患者中，14 例存在心脏解剖异常。临床症状有：心脏杂音 5 例，血流梗阻 2 例，充血性心力衰竭 1 例，心律失常 3 例，传导阻滞 2 例，预激综合征 1 例。10 例患者有肾脏表现，其中 5 例肾囊肿，3 例血管平滑肌脂肪瘤，2 例同时合并有肾囊肿和血管平滑肌脂肪瘤。

52 次手术中，全身麻醉 47 例，腰硬联合麻醉 1 例，镇静麻醉 4 例。麻醉诱导包括面罩吸入诱导和静脉药物诱导。术中并发症极少见。1 例合并窦房结功能不良患者术中曾发生心动过缓和低血压，静脉给予格隆溴铵后缓解。1 例新生儿心脏肿瘤切除术后死于循环不稳定。术后 4 例患者出现癫痫症状，其他术后晚期并发症有：心动过缓（1 例患者，既往存在心动过缓）；重度高血压（既往高血压患者）；暂时性尿崩症（1 例，癫痫病灶切除后）；偏瘫（1 例，额叶切除术）；和轻偏瘫（一例患者，心脏手术后）。围手术期患者的处理主要和术前是否合并心血管系统、神经系统、肾脏表现有关。

对于拟行非癫痫手术的结节性硬化患者，术前应继续口服抗癫痫药物以减少围手术期癫痫的发作。术前可给予口服或静脉咪达唑仑等镇静药物，以缓解术前焦虑和母儿分离症状。对于术前合并高颅内压和心功能不全的患者，术前镇静药物应慎用。静脉和吸入麻醉均可安全使用。阿片类药物和肌松剂的使用量会因抗癫痫药物的长期使用而增加。由于病变没有累及脊髓和外周神经系统，区域麻醉并不是禁忌。

三、结节性硬化患者癫痫手术麻醉管理有哪些注意事项？

癫痫手术治疗通常选择全身麻醉。安定类、巴比妥类药物对癫痫波有明显的抑制作用，不宜用于癫痫患者。恩氟烷不但强化致癫灶的病理性电活动，而且可诱发非病变部位的棘波，在临床上较难区分哪些是病理性的或非病理性的，所以癫痫患者不宜使用恩氟烷麻醉。异氟烷和七氟烷在吸入浓度合适时对病理性影响较小。丙泊酚在小剂量时可诱发广泛的棘波，在大剂量时抑制棘波，但由于其作用时间较短，常用于麻醉诱导。

应避免使用易致惊厥的氯胺酮、羟丁酸钠、普鲁卡因和恩氟烷等药物。癫痫手术结束时常规使用抗癫痫药，以防发生惊厥。

癫痫患者行手术治疗时，术中常需行脑电图监测，通过对棘波出现频率和波幅变化的观察来确定癫痫源灶、指导切除范围及判断手术效果。麻醉的重要原则是要求所使用麻醉药及方法既不抑制病理性棘波，又不诱发非病理性的棘波样异常波。为了避免颅骨和头皮对脑电信号的衰减，术中常放置硬脑膜外或大脑皮质电极，监测脑电图的变化。

要点总结

1. 结节性硬化症是一种影响多系统的、临床表现多样的常染色体显性遗传性疾病，属于皮肤神经综合征的一种。典型病灶主要在大脑，也可累及皮肤、心脏、肺、肝和肾等器官。临床表现有癫痫、面部纤维血管瘤和色素脱失斑、心脏横纹肌瘤、肾血管平滑肌脂肪瘤、视网膜多发错构瘤和肺淋巴血管肌瘤病等。

2. 结节性硬化患者术前应完善检查，包括超声心动图、腹部超声、胸片和肝肾功能，明确有无肾、心脏、肺部和肝受累情况。

3. 术前口服抗癫痫药物的患者应注意全身麻醉时的药物相互作用。

4. 癫痫患者手术时应避免使用氯胺酮、恩氟烷、羟丁酸钠等容易导致惊厥的药物。

参考文献

[1] Lee JJ, Imrie M, Taylor V. Anaesthesia and tuberous sclerosis. Br J Anaesth, 1994, 73: 421-425.

[2] Septer S, Thompson ES, Willemsen-Dunlap A. Anesthesia concerns for children with tuberous sclerosis. AANA J, 2006, 74: 219-225.

[3] Shenkman Z, Rockoff MA, Eldredge EA, Korf BR, Black PM, Soriano SG. Anaesthetic management of children with tuberous sclerosis. Paediatr Anaesth, 2002, 12: 700-704.

[4] 中国抗癫痫协会结节性硬化专业委员会. 结节性硬化症相关癫痫外科治疗中国专家共识. 中国当代儿科杂志, 2019, 21: 735-742.

[5] 郭静, 李淡芳, 闫宏钧, 等. 癫痫发病年龄对结节性硬化症患者影响的多因素分析. 癫痫杂志, 2020, 6: 188-192.

[6] 禚志红, 王瑶, 靳培娜, 等. 以癫痫起病的儿童结节性硬化临床特点和遗传学分析. 中国神经精神疾病杂志, 2021, 47: 228-233.

（耿志宇，刘畅）

第9节 哈勒沃登-施帕茨病（Hallervorden-Spatz病）患者行全身麻醉脑深部电刺激术

【病例简介】

一、基本病史

患儿，女性，6岁，因"自幼运动障碍，进行性加重6年"入院。患儿自幼运动发育迟缓，1岁半时可行走，但行走不稳易摔倒。头颅MRI检查未见明显异常，康复治疗后运动较前稍有好转。4年前复查MRI提示双侧苍白球对称性条状异常信号影。3年前发现患儿视力异常，外院诊断为视网膜色素变性，基因检测提示PANK2异常，与常染色体隐性遗传的HARP综合征及大脑铁沉积型神经退行性病变Ⅰ型相关。患儿病情渐渐加重，全身肌张力增高，逐渐出现头后仰，躯干向背侧弯曲，双足内翻，双上肢屈曲，双腕关节内收，双手呈爪状，持物不稳。患儿目前不能独坐、独走，生活不能自理，言语不清，智力发育迟缓。目前用药包括左卡尼汀、辅酶Q10、复合维生素B、氯硝西泮、巴氯芬、苯索拉和盐酸硫必利等，药物治疗效果不明显，为进一步治疗收住院。

既往史：患儿系足月自然娩出，产后无窒息，出生体重3 kg，无新生儿黄疸病史。无颅脑外伤史和药物中毒史，否认家族遗传病史及类似病史。

二、入院情况

患者血压 102/62 mmHg，心率 102 次 / 分，发育异常，营养稍差，表情痛苦，强迫体位。心律齐，双肺呼吸音清。神志清楚，可回答简单问题，吐字不清，双瞳等大圆形，光反应灵敏，眼球运动慢。四肢肢体肌力Ⅲ～Ⅴ级、肌张力明显升高，双侧膝腱反射对称引出，双侧 Babinski 征阴性。

辅助检查：头颅 MRI 检查提示双侧苍白球对称性条状异常信号，呈稍长 T2 信号影。基因检测：PANK2 异常，与 HARP 综合征及大脑铁沉积型神经退行性病变Ⅰ型相关。

入院诊断：继发性肌张力障碍，泛酸激酶相关性神经变性病（PKAN），Hallervorden-Spatz 综合征。

三、术前情况

入院后完善检查，血常规、凝血功能和肝肾功能大致正常。

术前诊断：继发性肌张力障碍，泛酸激酶相关性神经变性病。拟全身麻醉下行双侧脑深部电刺激术。

【术前分析】

一、什么是哈勒沃登－施帕茨病（泛酸激酶相关性神经变性病）？

哈勒沃登 - 施帕茨病（Hallervorden-Spatz disease，HSD）也称为哈勒沃登 - 施帕茨综合征（Hallervorden-Spatz syndrome，HSS）、苍白球－黑质－红核色素变性。1922 年由德国的神经病理学家哈勒沃登（Hallervorden）和神经科医生施帕茨（Spatz）首次报道。患儿主要表现有构音障碍和进行性痴呆，尸检结果显示苍白球和黑质呈棕色变。2001 年发现泛酸激酶 2 基因（pantothenate kinase 2，PANK2）为其致病基因。因此，存在 PANK2 基因突变的患者也称为泛酸激酶 2 相关神经变性病（pantothenate kinase 2 associated neurodegeneration，PKAN）。这是因铁代谢障碍引起的一种罕见的遗传性中枢神经退行性疾病，具有很强的临床和遗传异质性。由于铁盐在双侧苍白球和黑质等部位异常沉积，头颅 MRI 有特征性表现，表现为双侧苍白球对称性的周边区域低信号，而中央内侧区域高信号，即"虎眼征"。呈常染色体隐性遗传，国外发病率为 3/100 万。

极少数患者表现为血清蛋白电泳前 β 脂蛋白明显减少或缺如，外周血可见棘红细胞增多，眼底检查有视网膜色素变性，即低前 β 脂蛋白血症－棘红细胞增多症－视网膜色素

变性 – 苍白球变性综合征（hypo-prebeta lipoproteinemia, acanthocytosis, retinitis pigmentosa and pallidal degeneration，HARP 综合征），也是 PANK2 等位基因的一种突变。迄今，国外已发现相关的 PANK2 基因突变有 120 种，错义突变和无义突变有 80 种左右。

儿童、青少年和成人均可发病，呈散发性或家族性。青少年发病更多见，临床主要表现为进行性肌强直和肌张力障碍，症状从下肢开始，逐渐累及上肢，伴有震颤、舞蹈手足徐动症等锥体外系受累症状。如累及脑神经，会出现言语障碍，吞咽困难，下颌僵硬。生活不能自理。病程晚期可出现智力障碍、消瘦，进食困难和视力受损。

（一）发病机制

泛酸激酶基因共有 4 种，分别编码产生 PANK1 ~ 4 蛋白，只有泛酸激酶 2 基因（PANK2）定位在线粒体上。致病基因 PANK2 位于染色体 20p12.3-p13，在婴儿基底神经节和视网膜上表达。泛酸激酶是泛酸（又名维生素 B_5）合成辅酶 A 过程中的主要调节酶，而辅酶 A 在脂肪酸代谢、膜蛋白合成中起重要作用。此过程中，泛酸在泛酸激酶和半胱氨酸合成酶作用下生成 4- 磷酸泛酰半胱氨酸，后者经一系列酶促反应生成辅酶 A。

PANK2 基因突变后，泛酸激酶合成减少，4- 磷酸泛酰半胱氨酸合成受限，导致半胱氨酸和含有半胱氨酸的中间产物聚集在线粒体上。此聚集过程中需要有铁的参与，由此引起铁盐沉积于苍白球，黑质、红核、基底节区。半胱氨酸和铁相互作用产生大量自由基，使膜蛋白合成障碍，诱发细胞膜发生脂质过氧化，从而导致神经元变性死亡。

病理改变：典型病理改变可见苍白球和黑质有棕色素沉积，常规 HE 染色在组织间隙有嗜伊红染色的"桑葚样"结晶物，是沉积的金属离子。镜下苍白球和黑质可见有髓神经纤维和神经元脱失，胶质细胞增生，节段性神经轴索肿胀，呈圆形或卵圆形，称为"球形体"。

（二）临床表现

呈异质性，表现多样，起病多见于青少年，病程呈进行性发展。主要表现为锥体外系症状，如肌张力障碍，肌强直，震颤，舞蹈手足徐动，构音障碍。随着病情进展可逐渐出现痉挛步态，行走不稳，共济失调，腱反射增高、病理征阳性等锥体束受累症状。严重者出现吞咽困难、饮水呛咳，生活不能自理。部分患者可有视神经萎缩，视网膜色素变性、癫痫发作，脊柱侧凸、性格改变、认知和智力减退。也有部分患者仅表现单一症状，如舞蹈症状，痴呆或单纯运动不能等。

根据发病年龄、临床表现及疾病进展速度，通常分为两种类型：

（1）经典型（早发型）：多数在 6 岁以前发病，病情进展快，最常见首发症状是步态和姿势异常，一般发病 15 年内丧失行走能力，20 岁前丧失生活自理能力，可伴有智力发育迟缓。

（2）非经典型（迟发型）：发病年龄多数在 10 岁以上，病情进展相对缓慢，多数患者后期仍能行走。首发症状多样，如行走困难，单个肢体强直，吞咽困难，智力下降及帕金森综合征等。约有 1/3 患者以进行性痴呆为首发症状，言语障碍和精神异常为非经典型患者较为特异的症状。

二、哈勒沃登－施帕茨病（泛酸激酶相关性神经变性病）如何诊断和治疗？

PANK2 基因突变患者由于铁盐沉积在苍白球和黑质等部位，头颅磁共振 T2 加权成像表现为双侧苍白球和黑质的低信号。由于铁盐在内侧区域过度沉积，局部发生病理性改变，包括神经元坏死、胶质细胞增生、轴突水肿以及空泡形成，形成中央区域的高信号。因此，典型的核磁影像显示为双侧苍白球对称性的周边区域低信号，而中央内侧区域呈高信号，即所谓的"虎眼征"。头颅核磁影像特点和临床症状是临床诊断的重要依据。

基因检测发现 PANK2 致病基因是目前的确诊方法。所有经典型患者和 1/3 的非经典型患者均存在PKAN2基因突变，同时头颅核磁也有"虎眼征"表现。而非经典型患者中，语言障碍和精神症状主要存在于有 PANK2 基因突变的患者。没有 PKAN2 基因突变的不典型哈勒沃登－施帕茨病患者头颅核磁仅表现苍白球和黑质低信号，没有"虎眼征"。PANK2 基因突变和哈勒沃登－施帕茨病的临床表现分型有相关性。

目前尚无针对病因的治疗方法。对症治疗可使用巴氯芬和苯海索缓解痉挛，改善肌张力障碍；左旋多巴减轻震颤，安定类药物减轻手足舞蹈，癫痫症状可使用抗癫痫药物，但效果一般。药物治疗无效者可考虑双侧立体定向丘脑切开术、苍白球切开术，以及脑深部电刺激术（deep brain stimulation，DBS）。DBS 对于原发性肌张力障碍患者疗效肯定，术后运动症状能够明显改善，但对言语及智力改善不明显。

【麻醉管理】

患儿，女性，6 岁，110 cm，15.7 kg，术前麻醉评估 ASA Ⅱ级。患儿入手术室后开放外周静脉，分次静脉推注丙泊酚 10 mg 和舒芬太尼 2 μg，并持续输注右美托咪定 10 μg，患儿先在静脉全身麻醉复合局麻下安装立体定位头架，之后转运至核磁共振室完成电极定位。定位完成后，患儿再次转运回术间开始全身麻醉下放置刺激电极。第二次麻醉时，以分次静脉推注丙泊酚 50 mg、舒芬太尼 4 μg 和顺阿曲库铵 4 mg 完成麻醉诱导和气管插管，以静脉持续输注丙泊酚和瑞芬太尼，同时吸入七氟烷维持麻醉。术中静脉给予氨甲环酸 250 mg/50 ml 以减少术中出血，血流动力学平稳。手术历时 3.8 h，总入量 1150 ml，出血 50 ml，尿量 300 ml。术毕给予新斯的明和阿托品拮抗肌松，患儿清醒、自主呼吸完全恢复后拔出气管导管。在恢复室观察半小时后，患者生命体征平稳，返回病房。

术后 1 天，患儿无发热，无头痛，伤口敷料无渗血，给予抗感染支持治疗。复查血红蛋白 100 g/L，白细胞 11.5×10^9/L，血小板 283×10^9/L，快速 C 反应蛋白 6 mg/L，肝肾功能正常。术后 5 天，给予刺激器开机，观察患儿肢体肌张力稍减低。术后 7 天，患儿伤口愈合好，复查头部 CT 提示电极位置合适，调整合适电压及刺激频率，病情稳定出院。

【要点分析】

一、哈勒沃登 - 施帕茨病患者的术前评估有哪些注意事项？

1. **困难气道**　术前存在严重肌僵、斜颈、下颌关节僵硬的患者，可能存在困难面罩通气或者困难气管插管。术前合并咽喉肌麻痹、吞咽困难、严重呼吸肌无力、脊柱侧凸、限制性通气障碍的患者，术后可能会因为自主反射异常、不能有效排痰、肌力恢复延迟等因素导致困难拔管。术中安装立体定向头架后可能使面罩通气会气管插管增加困难。因此，术前应完善胸片、CT、动脉血气和肺功能等检查，评估潜在气道风险，并制订预案。

2. **反流误吸**　病变累及颅内神经，存在咽喉肌麻痹和吞咽困难的患者需警惕术中反流和误吸性肺炎的风险。

3. **肺部并发症**　术前长期卧床、不能自主进食、不能有效咳嗽、近期有肺部感染史的患儿术后肺部并发症的风险较高。

4. **术前焦虑和紧张**　可能会加重患儿的肌僵、震颤和不自主运动。进入手术间后应适当镇静以减轻陌生环境对患者造成的精神应激。

二、哈勒沃登 - 施帕茨病的麻醉管理有哪些注意事项？

文献中有关哈勒沃登 - 施帕茨病患者麻醉的个案报道较少，因此，对于麻醉方法和药物的选择，并没有明显的推荐意见。

Keegan 等曾报道一例 11 岁合并气道梗阻患者在全身麻醉下完成择期双侧立体定位丘脑切除术。该患儿病史 4 年，首发症状是认知、运动发育迟缓，轻度肌张力障碍。10 岁时病情加重，不能吞咽，全身麻醉下放置胃管鼻饲。近 1 年肌张力障碍迅速恶化并严重影响呼吸，头颈部极度扭曲使气道梗阻并出现发绀。

术前评估时可见患者消瘦，左侧斜颈，不能站立和独坐，构音障碍，张口困难，无法言语交流，在医务人员面前因焦虑加重致使肌僵和不自主运动增加，呈现角弓反张，并因此出现呼吸不规则和气道完全梗阻现象。因此，全身麻醉计划主要是避免出现致命的气道阻塞。患者在吸入七氟烷麻醉下开放外周静脉，后给予静脉维库溴铵辅助气管插管。在静脉芬太尼、吸入异氟烷和氧化亚氮麻醉下安装立体定位支架，在持续输注丙泊酚麻醉下完成头颅磁共振检查和转运。返回术间后，继续以吸入异氟烷和氧化亚氮维持麻醉。术毕拔管后转运至恢复室，患儿完全清醒后，因焦虑再次触发气道梗阻和低氧，脉搏氧饱和度下降至 80%。经改变体位、放置鼻咽通气道无缓解，立即给予硫喷妥钠和琥珀胆碱进行二次气管插管，后转运至监护室。胸片检查提示负压性肺水肿，与气道梗阻有关。静脉给予呋塞米，机械通气治疗后，氧合好转，第二天顺利拔除气管导管。两周后患者二次手术时，为避免再次出现术后气道梗阻，先在全身麻醉下完成气管切开术。二次手术顺利完成，术后 3 天患者出院。

Hinkelbein 等分析报告了 4 例患者不同操作和手术的麻醉，认为静脉和吸入全身麻醉药物都可以使用，包括氟烷、异氟烷、氧化亚氮和丙泊酚。全身麻醉的主要风险还是在于气道管理，术后应在呼吸频率、动脉血气氧分压和二氧化碳分压都正常的条件下拔管，避免二次气管插管的风险。

三、脑深部电刺激术（DBS）的麻醉管理有哪些注意事项？

脑深部电刺激术是一种采用立体定位技术将刺激电极植入脑内特定的核团进行高频电刺激，从而调节相应核团兴奋性以达到治疗目的的神经外科微创手术方法，可用于治疗运动障碍性疾病，如帕金森病、特发性震颤、肌张力障碍、顽固性呃逆等。保证 DBS 手术治疗效果的关键在于患者的筛选和准确的靶点定位。

儿童 DBS 手术时间较长，分为三个步骤：首先在局麻或全身麻醉下安装立体定位支架，之后通过磁共振或 CT 影像进行脑深部核团定位和影像融合，最后通过神经电生理监测确认目标核团并植入电极。和成人 DBS 手术不同，儿童由于难以配合，其 DBS 手术的麻醉对于麻醉医生而言，有一定的挑战性。

Sebeo 等对 28 例肌张力障碍儿童的 DBS 手术麻醉进行了回顾分析。患者年龄在 7～17 岁，体重 26～86 kg。术前患者在利多卡因和布比卡因局麻下放置立体头部支架，如果需要时可以单次静脉给予芬太尼和丙泊酚。磁共振定位时给予持续输注丙泊酚保持患者镇静，磁共振检查结束后患者被转运回手术室。在持续输注丙泊酚和间断补充小剂量芬太尼镇静下，以 0.5% 布比卡因阻滞眶上神经和枕大神经实施头皮阻滞。手术切皮、钻孔和术中监测时，同时给予持续输注右美托咪定 0.2～0.9 μg/（kg·h）和丙泊酚 15～100 μg/（kg·min）镇静。术中测试时，脑电双频指数（BIS）需维持在 70 以上。测试结束后可按需给予小剂量芬太尼和（或）咪达唑仑，改善舒适感。手术结束后，患者在丙泊酚镇静下再次进行核磁检查，检测电极位置。DBS 手术的麻醉既需要减轻清醒开颅的应激反应，又不能干扰神经生理监测或导致呼吸抑制。右美托咪定是 α_2 肾上腺素能受体激动剂，具有镇静和镇痛作用，即使大剂量使用时呼吸抑制作用也很轻微，产生类似自然睡眠的效果。因此，作者推荐丙泊酚和右美托咪定联合使用的镇静麻醉方法。

DBS 手术麻醉有以下几点值得关注：局麻下放置的头部立体定位支架可能会妨碍面罩辅助通气。因此，丙泊酚静脉镇静麻醉时可辅助给予右美托咪定、小剂量阿片药物或氯胺酮，尽量保留患者的自主呼吸。右美托咪定不会对术中的神经电生理监测信号产生干扰，推荐全身麻醉和镇静麻醉时使用小剂量右美托咪定 0.1～0.4 μg/（kg·h）持续输注。应避免使用甲氧氯普胺、氟哌利多等容易产生锥体外系症状的止吐药物。

要点总结

1. 哈勒沃登－施帕茨病也称为哈勒沃登－施帕茨综合征、苍白球－黑质－红核色素变性、泛酸激酶相关神经变性病，是一种罕见的遗传性神经退行性疾病，呈常染色体隐性遗传。由于泛酸激酶 2 基因（PANK2）突变，铁盐沉积在苍白球和黑质等部位，典型的核磁影像显示为双侧苍白球对称性的周边区域低信号而中央内侧区域高信号的"虎眼征"。

2. 术前应重点评估患者是否存在困难气道风险并制订相应预案，术后应谨慎拔管。对于病变累及颅内神经、存在咽喉肌麻痹和吞咽困难的患者麻醉诱导时需警惕反流误吸的风险。

3. 推荐使用以丙泊酚和右美托咪定为基础的麻醉方案。

4. 应避免使用甲氧氯普胺、氟哌利多等容易产生锥体外系症状的止吐药物。

参考文献

[1] Jani JM, Oluigbo CO, Reddy SK. Anesthesia for deep brain stimulation in traumatic brain injury-induced hemidystonia. Clin Case Rep, 2015, 3: 492-495.

[2] Sebeo J, Deiner SG, Alterman RL, Osborn IP. Anesthesia for pediatric deep brain stimulation. Anesthesiol Res Pract, 2010, 2010: 401419.

[3] Hinkelbein J, Kalenka A, Alb M. Anesthesia for patients with pantothenate-kinase-associated neurodegeneration (Hallervorden-Spatz disease) - a literature review. Acta Neuropsychiatr, 2006, 18: 168-172.

[4] Keegan MT, Flick RP, Matsumoto JY, Davis DH, Lanier WL. Anesthetic management for two-stage computer-assisted, stereotactic thalamotomy in a child with Hallervorden-Spatz Disease. J Neurosurg Anesthesiol, 2000, 12: 107-111.

[5] 谢惠芳, 贺荣霓, 颜振兴, 等. Hallervorden-Spatz 综合征的临床、影像学特点及脑深部电刺激治疗. 中华神经医学杂志, 2013, 12: 84-86.

[6] 许二赫, 林一聪, 王宪玲, 等. Hallervorden-Spatz 综合征的临床研究（附 5 例病例报告）. 中风与神经疾病杂志, 2012, 29: 991.

（耿志宇，刘畅）

第 10 节　利氏综合征（Leigh 综合征）患者行全身麻醉脑深部电刺激术

【病例简介】

一、基本病史

患儿，男性，15 岁，因"运动障碍 12 年"入院。患儿 3 岁时出现行走不稳，进行性加重，伴肌张力升高和言语不清，外院诊断为"肝豆状核变性"并给予青霉胺治疗，无好转。康复治疗后也未见明显改善，病情进行性加重。头颅 MRI 检查提示双侧壳核病变，考虑线粒体脑病。血代谢检查提示代谢障碍，精氨酸和鸟氨酸降低。Leigh 综合征相关基因，线粒体复合体Ⅰ组装因子 6（NDUFAF6 基因突变）存在两处杂合突变，家系验证母亲在 c.485_486insA 存在杂合突变。线粒体基因和染色体核型分析未见异常。脑电图未见癫痫性质放电。现患儿能独坐、能站立但不稳、不能独走，言语不清，智力发育迟缓。目前口服多巴丝肼、巴氯芬、左卡尼汀及多种维生素治疗。患儿理解力可，表达差，能独坐、站立不稳、不能独走，写字困难，为进一步治疗收住院。

既往史：否认家族遗传病史及类似病史。

二、入院情况

患者血压 102/62 mmHg，心率 102 次 / 分，发育正常，营养稍差，神志清楚，可回答简单问题，吐字不清，双瞳等大圆形。心律齐，双肺呼吸音清。四肢肌力Ⅲ级，双下肢肌张力明显升高。双侧膝腱反射对称引出，双侧 Babinski 征阴性。院外头颅 MRI 检查：双侧基底节异常信号。

入院诊断：继发性肌张力障碍，双侧基底节病变，Leigh 综合征。

三、术前情况

入院后完善常规检查，化验检查结果：血常规、肝肾功能和凝血功能大致正常。心电图检查提示窦性心动过速，110 次 / 分。神经内科会诊认为患者 Leigh 综合征（NDUFAF6 基因突变）诊断明确，建议"鸡尾酒"疗法和对症治疗，可尝试脑深部电刺激术治疗，应注意手术和麻醉诱发的能量供应不足。

术前诊断：继发性肌张力障碍，双侧基底节病变，Leigh 综合征（NDUFAF6 基因突变）。拟全身麻醉下行全身麻醉脑深部电刺激术。

【术前分析】

一、什么是 Leigh 综合征?

Leigh 综合征又称为亚急性坏死性脑脊髓病（subacute necrotizing encephalomyelopathy, SNE），是由不同线粒体呼吸链酶缺陷导致的中枢神经系统退行性疾病，是婴幼儿和儿童最常见的一种线粒体脑病，青少年和成年偶见报道。发病率约为 1/4 万。1951 年首次由英国精神病学家 Leigh 报道，故称为 Leigh 病（利氏病）。多数患者临床表现为发育落后、智力低下、肌张力障碍、癫痫发作、共济失调和眼部异常（包括眼肌麻痹、眼球震颤和视神经萎缩等）。主要病理特征是脑干、基底节、丘脑和脊髓不同灰质中心出现对称性的坏死性病变，呈海绵样改变伴毛细血管增生。遗传方式包括常染色体隐性遗传、X 连锁的隐性遗传和母系遗传。

（一）发病机制

线粒体病是遗传缺损导致的线粒体代谢酶缺陷疾病，主要累及能量需求高的器官如脑和骨骼肌。根据受累部位不同可分为线粒体肌病、线粒体脑病和线粒体脑肌病。

线粒体脑肌病又可根据临床表现、基因突变位点及比例的不同，分为：线粒体脑肌病伴高乳酸血症和脑卒中样发作综合征（mitochondrial encephalomyopathy with lactic acidosis and stroke-like episodes, MELAS）、Leigh 综合征、肌阵挛性癫痫伴破碎性红纤维综合征（myoclonicepilepsy with ragged-red fibers, MERRF）、Kearn-Sayre 综合征（Kearns-Sayre syndrome, KSS）、Leber 遗传性视神经病（Leber's hereditary optic neuropathy, LHON）和神经病 – 共济失调 – 视网膜色素变性（NARP）等。

线粒体的主要功能是氧化磷酸化产生腺嘌呤核苷三磷酸（ATP）。线粒体呼吸链是氧化磷酸化的场所，由 4 个多亚基复合物（Ⅰ~Ⅳ）和 2 个移动电子载体（泛醌和细胞色素 C）构成，利用复合物 V 形成的跨膜质子浓度梯度合成 ATP。

线粒体呼吸链复合物是由线粒体基因（mitochondrial DNA, mtDNA）和核基因（nuclear DNA, nDNA）共同编码。基因突变导致的酶复合物缺陷是线粒体病的致病原因，其中以呼吸链复合物 Ⅰ 和Ⅳ缺陷最多见。除了复合物Ⅱ由核基因（nDNA）编码外，其余复合物均由线粒体基因（mtDNA）和核基因共同编码。复合物Ⅰ缺陷是导致癫痫的常见原因。

由于线粒体基因或核基因突变造成 Leigh 综合征的遗传缺陷有：丙酮酸羧化酶或丙酮酸脱氢酶复合物缺陷、呼吸链复合物 Ⅰ 缺陷、呼吸链复合物Ⅳ缺陷、呼吸链复合物 V 缺陷、辅助因子（硫辛酸、辅酶 Q10）合成障碍。这些酶缺陷导致线粒体呼吸链功能障碍，ATP合成不足，使能量消耗大的组织和器官，如中枢神经系统、骨骼肌和心脏，出现功能障碍和组织坏死。脑灰质核团神经元代谢活动较白质神经纤维强，因此脑深部灰质更容易受累。

本病共有 3 种遗传方式：

（1）常染色体隐性遗传，约占 2/3。与 3 种酶缺陷有关：呼吸链复合物 Ⅰ（WADH 还原酶复合物）、呼吸链复合物 Ⅱ（琥珀酸脱氢酶复合物，SDH）和呼吸链复合物 Ⅳ（细胞色素 C 氧化还原酶复合物，COX），其中 COX 最常见。由核基因和线粒体基因编码。COX 的装配基因 SURF-1（属于 mt DNA，定位于 9q34）发生多种突变，产生截短蛋白而致病。呼吸链复合物 Ⅰ 相关的核基因突变有 NDUFS4、NDUFS7、NDUFS8。

（2）X 连锁遗传，约占 10%。与丙酮酸脱氢酶复合物（PDHC）缺陷有关，PDHC 活性在 40%~50% 时，可表现血乳酸升高，神经系统症状出现较晚，一般男性重于女性。

（3）母系遗传，约占 20%。与 ATP 合成酶 6 缺陷有关。由 mtDNA 突变引起，存在 3 种错义突变，其中 T8993G 最常见。由于 ATP 合成酶跨膜区的功能受到破坏，使酶活性减少 50% 以上时出现脑损伤表现。当活性减少 75% 时表现为肌无力和共济失调，当活性减少 95% 时，一般在 2 岁内死亡。

病理特点：双侧基底节、丘脑、中脑被盖、导水管周围及脊髓后柱有对称性坏死灶，重者呈海绵状囊性空腔，其中神经元消失，伴脱髓鞘改变，胶质和毛细血管增生。神经肌肉活检可见脱髓鞘样改变，少数病例可见破碎样红纤维和线粒体包涵体，肌膜下或肌束间大量线粒体增生。免疫组化分析可见细胞色素 C 氧化酶缺乏。

（二）临床表现

男性多见，临床表现复杂多样。根据起病年龄不同分为新生儿型、经典婴儿型、少年型及成人型。

1. **新生儿型** 主要表现为喂养困难，吞咽障碍及呼吸困难。随后逐渐出现脑干功能失调及严重运动发育落后，早期死亡率极高。

2. **经典婴儿型** 此型最常见，多在 2 岁以内发病，主要表现为发育倒退、运动和智能障碍、肌张力低下、共济失调、肌阵挛或癫痫发作、眼部异常（眼外肌麻痹、眼睑下垂、眼球眼震、视神经萎缩导致视力减退）。呼吸节律改变或其他脑神经损害的脑干症状为其特征。严重者出现中枢性呼吸节律失调，最常见死因为呼吸衰竭或心力衰竭。

3. **少年型** 较少见，常为隐匿起病，可因发热、疲劳、饥饿、手术等应激诱发起病，逐渐出现痉挛性截瘫、共济失调、运动不耐受、心肌损害、眼震、斜视、视力下降及锥体外系症状如帕金森样表现。可进展缓慢，稳定多年，也可急剧恶化进展为呼吸困难或多脏器衰竭。该型常经过一段静止期后，在 10 岁左右时突然恶化，迅速进展至昏迷及呼吸衰竭。

4. **成人型** 较罕见，其神经系统症状可在较长时间内进展缓慢或稳定，一般 30 岁以后症状加速进展，多于数月或数年恶化死亡。

此外，还可有心脏、肝脏、胃肠道和肾小管功能障碍等。

（三）辅助检查

1. **生化检查**　可见血、尿和脑脊液中乳酸和丙酮酸明显升高，动脉血气分析可见代谢性酸中毒，部分患儿可见血氨升高、低血糖、心肌酶异常、肉碱缺乏等。

2. **影像学检查**　头颅 CT 或 MRI 检查可见对称性的双侧基底节区（包括尾状核、壳核、苍白球等）、丘脑、脑干等灰质核团损伤为主的特征性异常信号，部分病例可累及小脑、大脑白质或脊髓。MRI 检查常表现为 T1 加权像呈低信号、T2 加权像和 T2 液体衰减反转恢复（fluid attenuated inversion recovery，FLAIR）像呈高信号，增强扫描病灶未见强化。

3. **神经电生理检查**　肌电图可见神经源性损害和肌源性损害。脑干听觉诱发电位是评估脑干受损的客观指标，视觉诱发电位主要反映视网膜至视觉中枢皮质的传导功能。累及脑干或视觉通路的患者，诱发电位可有潜伏期延长、波幅降低或消失。脑电图可有背景活动异常、局灶性或弥漫性慢波、局灶性或全导的癫痫样放电等。

4. **肌肉或皮肤活检**　可见肌膜下线粒体堆积，线粒体形态改变及嵴排列紊乱等。线粒体呼吸链酶复合物活性测定提示相关酶活性缺陷或活性显著低于正常水平。

5. **基因诊断**　线粒体基因和核基因检测发现致病突变是诊断的金标准。

二、Leigh 综合征如何诊断？

目前尚无公认的诊断标准。Rahman 等（1996 年）提出的诊断标准包括：①进行性神经系统疾病伴随运动及智力发育迟缓。②脑干和（或）基底神经节疾病的症状和体征。③血液和（或）脑脊液中乳酸增高。④复合下述一项或多项标准：a. 神经放射学检查显示 Leigh 综合征的特点；b. 典型的神经病理学改变，位于基底神经节、丘脑、脑干、齿状核及视神经的多灶性、对称性坏死性病变，组织学病变外观呈海绵状，伴脱髓鞘、胶质细胞增生及血管增生。c. 患儿同胞有类似典型的神经病理学表现。

Baertling 等（2014）提出类似的诊断标准，以便确诊乳酸水平正常或偏低的患者：①神经退行性疾病伴随线粒体功能紊乱所引起的各种症状；②遗传性基因缺陷引发的线粒体功能紊乱；③影像学检查显示双侧中枢神经系统病变。

需要鉴别诊断疾病有：

（1）围生期缺氧综合征：该病可有精神运动发育落后、伴双侧基底节区及丘脑的损害。但该病非进展性脑功能障碍，有围生期缺氧史，血液和脑脊液中乳酸和丙酮酸无明显增高，线粒体基因和核基因没有发现致病突变。

（2）胆红素脑病（核黄疸）：是游离胆红素通过血脑屏障，沉积于大脑，抑制脑组织对氧的利用，导致脑损伤。但该病非进展性脑功能障碍，合并有高胆红素血症，血液和脑脊液无乳酸和丙酮酸无明显增高，线粒体基因和核基因没有发现致病突变。

（3）Wernicke 脑病：因维生素 B_1（硫胺素）缺乏所致，该病病理和影像学与 Leigh 综合征类似，多见于妊娠剧吐、胃肠疾病或术后。常有维生素 B_1 缺乏的其他表现，精神症状明显，可累及乳头体、丘脑、基底节及壳核。

（4）肝豆状核变性：是先天性铜代谢障碍导致铜离子在体内蓄积并沉积在肝、脑、肾、角膜等部位，引起肝硬化、锥体外系症状、精神症状、肾损害及角膜色素环等。影像学检查，头颅 CT 显示双侧豆状核对称性低密度影，MRI 检查显示豆状核、尾状核、中脑和脑桥、丘脑、小脑及额叶皮质的 T1 低信号和 T2 高信号，壳核和尾状核在 T2 显示高低混杂信号。多见于儿童和青少年发病，常有血清铜蓝蛋白降低、肝功能异常，角膜 K-F 环阳性和 ATP7B 基因突变等。

三、Leigh 综合征如何治疗？

目前治疗主要是对症处理，改善临床症状，提高生活质量。补充线粒体氧化呼吸链中的相关辅酶，有助于改善线粒体功能及神经系统症状。"鸡尾酒"疗法包括：辅酶 Q10、左旋肉碱、硫辛酸、肌酐、生物素、维生素 B_1 和维生素 B_2 等。生酮饮食可用于丙酮酸脱氢酶复合体缺陷的患儿。

四、什么是肌张力障碍疾病？

肌张力障碍又称为肌张力不全或肌紧张不全，是一种运动障碍性疾病，特征为持续性或间歇性肌肉收缩导致的异常姿势和（或）运动，常因随意动作诱发或加重，是位列帕金森病、原发性震颤后的第 3 大运动障碍性疾病，致残率高，严重影响患者的生存质量。发病机制可能与多巴胺能、胆碱能和谷氨酸能神经递质系统有关。

肌张力障碍的遗传学方式包括常染色体显性遗传、常染色体隐性遗传、X 连锁和线粒体突变。目前已发现 29 种单基因突变（DYT1-DYT29）与肌张力障碍有关。肌张力障碍的治疗以对症治疗为主，包括口服药物，注射肉毒毒素和脑深部电刺激术。

口服治疗药物包括左旋多巴、抗胆碱能药（苯海索，丁苯那嗪等）、苯二氮䓬类、巴氯芬及唑吡坦、多巴胺受体激动剂，主要用于全身性肌张力障碍。肉毒毒素通过抑制神经肌肉接头处乙酰胆碱释放，引起肌肉松弛性麻痹，缓解肌肉痉挛，主要用于局灶型或节段型肌张力障碍。外科手术治疗主要用于药物治疗和肉毒毒素注射无效的严重肌张力障碍患者，通常以皮质 - 基底核 - 皮质途径为靶点。

五、肌张力障碍患者行脑深部电刺激术治疗效果如何？

国内杨海波等总结分析了 32 例儿童肌张力障碍患者行脑深部电刺激术治疗的效果。患儿男性 16 例，女性 16 例，年龄在 2.4 ~ 17 岁，其中原发性肌张力障碍 9 例，继发性肌张力障碍 23 例。20 例患者发现致病基因，包括 PANK、KMT2B、GNAO1、GCDH、PINK1、NDUFAF6、DYT27 及 ADCY5 突变，12 例未发现致病基因突变。

12 例患者采用苍白球内侧核（globus pallidus internus，GPI）靶点治疗，20 例患者采用丘脑底核（subthalamic nucleus，STN）靶点治疗。仅一例 17 岁患儿采用局麻，该患儿术中出现恶心呕吐，其余患者均采用全身麻醉。术后随访 1 个月至 3 年 8 个月，继发性肌张力障碍患儿术后缓解率 5.7% ~ 67.5%，原发性肌张力障碍患儿术后缓解率 7.8% ~ 96%。因此，作者认为脑深部电刺激术具有治疗有效、创伤小、可调控及并发症少的特点，可推荐用于治疗儿童肌张力障碍患者。

【麻醉管理】

患儿，男性，15 岁，身高 157 cm，体重 38 kg，BMI 15.4，术前麻醉评估 ASA Ⅲ级，患儿无法自主运动。入手术室后开放外周静脉，常规监测生命体征，血压 120/80 mmHg，心率 90 次 / 分，脉搏氧饱和度 100%。面罩预吸纯氧 3 min 后开始持续静脉输注瑞芬太尼 2 ng/ml 和右美托咪定 0.7 μg/（kg·h），患者在深度镇静状态下安装头部立体定向框架，随后转运至手术室外进行脑 CT 定位扫描。将图像影像资料传输至手术计划系统，采集图像并重建，计算双侧苍白球内侧核（GPI）靶点。

1 h 后患者返回手术室内，再次静脉推注丙泊酚 40 mg、舒芬太尼 5 μg 完成麻醉诱导和喉罩置入，同时复合局麻完成颅骨钻孔，根据 GPI 靶点坐标植入双侧刺激电极。术中以静脉持续输注丙泊酚和瑞芬太尼维持麻醉，患儿始终保留自主呼吸，没有给予肌松剂。手术总共历时 6 h，总入量 1100 ml，出血少量，尿量 500 ml。术毕停药后，患儿自主呼吸完全恢复，拔出喉罩，观察生命体征平稳，半小时后在面罩吸氧下返回监护室病房。

【术后情况】

术后 1 天，患儿一般情况可，无发热，神清，可听懂语言，可完成简单指令，双上肢肌力可，肌张力高，四肢肌力Ⅲ级。双侧腱反射活跃，右侧 Babinski 征阳性，双侧踝阵挛阳性，脊柱向背侧弯曲。复查血常规，血红蛋白 125 g/L，白细胞 17.17×10^9/L，血小板 240×10^9/L，快速 C 反应蛋白 1 mg/L。肝肾功能正常。复查头颅 CT，确认电极位置良好。病情稳定，转入普通病房，继续抗感染，止血、抑酸和对症治疗。

术后 7 天，患儿一般情况好，无发热，神志清，可听懂语言，可完成简单指令，手术切口愈合良好，病情稳定出院。

【要点分析】

一、Leigh 综合征患者的术前麻醉评估有哪些要点？

1. 术前应充分了解病史、完善肝肾功能、血乳酸和丙酮酸、血糖、心肌酶、血气分析等检查，明确有无代谢性酸中毒、血氨升高、低血糖、心肌酶异常和肉碱缺乏，以及代谢异常是否造成呼吸、循环和肝肾功能受累。

2. 对于严重肌张力障碍、合并吞咽困难和呼吸困难患者，术前应完善肺功能检查，评估围手术期反流误吸、困难气道和术后延迟拔管风险。同时还注意镇静药物加重呼吸抑制的潜在风险。

3. 应避免使用影响线粒体功能的药物，包括影响 mtDNA 复制（拉米夫定、卡维地洛、布比卡因、阿替卡因、吩噻嗪类），抑制非竞争性三磷酸腺苷酶（β 阻滞剂），抑制呼吸链电子传递（阿司匹林、七氟烷），抑制内源性辅酶 Q 合成（他汀类），抑制脂肪酸 β 氧化（四环素，胺碘酮），降低线粒体蛋白合成及减少线粒体数量（巴比妥类、氯霉素），降低肉碱水平和呼吸链酶复合体活性（丙戊酸钠、阿霉素），增加血乳酸水平（双胍类、利奈唑胺）等。

二、Leigh 综合征患者的麻醉管理有哪些要点？

1. Leigh 综合征患者是线粒体呼吸链酶缺陷导致的能量代谢异常疾病，术前长时间禁食状态会加重能量代谢异常。围手术期应尽量缩短禁食时间，及时静脉补充能量和液体，术中监测血糖、电解质和血乳酸，避免出现低血糖和高乳酸血症。

2. 围手术期手术创伤和疼痛等应激因素有可能加重病情，麻醉管理应维持适宜麻醉深度，加强术后疼痛管理，避免因应激性分解代谢导致能量代谢障碍加重。

3. 对于极度消瘦、肌无力、肌张力低下患者，应谨慎使用阿片类药物和肌松剂。

4. 术中维持晶体液可使用生理盐水和醋酸林格液替代乳酸林格液，避免增加血乳酸水平。

5. 恶性高热风险。目前文献中没有明确报道线粒体肌病患者是否恶性高热风险增加，但是多数病例仍旧选择静脉麻醉，避免使用琥珀胆碱，以降低恶性高热风险。

Huda 等报道 1 例 6 岁术前合并癫痫、血丙氨酸和血乳酸高的患者在全静脉麻醉下完成斜视手术。术中使用丙泊酚和瑞芬太尼麻醉诱导和维持，没有使用肌松剂完成气管插管，术中液体使用 5% 葡萄糖和低张盐水。术后 1 天患者顺利出院。

Kiliç 等报道 1 例 11 岁男性鼻饲患者，术前有癫痫、共济失调、精神运动发育迟缓、胸骨畸形、脊柱侧凸和反复发作肺炎，在静脉全身麻醉下完成经皮胃造瘘术。术中镇静麻醉给予持续输注丙泊酚和瑞芬太尼，患者术中保留自主呼吸，没有给予阿片类药物和肌松剂，术中维持液体给予生理盐水。术中和术后持续监测血压、脉搏氧饱和度、体温和呼气末二氧化碳，术后给予静脉对乙酰氨基酚镇痛。术中和术后过程平稳，患者当天出院。

Gozal 等也报道 5 例患者在静脉麻醉下顺利完成 7 次内镜下经皮胃造瘘术。患者平均年龄 2.6 岁（4 个月 ~6 岁）。术中持续输注丙泊酚和瑞芬太尼维持镇静，患者均保留自主呼吸，经面罩吸氧，仅有 1 例患儿术中发生一过性低氧（脉搏氧饱和度低于 80%）。

要点总结

1. Leigh 综合征是由线粒体呼吸链酶缺陷导致的中枢神经系统退行性疾病，是婴幼儿和儿童最常见的一种线粒体脑病。临床表现有精神运动发育落后、肌张力障碍、癫痫发作、共济失调和眼部异常，血液和脑脊液中乳酸升高，其特征是脑干、基底节、丘脑和脊髓的双侧对称性坏死性病变。

2. 术前应评估患者是否合并血乳酸高、代谢性酸中毒和低血糖，对于严重肌张力障碍、合并吞咽困难和呼吸困难患者应完善肺功能检查，评估围手术期反流误吸、困难气道和术后延迟拔管风险。

3. 应避免使用影响线粒体功能和增加血乳酸水平的药物。

4. 尽管目前文献中没有明确线粒体肌病患者是否恶性高热风险增加，但仍推荐全身麻醉选择静脉麻醉，避免使用琥珀胆碱和吸入类全身麻醉药物。

参考文献

[1] 孙芳，戚豫，王丽，等. Leigh 综合征的临床和分子遗传学研究进展. 中国当代儿科杂志，2005，7：186-189.

[2] 韩萧迪，方方. 儿童线粒体相关性癫痫研究进展. 中国实用儿科杂志，2020，35：805-811.

[3] 汤继宏. 儿童 Leigh 综合征的诊断和治疗. 中国临床神经科学，2022，30：292-300.

[4] 唐瑶，刘赫. Leigh 综合征的认识、特征及处理. 实用糖尿病杂志，2018，14：4-6.

[5] 杨海波，章清萍，文泳欣，等. 脑深部电刺激治疗儿童肌张力障碍. 中华实用儿科临床杂志，2021，36：279-282.

[6] Huda AU, Yasir M. Anaesthesia Management of a 6-year Child with Leigh Syndrome undergoing Strabismus Surgery. J Coll Physicians Surg Pak, 2021, 31: 243.

[7] Kiliç ET, Gerenli N, Akdemir MS, Tastan NO, Atag E. Anesthetic Management in Pediatric Patient for Percutaneous Endoscopic Gastrostomy with Mitochondrial Myopathy: Leigh Syndrome. Anesth Essays Res, 2018, 12: 276-278.

[8] Gozal D, Goldin E, Shafran-Tikva S, Tal D, Wengrower D. Leigh syndrome: anesthetic management in complicated endoscopic procedures. Paediatr Anaesth, 2006, 16: 38-42.

（耿志宇，刘畅）

第 **5** 章　罕见病患者行五官科手术

第 1 节　苯丙酮尿症患者行全身麻醉斜视矫正术

【病例简介】

一、基本病史

患儿，男性，5 岁，116 cm，19 kg，因"发现眼内斜 5 年"入院。患儿出生后即发现眼睛向内斜视，未配镜治疗，为手术治疗收住院。

既往史：患儿确诊苯丙酮尿症，现饮食控制。否认家族遗传病史及类似病史。

二、入院情况

患者血压 87/43 mmHg，心率 82 次 / 分，心律齐，双肺呼吸音清。门诊化验检查，血常规、凝血功能、肝肾功能大致正常，心电图提示窦性心律不齐。

入院诊断：内斜视，双眼屈光不正，苯丙酮尿症。

三、术前情况

患儿入院当天即手术。

术前诊断：内斜视，双眼屈光不正，苯丙酮尿症。拟全身麻醉下行斜视矫正术。

【术前分析】

一、什么是苯丙酮尿症？

苯丙酮尿症（phenylketonuria，PKU）是常染色体隐性遗传代谢病，1934年由挪威科学家 Folling 首次发现，将其命名为苯丙酮尿性智力发育不全，是由于苯丙氨酸羟化酶（phenylalanine hydroxylase，PAH）缺陷所致。常见临床表现包括智力发育迟缓，毛发和皮肤颜色浅淡，湿疹，癫痫，极度亢奋，汗液和尿有鼠尿味。早期诊断并给予低苯丙氨酸（phenylalanine，Phe）饮食治疗，患者可获得正常的智力发育。2018年5月，该疾病被列入国家卫生健康委员会等5部门联合发布的《第一批罕见病目录》。

该病男女患病率均等。新生儿筛查数据显示，国内高苯丙氨酸血症发病率约为1/1.1万，其中大部分为苯丙酮尿症，少部分为四氢生物蝶呤（tetrahydrobiopterin，BH_4）缺乏症。地域分布呈现南方地区发病率低，北方（尤其是西北地区）发病率较高。

（一）发病机制

苯丙氨酸羟化酶酶蛋白由位于染色体12q23.2区的苯丙氨酸羟化酶（PAH）基因编码。正常情况下，苯丙氨酸羟化酶将苯丙氨酸羟化成酪氨酸，辅酶为四氢生物蝶呤（BH_4）。PAH基因突变后，肝脏中苯丙氨酸羟化酶（phenylalanine hydroxylase）缺乏或活性不足，或其辅酶四氢生物蝶呤缺乏，导致苯丙氨酸不能正常代谢为酪氨酸。血液中苯丙氨酸蓄积，通过旁路代谢在苯丙氨酸转氨酶催化作用下转氨基形成苯丙酮酸、苯乙酸和苯乙酰谷氨酰胺。苯丙酮酸随尿液排出形成苯丙酮尿，因此称为苯丙酮尿症。

（二）临床表现

因苯丙氨酸及其旁路代谢产物增加，患儿有智力发育迟缓、皮肤湿疹、汗液和尿有鼠尿味。因酪氨酸水平低下，有皮肤白皙，毛发浅黄干燥。多巴胺、去甲肾上腺素和5-羟色胺产生减少，脑电图有异常改变，易激惹，癫痫、多动或自闭症，偶尔有攻击性和自残，注意力缺陷。髓鞘形成减少，可有脑白质病，不可逆的智力障碍，小头畸形。早期诊断并给予低苯丙氨酸饮食治疗，患者可获得正常的智力发育。

苯丙酮尿症在临床上曾被分为经典型（由于苯丙氨酸羟化酶缺陷所致）和非经典型（由于四氢生物蝶呤缺乏所致）。四氢生物蝶呤治疗有效的经典型被称为四氢生物蝶呤反应型苯丙酮尿症。

目前根据基因缺陷将高苯丙氨酸血症分成3类，即：①由于苯丙氨酸羟化酶突变所致的苯丙酮尿症和非苯丙酮尿症轻型高苯丙氨酸血症（MIM261600），②由四氢生物蝶呤合成和转化相关的4个基因突变所致的四氢生物蝶呤缺乏型高苯丙氨酸血症（HPABH4 A-D），

③由 DNAJC12 基因突变所致的轻型非四氢生物蝶呤缺乏高苯丙氨酸血症（HPANBH4）。

二、苯丙酮尿症如何诊断和治疗？

苯丙酮尿症是可以治疗的遗传病，目前被列为中国新生儿筛查项目之一，可通过血免疫荧光法和串联质谱法测定足跟血液中苯丙氨酸浓度进行筛查。筛查阳性者再用静脉血定量法测定苯丙氨酸和酪氨酸浓度。血液中苯丙氨酸浓度＞ 120 µmol/L 或者苯丙氨酸 / 酪氨酸比值＞ 2 可确诊为高苯丙氨酸血症。之后需要进一步检查尿蝶呤、红细胞二氢蝶呤还原酶活性、四氢生物蝶呤负荷试验以确定分型，是苯丙氨酸羟化酶基因突变相关的苯丙酮尿症还是四氢生物蝶呤缺乏症。

苯丙酮尿症的临床诊断依据有：血液中苯丙氨酸和丙氨酸浓度升高，苯丙氨酸 / 酪氨酸比值＞ 2（正常参考值＜ 1），尿液中苯丙酮酸、苯乙酸和苯乙烯谷氨酰胺增加。

基因诊断：97% 的苯丙氨酸羟化酶基因缺陷为微小突变，最常见的基因缺失发生在第 1 外显子及其上游，第 6 外显子和第 4 外显子。苯丙氨酸羟化酶的点突变可通过 Sanger 测序和等位基因特异性 PCR 等方法进行检测。临床上考虑遗传异质性和临床诊断的准确性，建议采用高苯丙氨酸血症基因包或者代谢病下一代测序（next generation sequencing, NGS）诊断基因检测包进行目标序列捕获和测序。

三、苯丙酮尿症如何诊断和治疗？

经筛查确诊的患儿通过及时控制苯丙氨酸的摄入可以达到满意的治疗效果。血液中苯丙氨酸浓度＞ 360 µmol/L 者应立即开始饮食治疗，而且治疗越早、效果越好。患者开始治疗的年龄越小，智力发育越接近正常人水平。治疗效果和患者饮食治疗的依从性相关。治疗方法包括：

（1）限制苯丙氨酸摄入。通过饮食疗法，采用低苯丙氨酸饮食疗法，如无苯丙氨酸奶粉、蛋白粉。严格限制含苯丙氨酸的高蛋白食物摄入，如肉类、蛋类和乳制品等。日常饮食中可以适当进食低蛋白食物，低蛋白高淀粉食物，但需要严格控制摄入量。同时还要补充其他必需氨基酸、维生素、矿物质及微量元素，以保证营养物质的均衡摄入。饮食疗法严格限制蛋白质摄入可能造成患者营养失衡，进而出现骨质疏松和神经损伤加剧等并发症。其他类似方法还有，糖巨肽（glycomacropeptides, GMP）疗法和大中性氨基酸法（large neutral amino acids, LNAA）。

（2）四氢生物蝶呤疗法。四氢生物蝶呤是苯丙氨酸羟化酶的辅助因子，能够降低四氢生物蝶呤缺乏型和苯丙氨酸羟化酶缺乏型患者体内苯丙氨酸浓度。二盐酸沙丙蝶呤是人工合成的四氢生物蝶呤，于 2007 年经美国 FDA 批准上市。

其他治疗方法还有：苯丙氨酸氨解酶法，通过注入外源性苯丙氨酸氨解酶，降低患者体内苯丙氨酸浓度，达到治疗疾病的目的。未来可以探讨基因疗法，通过基因转移方法恢复患者体内苯丙氨酸羟化酶的活性，从根本上治疗苯丙酮尿症患者。

【麻醉管理】

患儿入手术室后开放外周静脉，常规监测生命体征，血压 110/60 mmHg，心律 95 次/分，脉搏氧饱和度 99%。分次静脉推注咪达唑仑 1 mg、丙泊酚 50 mg、舒芬太尼 3 μg 和顺阿曲库铵 2 mg 完成麻醉诱导和 2 号喉罩置入。术中以静脉持续输注丙泊酚和瑞芬太尼，吸入七氟烷维持麻醉。术中血流动力学平稳。手术历时 30 min，术中出血少量。术毕给予新斯的明和阿托品拮抗肌松，患儿自主呼吸完全恢复后拔出喉罩，转入恢复室进一步观察。半小时后安返病房，手术当日下午患儿出院。

【要点分析】

一、苯丙酮尿症患者的术前准备有哪些？

对于苯丙酮尿症患者术前应充分了解病史和治疗经过。明确神经系统和智力发育情况，有无智力发育迟缓、癫痫发作史，饮食治疗及用药史，有无维生素 B_{12} 缺乏和巨幼红细胞性贫血史，近期血苯丙氨酸检测水平。除常规检查外，还应评估其营养状态，包括测定血清白蛋白、铁蛋白、25- 羟维生素 D、维生素 A、维生素 B_{12}、叶酸和同型半胱氨酸等。

二、苯丙酮尿症患者的麻醉风险有哪些？

目前文献对于苯丙酮尿症患者的麻醉用药没有明确的推荐意见。个案报告中有一些值得注意的问题。

Rayadurg 等报道一例 1 岁患儿在丙泊酚镇静麻醉下行脑 MRI 检查时发生丙泊酚输注综合征。该患儿 6 kg，发育落后，除血苯丙氨酸水平高外，其他化验检查均正常。静脉给予咪达唑仑 0.25 mg 后单次静脉推注丙泊酚 10 mg，镇静满意后以持续输注丙泊酚 12 mg/h 维持麻醉。在影像检查即将结束时发现患儿呈过度通气，呼吸急促，皮肤潮红，腋温 38.8℃，心率 128 次/分，血压正常。动脉血气分析检查提示乳酸升高和过度通气，$PaCO_2$ 21 mmHg，乳酸 5.8 mmol/L。立即给予降温处理，30 min 后腋温降至 37 ℃，复查动脉血气分析恢复正常。

动物实验表明，高苯丙氨酸血症会通过与烟酰胺腺嘌呤二核苷酸磷酸酯竞争来抑制线粒体复合物Ⅰ的活性。当线粒体呼吸链活性受损情况下使用丙泊酚时，可能会抑制呼吸链，产生热量过度的临床表现，如高热和酸中毒。因此，对于苯丙酮尿症患儿推荐避免使用丙泊酚全身麻醉，如果使用的话，建议使用小剂量，避免长时间输注丙泊酚。

三、苯丙酮尿症患者全身麻醉是否可以使用氧化亚氮？

苯丙酮尿症患者由于低苯丙氨酸饮食，影响维生素 B_{12} 从肉蛋、牛奶食物中的摄取。一些苯丙酮尿症患者会合并维生素 B_{12} 缺乏或巨幼细胞性贫血。缺乏维生素 B_{12} 时，可引起神经障碍、脊髓变性、精神症状以及周围神经炎。儿童缺乏维生素 B_{12} 会表现为情绪异常、表情呆滞和反应迟钝。

钴胺素是维生素 B_{12} 的活性形式，作为甲基转移酶的辅因子，参与蛋氨酸、胸腺嘧啶等的合成，维护神经髓鞘的代谢与功能。氧化亚氮可以和钴胺素不可逆结合，导致脱髓鞘、脊髓亚急性联合变性和脑病。反复暴露于氧化亚氮会出现维生素 B_{12} 缺乏。钴胺素缺乏患者如果暴露于氧化亚氮也会使神经症状进一步恶化。

Lee 等曾报道一例 14 岁患儿，因鼓膜穿孔在氧化亚氮全身麻醉下完成鼓膜成形术，术后出现不可逆的神经系统症状。患儿术前发育正常，除哮喘和中耳炎外没有其他病史，曾接受不规律的低苯丙氨酸饮食，术前血苯丙氨酸浓度超过 1000 μmol/L。手术持续 65 min，术后患儿性情易怒、定向障碍。术后 1 周逐渐出现走路笨拙、意识混乱、尿失禁。进一步检查患者呈帕金森病容，静止性震颤，下肢肌张力高，共济失调，踝阵挛阳性。血红蛋白 8.4 g/dl，叶酸和维生素 B_{12} 低于正常，脑 MRI 检查提示脑白质病变，神经传导检查提示下肢神经传导延迟。给予严格控制饮食，补充叶酸和维生素 B_{12}，患儿神经症状有部分改善。因此，建议此类患者避免使用氧化亚氮麻醉。

Dal 等也报道一例 6 岁患儿，在七氟烷和氧化亚氮全身麻醉下完成斜视手术。患儿术前肝肾功能正常，有轻度智力障碍，没有惊厥史，术前每天补充维生素。全身麻醉诱导给予静脉丙泊酚 1 mg/kg，维库溴铵 0.1 mg/kg 辅助完成气管插管。术中吸入 1.5% 七氟烷和 70% 氧化亚氮维持麻醉。手术 1 h，手术前后监测血糖正常。术后 4 h 开始低苯丙氨酸饮食，术后 3 天顺利出院。

和 Lee 等病例不同的是，本例患者术前定期检查血苯丙氨酸、血红蛋白和维生素 B_{12} 水平。苯丙氨酸过高患者术后容易出现神经和精神症状，甚至惊厥；过低患者容易出现低血糖和肝功能异常。因此，推荐苯丙酮尿症患者择期手术前应检查血苯丙氨酸、血红蛋白和维生素 B_{12}。异常患者术前应补充维生素 D 和限制苯丙氨酸饮食。

要点总结

1. 苯丙酮尿症是常染色体隐性遗传代谢病，由于苯丙氨酸羟化酶基因突变导致肝脏中苯丙氨酸羟化酶缺乏或活性不足，或其辅酶四氢生物蝶呤缺乏，导致苯丙氨酸不能正常代谢为酪氨酸，血液中苯丙氨酸蓄积并通过旁路代谢，在苯丙氨酸转氨酶催化作用下形成苯丙酮酸、苯乙酸和苯乙酰谷氨酰胺。苯丙酮酸随尿液排出形成苯丙酮尿，因此称为苯丙酮尿症。

2. 术前应充分了解苯丙酮尿症患者的病史和治疗经过，明确是否规律饮食治疗、有无神经系统和智力发育受累情况。

3. 苯丙氨酸过高患者术后容易出现神经和精神症状，甚至惊厥，过低患者容易出现低血糖和肝功能异常。因此，推荐苯丙酮尿症患者择期手术前应检查血苯丙氨酸、血红蛋白和维生素 B_{12}。异常患者术前应补充维生素 D 和限制苯丙氨酸饮食。

4. 合并维生素 B_{12} 缺乏的患者应避免使用氧化亚氮麻醉。

参考文献

[1] Rayadurg V, Uttarwar A, Surve R. Is Propofol Safe in Patients With Phenylketonuria? J Neurosurg Anesthesiol, 2018, 30: 85-86.

[2] Lee P, Smith I, Piesowicz A, Brenton D. Spastic paraparesis after anaesthesia. Lancet, 1999, 353: 554.

[3] Dal D, Celiker V. Anaesthetic management of a strabismus patient with phenylketonuria. Paediatr Anaesth, 2003, 13: 740-741.

[4] Walter JH. Vitamin B12 deficiency and phenylketonuria. Mol Genet Metab, 2011, 104 Suppl: S52-54.

[5] 牛瑞青，冯文化. 苯丙酮尿症及相关治疗方法研究进展. 中国新药杂志，2018，27：154-158.

[6] 黄尚志，宋昉. 苯丙酮尿症的临床实践指南. 中华医学遗传学杂志，2020，37：226-234.

（耿志宇）

第2节 先心病单心室患者行全身麻醉乳突改良根治和鼓室成形术

【病例简介】

一、基本病史

患者，女性，34岁，因"右耳听力减退1年，间断流脓3个月"入院。患者自出生时发现先天性心脏病单心室。患者目前口唇发绀，无静息胸闷、憋气等不适，夜间可平卧入睡。未行手术治疗。患者1年前采耳后自觉右耳听力逐渐减退，无耳鸣、耳闷等。3个月前右耳进水后间断流黄色脓液，外院处理后无明显改善。患者为进一步治疗收住院。

既往史：自幼患先天性心脏病，4年前因脑脓肿在局麻下行脑室穿刺外引流术。1年前于局麻下行骶管占位活检术，术后病理提示不除外血管源性肿瘤。否认家族遗传病史及类似疾病病史。

二、入院情况

患者血压126/72 mmHg，心率82次/分，脉搏82次/分，发育正常，营养良好。口唇发绀，心律齐，心尖部可闻及2/6级收缩期杂音，向腋下传导，双肺呼吸音清。腹软，无压痛和反跳痛。脊柱四肢无畸形，双下肢无水肿。专科检查：右侧鼓膜松弛部见鼓室内大量白色黏稠分泌物，双侧乳突区无皮肤红肿及压痛。

辅助检查：耳内镜：右耳胆脂瘤。声导抗：左耳A型曲线，右耳B型曲线。颞骨CT：右侧外耳道扩大，右外耳道、鼓室及乳突小房内见软组织密度影。

入院诊断：中耳胆脂瘤，先天性心脏病，单心室。

三、术前情况

入院后完善检查，血常规提示血红蛋白明显升高，血红蛋白186 g/L，白细胞5.49×10^9/L，血小板134×10^9/L。肝肾功能、电解质和凝血功能正常。

超声心动图检查提示先天性心脏病，单心室，大部分室间隔结构消失，心尖部可见部分室间隔残端，心室内混合血流信号。室壁增厚，左心房和右心房扩大，二尖瓣和主动脉瓣轻度反流，三尖瓣中度反流，肺动脉瓣口峰流速121 cm/s，峰压差5.9 mmHg。心电图检查提示，窦性心律，不完全右束支传导阻滞，一度房室传导阻滞，右心房扩大。

患者吸空气时脉搏氧饱和度76%。胸部CT检查提示右肺中叶膨胀不全，肺动脉高压，心脏扩大。

术前多学科会诊评估，认为患者先心病单心室，术前有发绀，血红蛋白显著升高，但否认静息胸闷、憋气，活动后无心悸和黑矇等不适，夜间可平卧，能够耐受轻体力活动，心功能Ⅱ级。全身麻醉手术风险较高，围手术期需要严密监测循环指标，避免容量过负荷。术前存在肺动脉高压，应避免高碳酸血症等引起肺动脉高压的因素。术后应去监护室。

术前诊断：右侧中耳胆脂瘤，先天性心脏病，单心室，室间隔缺损，不完全右束支传导阻滞，一度房室传导阻滞。拟全身麻醉下行右侧乳突根治术，鼓室成形术。

【术前分析】

一、什么是单心室？

单心室是一种少见的先天性复杂心脏畸形，发生率约占先天性心脏病的1.5%。单心室是指一个心室腔接受来自三尖瓣和二尖瓣或共同房室瓣的血流；或者整个房室连接仅与一个心室腔相连。绝大部分单心室并非仅有一个心室腔，而是由一个解剖结构完整的主心室腔和解剖结构不完整的残余心室组成。临床上，一般将心室双入口、二尖瓣闭锁、三尖瓣闭锁、不均衡型完全性心内膜垫、内脏异位综合征合并单心室等定义为单心室。

Van Praagh分类法将单心室分为4型：A型（单纯左心室发育，无右心室窦部），B型（单纯右心室发育，无左心室窦部），C型（室间隔未发育或仅有残余室间隔组织，又称双室型），D型（左右心室窦部及室间隔均未发育，又称不定型类型）。

Anderson将单心室分为3型：左心室型、右心室型和不确定型。

功能性单心室是指不适宜接受双心室解剖矫治，最终只能做生理矫治的单心室类一系列先天性心脏畸形。包括：一组房室连接缺失，如二尖瓣闭锁和三尖瓣闭锁；房室连接双入口，如左心室双入口和右心室双入口；一组共同房室瓣和仅有一个发育良好的心室，如共同房室瓣的房室间隔缺损伴一侧心室发育不良；内脏异位综合征合并一个心室发育不良；还有少量其他类型的单心室。

（一）病生理改变

单心室患者的体循环与肺循环的血液在心腔水平混合，其病生理改变主要取决于：体循环及肺循环通路有无梗阻、肺血管发育状况和阻力大小、合并心内外畸形的种类等。这些因素决定了进入肺血管床的血流量，可表现为以下 3 种生理状态：

（1）肺血增多：患者肺循环没有梗阻，出生后随着肺循环阻力的逐渐下降，可能会发生充血性心力衰竭，有气促、多汗、易疲劳、喂养困难等表现，而发绀相对较轻；还会逐渐出现肺动脉高压和肺血管病变。

（2）肺血平衡：患者肺循环有适当程度的梗阻，导致体肺循环的血流接近平衡状态，这种患者的心脏负荷自身平衡到最小，可能长期生存。

（3）肺血减少：患者多合并肺循环流出道的梗阻，导致肺血流减少，可表现为出生后明显发绀。

（二）临床表现

患儿生后可能表现为发绀或正常。如肺动脉瓣发育正常，患儿可能正常发育；如肺血管床阻力低、患儿肺内血流量多，可能发生感冒、咳嗽、呼吸困难等症状。如肺动脉瓣狭窄、肺动脉发育不良，或主动脉瓣下狭窄，患儿生后即出现不同程度的发绀，低氧血症，活动受限和发育不良。如存在房室瓣畸形，心室扩大，可表现严重关闭不全，心力衰竭。如心内分流不多，患儿无明显症状，可能对发育无明显影响，症状较轻。

二、单心室如何诊断？

单心室患者的临床表现多种多样，其特征性表现主要取决于患者体循环与肺循环的血液在心腔混合程度及肺动脉有无狭窄。临床主要表现有呼吸急促、发绀、心脏杂音。

心脏超声检查可以明确功能性单心室类型、是否合并肺动脉狭窄或闭锁，有无主动脉下心室流出道梗阻、有无升主动脉和主动脉弓的发育不良、有无主动脉缩窄、动脉导管的大小、大动脉之间的位置关系、是否存在肺静脉异位引流并明确其类型，房室瓣开口和反流情况，以及评价心室功能。

儿童或成人完成 Fonton 手术前，应行心导管检查，对肺动脉压力、阻力进行评估，明确肺动脉发育情况。心脏超高速螺旋 CT 和 MRI 检查可以判断肺血管发育状况，测量肺动脉压，明确侧支循环状况，对手术方式选择有重要参考价值。

三、单心室如何治疗？

治疗原则：单心室的自然死亡率很高，如不采取合理治疗，即使生存，也将由于长期缺氧和心室负荷不断加重，心室功能受损而丧失手术机会。目前单心室的外科治疗主要有 3 种选择。

（1）解剖矫治：对一少部分C型单心室患者，可以尝试采用心室分隔术。但其手术死亡率高，远期结果欠满意。

（2）生理矫治：即Fontan类系列手术，可减轻或消除发绀，达到体循环和肺循环的相对平衡，减轻单心室过度的容量和压力负荷，提高患者的生活质量。

（3）心脏移植：对于部分右心室型单心室（例如左心发育不全综合征），由于生理矫治的历程长，手术死亡率高，远期结果差，可以直接采用心脏移植手术，但由于供体的来源问题，应用并不广泛。

单心室畸形的生理矫治手术多数需要分期实施，手术类型包括（见图5-1）：

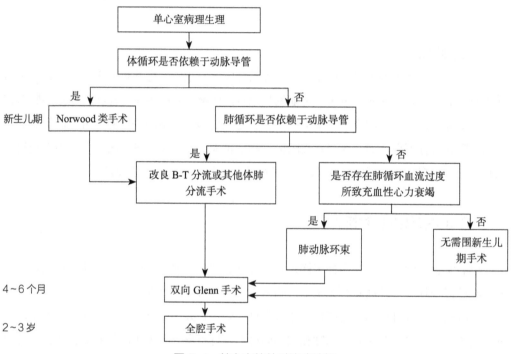

图5-1 单心室的外科治疗选择

注：引用自参考文献2

（1）姑息手术：多在新生儿期进行，总体目标是保持体循环和肺循环平衡，既要防止肺循环压力负荷过度，导致肺动脉高压，又要保证肺血管的发育，防止严重低氧血症，使患儿顺利存活，为后期矫治手术做准备。Ⅰ期手术后，单心室仍同时为肺循环和体循环供血。

对于肺循环血流无梗阻，肺内血流增多，肺动脉高压者，可行肺动脉缩窄术，以降低肺动脉压，保护肺血管床。对于左心室发育不良伴主动脉缩窄时，可行Norwood手术，改善体循环缺血症状。对于右心室发育不良伴肺动脉严重狭窄，由肺动脉进入肺循环血液过少患者，多依赖肺动脉导管通过主动脉向肺动脉分流来维持氧合，可行改良B-T分流术，达到体循环向肺循环分流目的。

（2）双向腔静脉–肺动脉吻合术（bidirectional cavo-pulmonary anastomosis），即双向Glenn手术，是单心室系列姑息手术的一个过渡手术，目的是改善患者发绀和减轻心脏容量负荷，降低将来全腔肺动脉手术的风险。Glenn手术要求患者有较低的肺血管阻力，通常在3~6个月龄后施行，手术将上腔静脉横断，缝闭近心端，远心端直接与右肺动脉行端侧吻合，双肺均接受经上腔静脉回流的血液。下腔静脉血液经正常路径回流至心脏，不进入肺循环，不进行氧合。下腔静脉回流至心脏的静脉血与肺静脉回流至心脏的动脉血形成混合静脉血，进入体循环。双向Glenn手术减少了体循环回流至心脏的血流量，减轻了心室前负荷；同时，肺循环血液驱动不再依赖右心室收缩，肺循环压力降低，从而降低肺血管病变的发生，为后期手术做准备。

双向Glenn手术虽然被认为是一个过渡手术，但对于存在多个危险因素的高危心室患者来讲，双向Glenn手术也可能是最终的姑息手术。

（3）Fonton类手术：是单心室系列生理矫治手术的最终手术，通常在2~3岁进行。delLenval提出的全腔肺动脉连接术（total cavopulmonary connection，TCPC）目前得到广泛应用，替代了经典的Fonton手术，目的是把下腔静脉的血通过管道或者隧道导入到肺动脉，使得心腔内只有含氧量高的动脉血。Fonton术后患者的下半身血流也回流到肺动脉，体循环和肺循环完全分离，体循环氧合得到改善，同时心脏的容量负荷也明显降低。

随着外科治疗的进步，单心室生理矫治的各种术式的手术死亡率和生存率均得到显著改善。

【麻醉管理】

患者，女性，34岁，165 cm，60 kg，术前麻醉评估ASA III级。患者入手术室后开放外周静脉，常规监测生命体征，血压140/90 mmHg，心率100次/分，吸空气时脉搏氧饱和度83%。麻醉诱导前动脉血气分析提示，pH 7.42，$PaCO_2$ 33 mmHg，PaO_2 43 mmHg，HCO_3^- 19.8 mmol/L，碱剩余 –1.8 mmol/L，乳酸1.6 mmol/L，血红蛋白21.7 g/L。

分次静脉推注丙泊酚100 mg、依托咪酯20 mg、舒芬太尼10 μg和罗库溴铵50 mg进行麻醉诱导和气管插管。术中吸入纯氧，以静脉持续输注丙泊酚和瑞芬太尼维持麻醉。术中监测有创动脉压力、每搏量变异指数、心指数（CI）、呼气末二氧化碳和脑电双频指数。术中血流动力学平稳，维持收缩压在130~140 mmHg，心率60~70次/分，每搏量变异指数4~6 mmHg，心指数2.6~3.1 L/（min·m²），脉搏氧饱和度83%~86%。手术过程顺利，手术历时3 h，出血少量，总入量2000 ml，尿量350 ml。术毕复查动脉血气分析提示，pH 7.43，$PaCO_2$ 32 mmHg，PaO_2 54 mmHg，HCO_3^- 23.1 mmol/L，碱剩余–1.9 mmol/L，乳酸0.7 mmol/L，血红蛋白18.9 g/L。术后拮抗肌松，患者肌力完全恢复，意识清醒后拔除气管导管。术后因合并先天性心脏病，围手术期心血管事件风险高，转运回监护室。

【术后情况】

患者转入监护室时神志清楚，给予面罩吸氧 5 L/min，血压 149/89 mmHg，心率 85 次/分，脉搏氧饱和度 78%，给予补液和抗感染治疗。动脉血气分析提示，pH 7.379，$PaCO_2$ 36.8 mmHg，PaO_2 51.1 mmHg，HCO_3^- 21.6 mmol/L，碱剩余 –3.1 mmol/L，乳酸 0.9 mmol/L，血红蛋白 17.8 g/L。

术后 1 天，患者一般情况好，无发热，未诉不适，转入普通病房，继续抗感染治疗。术后 4 天，患者病情稳定，顺利出院。

【要点分析】

一、非心脏手术的单心室患者术前访视要点有哪些?

单心室是较罕见的先天性心脏病，由于体循环和肺循环均由单心室发出，肺循环阻力和体循环阻力共同决定患者心输出量的大小，因此麻醉相关的发病率和死亡率很高。

单心室是儿童患者围手术期心搏骤停的常见原因之一。2010 年儿童围手术期心搏骤停（pediatric perioperative cardiac arrest，POCA）的数据表明，373 例麻醉相关的心搏骤停事件中，有 34% 的患者是先心病，其中最常见的病变是：单心室、左向右分流、左心室流出道梗阻和扩张型心肌病。在 24 例单心室心搏骤停患者中，有 17 例是未行上腔静脉–肺动脉吻合术的患者，7 例是腔静脉–肺动脉吻合术后的患者。

Egbe 等回顾分析了 1990—2015 年 Mayo 临床中心单心室患者非心脏手术后的结局。154 例单心室 Fonton 术后患者共实施 538 次非心脏手术的患者，平均年龄 30 岁，麻醉方式包括：镇静麻醉（256 例，占比 48%）、全身麻醉（51 例，占比 9%）、轻镇静麻醉（105 例，占比 20%）、局麻（75 例，占比 14%）、椎管内麻醉（51 例，占比 9%）。发绀的标准是脉搏氧饱和度低于 90%。术中缺氧的标准是脉搏氧饱和度低于 80%，或较基础值降低大于 10%。

共有 79 次手术（15%）出现并发症，包括术中缺氧、需要干预的心律失常、低血压、心动过缓、急性肾衰竭、术中输血、预期外的二次住院或转运至监护室等。多因素分析提示，术前发绀是手术并发症的唯一危险因素。和匹配后的先心病术后双心室循环组、非心脏病组患者比较，Fonton 组患者非心脏术后并发症率高于其他两组，分别是 18%、5% 和 1.4%。作者认为，单心室 Fonton 循环患者行非心脏手术时，全因死亡率很低，这与本中心的多学科团队合作有关。手术并发症的危险因素是患者术前发绀。

为减少围手术期不良事件的发生，优化术后结局，单心室患者行非心脏手术时，麻醉医生在术前应全面评估：

（1）患者病史、分期手术后的循环生理、是否有心律失常或心衰史、术前心功能状态；

（2）体检：是否有杵状指、发绀、心功能不全和肺动脉高压表现；

（3）术前完善常规检查，包括心电图、超声心电图、凝血、生化检查等，明确有无心律失常、心脏扩大、收缩和舒张功能障碍、脑血管事件、肝硬化、肾衰竭等。

术前包括心脏外科医生、心脏内科医生和麻醉医生的多学科团队诊治，使用血管活性药、抗心律失常药和正性肌力药，对心衰患者术前状态的优化，将利于患者术后结局的改善。

二、单心室 Fonton 术后患者行非心脏手术的麻醉管理有哪些注意事项？

单心室患者 Fonton 分流术后 10 年和 20 的生存率分别大于 90% 和 84%，因此，越来越多的单心室 Fonton 术后的成人患者会面临非心脏手术。

Fonton 手术后，患者上腔静脉和下腔静脉直接连接肺动脉，体循环和肺循环完全分离。这样心腔内只有含氧量高的动脉血，体循环氧合得到改善，同时心脏的容量负荷也明显降低。但是，患者的心输出量完全依赖于肺动脉血的被动回流。尽管可以长期生存，但随着年龄增长，患者会逐渐发生体循环瓣膜反流、心脏收缩功能异常、心律失常和扩张型心肌病。

Fonton 循环患者的非心脏手术麻醉管理要点：

（1）术前应优化前负荷，避免长时间禁食和术前的低血容量。因为患者心输出量主要取决于静脉容量和肺血管阻力，全身麻醉药物的血管扩张作用会使回心血量明显减少，从而导致心输出量显著降低。

（2）术中肺循环的维持在于避免肺动脉高压和增加肺循环阻力，具体包括：使用纯氧通气、维持较低的 CO_2 分压、避免缺氧和高碳酸血症、尽可能保留自主呼吸从而避免正压通气、尽可能选择开腹手术避免腹腔镜手术、正压通气时应尽可能降低气道峰压。

（3）术中心输出量的维持：使用有创动脉压力和（或）中心静脉压力监测进行容量管理，维持最佳前负荷，避免低血压。避免伤害性刺激，维持适宜麻醉深度。适当使用肺血管扩张药物和正性肌力药物。

（4）锁骨下动脉 – 肺动脉吻合术或 Blalock-Taussig 分流术（BTS）后患者，应监测对侧上肢血压。

三、单心室孕妇的围产期麻醉管理有哪些要点？

由于孕期激素改变和胎儿循环的影响，产妇的血容量增加，外周血管阻力发生改变，合并单心室的产妇的围产期麻醉和镇痛管理的风险进一步增加。

McCabe 等回顾分析了 19 例单心室 Fonton 术后患者的妊娠结局。术前 16 例患者为心功能 1 级，3 例为心功能 2 级，只有 1 例患者合并有心房颤动（房颤），使用抗心律失常药物治疗，并在孕期因心房扑动（房扑）行电转复治疗。

产妇分娩时的平均孕周为 36 周，其中 10 例为早产。仅 1 例术前合并肺栓塞、呼吸衰竭的急诊手术患者在全身麻醉下完成剖宫产术。患者以依托咪酯和维库溴铵进行麻醉诱导和气管插管，术中持续输注多巴胺维持循环，术毕拔除气管导管后转运至监护室，术后给予抗凝治疗。8 例患者在硬膜外麻醉下完成剖宫产术，术后给予硬膜外吗啡镇痛；其余患者在硬膜外分娩镇痛下经阴道分娩，硬膜外腔分次给予 0.0625% 布比卡因复合芬太尼 2 μg/ml 的镇痛药液，避免使用含肾上腺素的试验量。产后有 2 例患者转运至监护室，3 例患者因容量超负荷给予静脉呋塞米，4 例患者需要吸氧以维持基础氧合。顺产患者产后平均住院时间 2 天，剖宫产患者术后平均住院时间 3 天。

作者对于单心室 Fonton 术后产妇围产期的管理经验是：①早孕期应评估继续妊娠的风险。患者的左心室射血分数、肺动脉压、心律失常病史、心功能状态等指标可预测患者对妊娠和分娩的耐受性。孕期应持续监测超声心动和心功能的变化。②经阴道分娩优于剖宫产，可减少麻醉药物对循环的影响。阴道分娩时应考虑产钳助产，避免 Valsalva 动作和持续屏气，因为这会增加肺血管阻力，减少肺循环的血流，使氧合降低。③经阴道分娩产妇可提前留置硬膜外导管镇痛，试验量避免使用肾上腺素，以免造成循环波动。④剖宫产时推荐选择硬膜外麻醉，优于腰麻和全身麻醉。腰麻时可能会因体循环阻力突然下降导致前负荷降低。全身麻醉时的正压通气、缺氧和高碳酸血症都会影响肺循环血流，从而使心输出量降低。⑤因患者循环储备较差，对容量变化极为敏感，应避免容量不足和超负荷，低血压时推荐使用去氧肾上腺素维持血压。

要点总结

1. 单心室是一种少见的先天性复杂心脏畸形，患者的体循环与肺循环的血液在心腔水平混合，其病生理改变主要取决于：体循环及肺循环通路有无梗阻、肺血管发育状况和阻力大小、合并心内外畸形的种类等。

2. 单心室患者行非心脏手术时，应在术前全面评估患者病史，完善心肺相关检查。

3. Fonton 循环患者行非心脏手术的麻醉管理要点包括：术前避免长时间禁食和低血容量；术中避免增加肺循环阻力，使用纯氧通气、维持较低的 CO_2 分压、尽可能保留自主呼吸避免正压通气、尽可能选择开腹手术避免腹腔镜手术、正压通气时应尽可能降低气道峰压。术中维持适宜麻醉深度和前负荷，避免低血压。

4. 单心室 Fonton 术后产妇的分娩方式可选择经阴道分娩或剖宫产。阴道分娩时应考虑产钳助产，避免 Valsalva 动作和持续屏气，可提前留置硬膜外导管实施分娩镇痛。剖宫产时推荐选择硬膜外麻醉，优于腰麻和全身麻醉。

参考文献

[1] 孔昊，马丹丹，张思宇，等. 功能性单心室患者行非心脏手术的麻醉管理进展. 临床麻醉学杂志，2022，38：207-212.

[2] 花中东，李守军代表国家心血管病专家委员会先天性心脏病专业委员会. 先天性心脏病外科治疗中国专家共识（八）：单心室生理矫治系列手术. 中国胸心血管外科临床杂志，2020，27：979-986.

[3] 杜心灵. 单心室的外科治疗. 临床外科杂志，2015，23：663-665.

[4] Gottlieb EA, Andropoulos DB. Anesthesia for the patient with congenital heart disease presenting for noncardiac surgery. Curr Opin Anaesthesiol, 2013, 26: 318-326.

[5] Egbe AC, Khan AR, Ammash NM, et al. Predictors of procedural complications in adult Fontan patients undergoing non-cardiac procedures. Heart, 2017, 103: 1813-1820.

[6] King M, Belani K. Managing the Adult Patient with Congenital Heart Disease. Anesthesiol Clin, 2020, 38: 643-662.

[7] McCabe M, An N, Aboulhosn J, et al. Anesthetic management for the peripartum care of women with Fontan physiology. Int J Obstet Anesth, 2021, 48: 103210.

（耿志宇）

第 3 节　特雷彻·柯林斯综合征（Treacher Collins 综合征）患者行全身麻醉腭裂修复手术

【病例简介】

一、基本病史

患儿，女性，7 岁，因"出生后腭部裂开"入院。患者自出生后发现腭部裂开，喂养时存在明显进食呛咳和鼻腔溢奶等。3 岁后患儿进食呛咳症状有所好转。患者仍有发音异常，为过高鼻音，鼻漏气和代偿性发咽擦音。

既往史：患儿系足月顺产。否认家族遗传病史及类似病史。

二、入院情况

患者血压 103/60 mmHg，心率 92 次 / 分，发育正常，营养中等。心律齐，双肺呼吸音清。外科情况：患者呈综合征面容，头颅较窄，眶距宽，眼睑短小，左眼斜视，上睑下垂、外 1/3 外翻，睫毛重且长，眉毛呈弓形、向外发散，右耳廓畸形、外耳道闭锁，颧骨扁平，小下颌。腭部裂开至硬腭前缘，累及切牙，裂隙宽度约1.2 cm。

入院诊断：Ⅱ° 腭裂，Treacher Collins 综合征。

三、术前情况

入院后完善检查，化验检查血常规、肝肾功能、电解质等大致正常。胸片示双肺心膈未见异常。

颌面部螺旋 C 检查提示硬腭见骨质缺损，裂开至切牙孔，双侧上颌牙槽骨骨质连续。双下颌升支及髁突形态异常、短小。右侧腮腺缺如。右侧咬肌及翼外肌较对侧发育不良。双侧颞肌形态不规则。双侧颧弓缺如。双侧颞骨乳突未见蜂房影响。

术前诊断：Ⅱ° 腭裂，Treacher Collins 综合征。拟全身麻醉下行腭裂修复术。

【术前分析】

一、什么是特雷彻·柯林斯综合征（Treacher Collins 综合征）？

Treacher Collins 综合征（Treacher Collins syndrome，TCS）也称为下颌面骨发育不全综合征，是人类下颌面骨发育不全征中最常见的一种，是一种常染色体显性遗传病。由于胚胎期 5~8 周时，神经嵴细胞和神经上皮细胞的核糖体合成受阻，使神经嵴细胞迁移到颅面部的数量减少，造成第一和第二鳃弓发育不全所致，主要累及颅面下 2/3 结构。新生儿发病率约为 1/5 万，无性别差异。约 40% 患者具有家族史，约 60% 患者为散发病例，没有家族史，可能由新生突变引起。

1846 年 Thompson 报道首个临床病例。1900 年，英国眼科医师 Treacher Collins 报道了 2 个病例，临床特征为先天性双侧下眼睑外部对称性缺损伴颧骨发育不全，将其命名为 "Treacher Collins 综合征"。1944 年瑞士眼科医生 Fanceschetti 和 Zwahlen 等将之命名为 "下颌面骨发育不全"（mandibulofacial dysostosis，MFD），并于 1949 年提出临床表现的详细分类和总结。典型临床特征为：面部发育不全（尤其是下颌骨和颧骨复合体）、眼裂下斜、眼睑缺损伴睫毛缺失、外耳和中耳畸形、传导性耳聋、腭裂和巨口等，形成特征性的"鱼面样"面容，常伴有呼吸道梗阻和腭裂等。该疾病外显率比较高，但是表现差异很大。表型轻者几乎没有明显的临床特征，表型重者可因鼻后孔闭锁、舌后坠等原因导致通气障碍而死亡。

（一）发病机制

Treacher Collins 综合征多数病例是常染色体显性遗传，小部分病例是常染色体隐性遗传。目前已证实的致病基因包括：

TCOF1 基因：即细胞质核糖体生物发生因子 1（treacle ribosome biogenesis factor 1），位于染色体 5q32-q33.1，负责编码核仁磷酸化蛋白 Treacle，是主要致病基因（78%~93%）。

POLR1C 基因：即 RNA 聚合酶Ⅰ亚基 C（RNA polymerase Ⅰ and Ⅲ submit C），位于染色体 13q12.2。POLR1D 基因：即 RNA 聚合酶Ⅰ亚基 D（RNA polymerase Ⅰ and Ⅲ submit D），位于染色体 6p21.1。二者占基因检出率 8%。

目前尚未发现基因突变类型及位置与临床表现、畸形程度有明确相关性，且 3 个基因与 Treacher Collins 综合征外的其他疾病表型基本无关。

颌面部的发育涉及多个器官，是一个由复杂信号通路介导、涉及多种基因表达和分子调控的动态过程，这一过程依赖神经嵴细胞的迁移。神经嵴细胞是一种多潜能、迁移的祖细胞群。胚胎发育早期，神经上皮来源的神经嵴细胞迁移至第一和第二鳃弓，并与中胚层来源的间充质细胞及鳃弓的内外胚层结构相互作用，共同发育为颌面复合体的骨骼、软骨、肌肉、神经、结缔组织，形成颌面部和外耳结构。

发育中的神经嵴细胞要合成更多蛋白质，因此需要大量核糖体。Treacle 通过上游结合因子和核仁中的 RNA 聚合酶Ⅰ直接结合来促进核糖体 RNA 转录。TCOF1、POLR1C 和 POLR1D 突变使核糖体合成数量减少，神经嵴细胞未完全生长增殖时就提前凋亡，迁移至第一和第二鳃弓的神经嵴细胞数量下降，从而导致颌面发育不全和缺陷。同时 Treacle 蛋白不足可造成氧化应激诱导的 DNA 损伤。二者均导致 p53 通路激活、神经嵴细胞数量不足，进而导致颌面发育异常。

（二）临床表现

Treacher Collins 综合征由第一、二鳃弓发育不全引起，主要临床表现为颌面部畸形，轻者可只有轻微畸形，重者可严重气道梗阻致死。Treacher Collins 综合征在家系间和家系内表现不同，轻重不一。典型特征是出生时清晰可见、双侧对称的颌面部畸形，累及部位自上而下包括眼睛及眶周、耳、颧骨颧弓和上下颌骨等。

主要临床特征包括：颧骨和下颌骨发育不全，即睑裂下斜（89%）、小下颌或颌后缩（78%）；小耳畸形（77%）；下眼睑缺损（69%）、下眼睑睫毛稀疏或缺失（53%）。

次要特征包括：外耳道狭窄或闭锁（36%）；中耳听小骨发育不全、缺失等畸形及中耳鼓室发育不全早产的传导性耳聋（40%~50%），内耳结构通常无异常；视力缺陷（37%）、弱视（33%）、斜视（37%）、屈光不正（58%）；腭裂（28%）或唇腭裂；耳前鬓发在颊部异常生长；单侧或双侧鼻后孔狭窄或闭锁。

Treacher Collins 综合征患者因下颌骨发育不全表现为下颌支短小畸形，下颌角不明显甚至缺失，使整体面部呈前突状。患者可因下颌后缩产生阻塞性睡眠呼吸暂停低通气综合征（obstructive sleep apnea syndrome，OSAS），儿童发生率约为 54%，成人发生率约为 41%，其严重程度与表型严重程度无明确相关性。由于髁突发育不良，患者常出现下颌关节紊乱和强直。

其他临床特点还有：咬合紊乱、牙齿数目异常、牙间距增大、腭盖高拱、鼻中隔异向脱位、合并其他内脏器官畸形等。

二、Treacher Collins 综合征如何诊断？

Treacher Collins 综合征的诊断主要依靠出生时的典型临床表现和三维 CT 影像。大部分病情严重的病例，出生时即可诊断。典型的面部发育不良可以通过产前超声进行诊断。病变较轻者在出生时可能难以诊断。对于具备 2 个以上主要特征或 3 个以上次要特征的患者，应进行基因检测以明确诊断。

目前临床常用的畸形程度评分为 2004 年的 Teber 评分系统，其中主要特征（睑裂下斜、下眼睑缺损、颧骨发育畸形、下颌骨畸形、小耳畸形）每项计 2 分，次要特征（传导性聋、后鼻孔狭窄/闭锁、外耳道闭锁、腭裂、附耳、气管造口、智力低下）每项计 1 分，总分共 17 分。判定标准：≤8 分为轻度畸形，≥10 分重度畸形。

和 Treacher Collins 综合征临床表现相似的面骨发育不全综合征还有：Nager 综合征、Miller 综合征、Goldenhar 综合征。鉴别诊断既取决于临床特征，也依赖基因检测。

（1）Nager 综合征（轴前面骨发育不全综合征）

除面部发育不全外，还合并有轴前性肢体畸形，常见桡骨畸形（包括桡骨发育不全或缺如，桡尺关节脱位）、拇指畸形（发育不全或缺如、三指节畸形）、短肢畸形，且下颌骨发育不全通常更重，而下眼睑缺损罕见，由 SF3B4 基因致病。

（2）Miller 综合征（轴后面骨发育不全综合征）

伴有非对称性的上下眼睑外翻和缺损，常合并轴后性肢体畸形，可见四肢 4、5 指（趾）发育不全，伴或不伴尺/腓骨发育不全。而且唇腭裂比 Treacher Collins 综合征更常见，由二氢乳清酸脱氢酶（DHODH）基因致病。

（3）Goldenhar 综合征

又称为半面短小征（hemifacial microsomia）、眼-耳-脊椎发育不良综合征。临床表现与 Treacher Collins 综合征相似，但是通常为单侧颜面畸形，影响耳、口及下颌的发育。除面部畸形外还伴有椎体异常和眼球外层皮样囊肿。致病基因位于染色体 14q32。

三、Treacher Collins 综合征如何治疗？

Treacher Collins 综合征的手术治疗目的主要是改善外貌和提高生存质量。应该根据患者年龄和临床表现，由包括耳鼻喉科、眼科、口腔颌面外科、正畸科、整形科及心理科等多学科协作，制订针对性的序列治疗方案。

（1）新生儿期，主要以对症支持治疗为主。由于鼻后孔闭锁、舌后坠、小颌畸形和喉软骨软化等原因，患儿常伴发不同程度和部位的气道阻塞，影响呼吸，应积极行睡眠呼吸监测和氧饱和度检查，评估阻塞原因并尽早解除。

气道阻塞严重患儿保守治疗无效时需早期行唇舌粘连术或下颌骨切开前徙术。最严重的阻塞则需要紧急气管插管或气管切开。吞咽困难严重受损时，需要采用鼻饲喂养。严重下眼睑缺损时，早期行睑缘缝合术能有效防止角膜瘢痕、溃疡和失明的发生。

（2）婴幼儿期需关注喂养和生长发育问题。喂养时应防止吸入性窒息。手术治疗主要是听力干预和腭裂修复。约 1/3 患者存在腭裂。腭裂一般在 8～18 月龄期间手术，手术目的是封闭裂隙、延长软腭、恢复软腭生理功能。Treacher Collins 综合征患者的腭裂特点是：咽腭弓高、口咽空间小、上下前齿轴倾斜角小、软组织萎缩等。此类患者的腭裂比一般的腭裂处理起来更具挑战性，术后瘘管形成风险也更高。由于腭黏骨膜血运并不丰富，实施腭成形术时应尽量减少皮瓣破坏。有耳廓急性并发传导性耳聋患者，可在外耳道重建前行临时骨锚式助听器植入术，等耳发育完成后再更换为永久性植入。

（3）儿童期的手术主要是耳部畸形的矫正和耳再造术。

（4）青春期后的手术治疗包括下颌、颏部、鼻再造术、眼睑再造和正畸治疗等。

【麻醉管理】

患儿，女性，7 岁，116 cm，20 kg，术前麻醉评估 ASA Ⅱ级，气道评估马氏分级（Mallampati scale）Ⅲ级。患儿入手术室后常规监测生命体征，血压 110/60 mmHg，心率100 次 / 分，脉搏氧饱和度 100%。患儿在面罩吸入七氟烷镇静下开放外周静脉通路，随后静脉给予丙泊酚 40 mg 和地塞米松 2 mg 进行诱导插管，患儿一直保留自主呼吸。第一次气管插管使用视频喉镜经口插管，声门暴露不佳，Cormack-Lehane 分级为Ⅳ级。遂退出喉镜，继续给予面罩吸入纯氧及七氟烷。第二次气管插管决定使用视频硬镜经口气管插管。在视频硬镜引导下，患儿声门可以充分暴露，顺利置入 5.0 号气管导管。术中以静脉持续输注丙泊酚和瑞芬太尼、吸入七氟烷维持麻醉。

手术开始前，刀口部位给予含肾上腺素（1∶200 000）的利多卡因局部浸润麻醉。术中患儿生命体征平稳，血流动力学稳定。手术历时 70 min，术中出血 30 ml，输入晶体液 250 ml。术毕前静脉给予酮咯酸 10 mg 镇痛，术毕停止静脉输注麻醉药物及七氟烷吸入后，给予吸入高流量纯氧，待患儿气道反射恢复、自主呼吸满意后拔除气管导管。拔管后早期，患儿曾出现一过性气道梗阻表现，鼾声明显，给予托下颌和面罩纯氧吸入，患儿血氧饱和度未出现明显下降，5 min 后气道梗阻症状明显缓解，吸空气时脉搏氧饱和度能维持在 98%，遂转运至麻醉后恢复室。在恢复室观察半小时后，患儿生命体征平稳，呼吸道通畅，转运回病房。术后 2 天，患儿恢复好，顺利出院。

【要点分析】

一、Treacher Collins 综合征患者术前气道评估要点有哪些？

Treacher Collins 综合征患者典型特征是颅面部发育不全，临床表现有小下颌或下颌后缩、单侧或双侧鼻后孔狭窄或闭锁、腭裂等。这些解剖特征导致上呼吸道梗阻发生率极高，可出现在鼻咽部到喉部这一范围内的任何部位，患者多数为困难气道，且随年龄增长而加重。因此气道管理是麻醉管理的重点内容。

（1）儿童患者合并 OSAS 的发生率约为 54%，成人合并 OSAS 的发生率约为 41%。术前评估时应重点询问患者是否有睡眠时打鼾、呼吸暂停、夜间憋醒等上呼吸道阻塞症状。

（2）下颌升支发育异常及眼球突出的患者，可能存在托下颌和面罩辅助通气困难。

（3）部分手术可能需要经鼻腔入路气管插管，如正颌手术等。对于需行经鼻插管的患者，术前需要通过颌面部影像学资料及鼻咽镜检查结果来评估其是否存在鼻后孔闭锁等畸形。

（4）腭裂手术多为 8 ~ 18 月龄患儿，即使是年龄较大的患儿，也可能存在智力发育异常和听力障碍，因此无法采用清醒气管插管的方式建立气道，这进一步增加了气道管理的难度和风险。

因此，对于 Treacher Collins 综合征患者，术前应完善既往病史和体格检查，重点询问气道相关病史，结合颌面部上气道 CT 三维重建影像，和外科、呼吸科、影像科进行多学科讨论，评估气道风险。

二、Treacher Collins 综合征患者应选择何种气管插管方式？

对于预计困难气道患者，采用清醒镇静麻醉下保留自主呼吸的气管插管是最为安全的选择。但是，对于年龄小、智力发育异常，以及听力异常的患儿，往往无法使用清醒镇静插管的方法。对于 Treacher Collins 综合征患儿，在麻醉诱导过程中推荐保留患者自主呼吸，以提高气道管理的安全性。同时，应由有经验的麻醉医师，采用合适的气道管理工具完成气管插管。

澳大利亚学者 Hosking 回顾分析了 Treacher Collins 综合征患者的 240 例麻醉经过。患者年龄 3 月至 18 岁（中位年龄 5.3 岁），体重 4～85 kg（中位体重 17 kg），多数是头面部手术。分析结果包括：①麻醉诱导和维持：多数采用吸入麻醉诱导（78%），静脉麻醉诱导较少（22%）。所有患者均采用吸入麻醉维持。②气道管理：使用面罩（17%）、喉罩（16%）、气管插管（49%）、术前有气管切开（18%）。2 例（0.8%）患者因气道失败放弃麻醉。③气管插管失败率：有 6 例（5%）插管失败，其中 3 例使用鼻咽通气道（影像检查，鼓膜置管手术），1 例使用面罩和口咽通气道（气管瘘道关闭术），2 例手术取消。④气道评估：喉镜暴露改良 Cormack-Lehane 分级 Ⅲ 级及以上的 51 例（52.3%），50 例（41%）患者需要使用非直接喉镜设备辅助插管。但并没有发生"不能插管、不能通气"和急诊环甲膜切开和气管切开的病例。

作者因此得出两项结论，一是很多儿童患者需要除直接喉镜以外的插管工具和设备；二是随着年龄增长，患者的马氏分级增加。此外，对于部分面罩辅助鼻咽/口咽通气道通气困难的病例，喉罩可以提供满意的通气，这提示声门上气道在 Treacher Collins 综合征患者的气道管理中也有潜在优势。

Palafox 等回顾了 41 例 Treacher Collins 综合征患者的 134 次麻醉管理。每例患者平均手术 5.36 次，患者平均手术年龄 12.36 岁，最常见手术是颅面骨手术。困难气道发生率为率 93.3%，插管工具包括：直接喉镜（42.5%）、纤支镜（35.1%）、喉罩（4.5%）、喉管（0.7%）和气管切开（0.7%）。主要不良事件有上气道的轻微出血、会厌水肿和喉痉挛。5 例患者因为气道原因延期手术，但队列汇总没有死亡病例。

其他个案报道还有：Shukry 等报道 1 例 2 月龄 Treacher Collins 综合征患儿行全身麻醉锁骨下动脉肺动脉（Blalock-Taussig）分流术，该患儿最终使用可视硬镜完成了气管插管。Fuentes 等报道 1 例 1 月龄 5 kg 婴儿行全身麻醉下颌骨手术，直视喉镜和纤支镜经鼻插管均不成功，最后使用 Ellis 方法，经纤支镜引导，通过喉罩导入 3.5 号无套囊气管导管，顺利完成气管插管。

三、腭裂修复手术患者术后的气道管理有哪些注意事项？

腭裂修复手术患者术后的咽腔空间会减少，会进一步加重其上气道梗阻的风险。如果术后伤口出血较多时，误吸风险也显著增加。因此，行腭裂修复术的 Treacher Collins 综合征患者术后容易出现气道梗阻、误吸等呼吸系统并发症，且一旦出现气道梗阻，往往较难处理，属于高风险拔管患者。

为确保腭裂修复手术患者术后能够安全拔除气管导管，应注意以下几点：①拔管阶段应有气道管理经验的麻醉医师在场。②拔除气管导管前应对患者的气道及外科情况再次进行仔细评估，并给予纯氧吸入，提高其氧储备。③拔管前应确认其神经肌肉传导功能及气道保护性反射完全已完全恢复，并在拔管前充分清理口腔和咽腔内分泌物及血液。④对于困难插管、外科情况暂不稳定以及全身情况复杂的患者，术后应考虑延迟拔管。必要时，应与外科医师共同探讨是否实施预防性气管切开术。

要点总结

1. Treacher Collins 综合征也称为下颌面骨发育不全综合征，是一种常染色体显性遗传病。由于神经嵴细胞和神经上皮细胞的核糖体合成受阻，使神经嵴细胞迁移到颅面部的数量减少，造成第一和第二鳃弓发育不全所致。典型临床特征为：面部发育不全（尤其是下颌骨和颧骨复合体）、眼裂下斜、眼睑缺损伴睫毛缺失、外耳和中耳畸形、传导性耳聋、腭裂和巨口等，形成特征性的"鱼面样"面容，常伴有呼吸道梗阻和腭裂等。

2. Treacher Collins 综合征患者困难气道风险较高，术前应根据既往病史和影像结果评估其气道风险，并制订相应困难气道预案。

3. Treacher Collins 综合征患者困难气道预案中，除常规直接喉镜外，还应准备口咽/鼻咽通气道、喉罩、视频喉镜、光棒、硬镜和纤支镜等多种气道工具。

4. Treacher Collins 综合征患者属于高风险拔管人群，术后应严格掌握拔管指征，必要时考虑延迟拔管或行预防性气管切开。

参考文献

[1] Rayadurg V, Uttarwar A, Surve R. Is Propofol Safe in Patients With Phenylketonuria? J Neurosurg Anesthesiol, 2018, 30: 85-86.

[2] 刘爽，范欣森，朱莹莹，等. Treacher Collins 综合征的精准诊断与治疗. 临床耳鼻咽喉头颈外科杂志，2018，32：1213-1217.

[3] 刘湘宁，范欣森，陈晓巍. Treacher Collins 综合征的精准诊断与治疗（基础篇）. 临床耳鼻咽喉头颈外科杂志，2018，32：1207-1212.

[4] 殷斌，石冰，贾仲林. Treacher Collins 综合征的致病基因和临床治疗策略. 华西口腔医学杂志，2019，37：330-335.

[5] Hosking J, Zoanetti D, Carlyle A, Anderson P, Costi D. Anesthesia for Treacher Collins syndrome: a review of airway management in 240 pediatric cases. Paediatr Anaesth, 2012, 22: 752-758.

[6] Shukry M, Hanson RD, Koveleskie JR, et al. Management of the difficult pediatric airway with Shikani Optical Stylet. Paediatr Anaesth. 2005, 15: 342-345.

[7] Palafox D, García-Ordaz B, Mutis-Ospino B, et al. 134 Cases of Airway Management in Treacher Collins Syndrome: A Single-Institution, 27-Year Experience. Plast Reconstr

Surg, 2020, 146(4): 514e-515e.

[8] Fuentes R, De la Cuadra JC, Lacassie H, et al. Difficult fiberoptic tracheal intubation in 1 month-old infant with Treacher Collins Syndrome. Braz J Anesthesiol, 2018, 68(1): 87-90.

（王立宽，耿志宇）

第4节　鳃耳肾综合征患者行鳃裂瘘管封闭和耳前瘘管切除术

【病例简介】

一、基本病史

患儿，男性，10岁，因"出生时发现双耳屏前瘘口和双侧胸锁乳突肌下部瘘口"入院。患儿自出生后发现双耳屏前瘘口，双侧胸锁乳突肌中下 1/3 处可见对称肿物，挤压时有黄白色黏稠分泌物偶伴血性。3周前因"胸痛"检查发现尿蛋白和肾脏弥漫性病变。在我院完善检查后诊断为慢性肾脏病2期，鳃耳肾综合征，维生素D缺乏。给予低盐低脂优质蛋白饮食，口服贝那普利（洛汀新）、匹多莫德（免疫调节剂）和黄葵胶囊治疗。患儿为手术治疗收住院。

既往史：患儿系足月剖宫产，发育正常，否认家族遗传病史及类似病史。

二、入院情况

患者血压97/66 mmHg，心率104次/分，体温36.6 ℃。心律齐，双肺呼吸音清。双耳廓无畸形，耳屏无压痛，双侧鼓膜完整，双侧乳突区无皮肤红肿及压痛。双侧耳前瘘口，挤压可见白色分泌物。颈部未及包块，颈部胸锁乳突肌前下 1/3 可见瘢痕样瘘口，挤压可见清亮液体。

辅助检查：电子纤维鼻咽喉镜示双侧梨状窝可见对称性瘘口。

入院诊断：双侧第三鳃裂瘘管，双侧耳前瘘管，慢性肾脏病2期，维生素D缺乏，鳃耳肾综合征。

三、术前情况

入院后化完善检查，血常规、肝功能、血肌酐、尿素氮和电解质正常。尿常规提示尿蛋白++，尿蛋白/尿肌酐 1.8 g/gcr（参考值＜0.15 g/gcr），24 小时尿蛋白定量 0.83g（参考值＜0.15 g）。24 小时肌酐清除率 33.8 ml/min。24 小时尿钠、尿钾、尿氯、尿钙和尿磷均低于正常。

肾早期损伤指标提示肾小球源性蛋白尿。尿微量白蛋白升高 1790 mg/L（参考值＜19 mg/L），尿转铁蛋白升高 112 mg/L（参考值＜2 mg/L），尿 α1- 微球蛋白 23.6 mg/L（参考值 <12 mg/L），尿免疫球蛋白 77.9 mg/L（参考值＜8 mg/L），NAG 酶（N- 乙酰 -β-D- 葡萄糖苷酶）13.9 U/L（参考值＜12 U/L），尿微量白蛋白 / 尿肌酐 1388 mg/g（参考值＜30 mg/g）。胱抑素 1.06 mg/L（参考值 0.59～1.03 mg/L）。

免疫球蛋白和抗核抗体均正常。全段甲状旁腺素正常，29.7 pg/ml（参考值 15～65 pg/ml）。25-OH- 维生素 D 提示缺乏，21.13（参考值 75～250 nmol/L）。EB 病毒 IgG 抗体阳性。

X 线胸片未见异常。心电图提示窦性心动过速。超声心动图提示心内结构及左心室功能正常，左心室假腱索。24 小时动态血压提示夜间舒张压负荷轻度升高，昼夜节律消失。颈部超声提示双侧颌下及颈部多发淋巴结增大，考虑炎性或反应性增大。肾脏超声提示双肾体积偏小，弥漫性病变。肾动态显像提示双肾血流灌注及实质功能减低。纯音听阈检查测听力大致正常。

全外显子测序检查提示鳃裂 - 耳 - 肾综合征 I 型相关的 EYA1 基因有致病变异。

术前诊断：双侧第三鳃裂瘘管，双侧耳前瘘管，鳃耳肾综合征，慢性肾脏病 2 期，维生素 D 缺乏。拟全麻下行双侧鳃裂瘘口封闭术和双侧耳前瘘管切除术。

【术前分析】

一、什么是鳃耳肾综合征？

鳃耳肾综合征（branchio-oto-renal syndrome，BORS）是呈常染色体显性遗传的综合征型耳聋疾病，1975 年由 Melnick 首次命名，发病率约为 1/4 万，在聋哑儿童中发病率约为 2%。典型临床表现包括：听力下降、耳前瘘管、鳃裂囊肿或瘘管和肾脏畸形。若患者临床表现不包括肾脏异常，则称为鳃耳综合征（branchio-oto syndrome，BOS）。

（一）发病机制

线上人类孟德尔遗传数据库（Online Mendelian Inheritance in Man，OMIM）显示，有

3 个位点与鳃耳综合征表型相关，2 个位点与鳃耳肾综合征表型相关。目前已知的相关致病基因中最常见的是 EYA1（8q13.3）、SIX1（14q23.1）和 SIX5（19q13.32）。

EYA1 基因突变是鳃耳肾综合征的最常见病因，约 40% 的患者携带此基因突变。EYA1 是脊椎动物和无脊柱动物器官发生的关键调节基因，在耳和肾等器官早期发育的 EYASIX 调控网络中起转录共激活作用。EYA1 基因在咽部器官（甲状腺、甲状旁腺和胸腺）、心血管系统、颌面形态部位的发生中起重要作用，但其具体致病机制尚不清楚。EYA1 错义突变导致 EYA1 蛋白的蛋白酶体降解增强，蛋白质不稳定可能是其致病机制之一。

（二）临床表现

临床表现具有高度异质性，不同患者的表现及严重程度有极大差异性。

1. **听力障碍**　有高达 90% 的患者存在不同程度的听力障碍，最常见是混合性耳聋（50%），其次是传导性耳聋（30%）和感音神经性耳聋（20%）。严重程度从轻度到极重度不等，其中约有 25% 的患者表现为随年龄增长的进展性耳聋。

2. **鳃裂发育异常**　耳前瘘管和鳃裂异常是第一、二鳃弓先天性发育异常所致。约 50% 的患者颈部外侧、胸锁乳突肌前缘中下 1/3 交接处。可见鳃裂囊肿、窦道或瘘管。

3. **耳部畸形**　包括外耳异常（耳前凸起、瘘管、副耳廓、杯状耳、耳轮发育不全，外耳道弯曲、狭窄或闭锁），中耳畸形（听骨链畸形、错位、脱臼或固定，鼓室狭窄或畸形等），内耳异常（前庭导水管扩张、耳蜗及半规管缺失或发育不全和内耳道畸形）。

4. **肾脏畸形**　约 65% 的患者出现肾脏异常，包括肾脏缺如和发育不良、肾盏憩室或囊肿、多囊肾、大肾畸形、肾盂输尿管连接部梗阻、肾盂积水和扩张、输尿管扩张和膀胱输尿管反流等。

二、鳃耳肾综合征如何诊断和治疗？

（一）诊断

在鳃耳肾综合征的早期诊断中，耳和鳃裂缺陷很容易在患者的幼儿期被发现，而肾脏缺陷则需要更长时间才能被发现。多数病例是在成年后才被确诊，由于延误了恰当的干预治疗时间，有些人在后期发展为终末期肾病。因此，在临床上早期诊断特别重要。

临床诊断主要依据家族史和临床表现。

主要临床表现包括：①鳃裂瘘管或囊肿，②耳聋，③耳前瘘管，④肾脏畸形。次要临床表现包括：①外耳异常（如外耳道狭窄闭锁等），②中耳畸形（如听骨链畸形、鼓室发育异常等），③内耳异常（如耳蜗 Modini 畸形、大前庭导水管等），④其他：面部不对称或味觉异常等。

目前使用的诊断标准包括以下：①具有至少 3 项主要临床表现；②具有 2 项主要临床

表现，并同时有至少 2 项次要临床表现；③具有 1 项主要临床表现，且有至少 1 个一级家属中有确诊患者。

对于单纯依据临床表现难以确诊的可疑患者，常见致病基因突变检测可作为临床诊断有益的补充。目前报道的致病基因包括 EYA1、SIX1、SIX5 和 SALL1 等，其中 EYA1 基因异常是鳃耳肾综合征最常见的病因，约 40% 患者携带此基因突变。

（二）治疗原则

目前尚无根治方法，主要是对症处理。①对于感染的耳前瘘管和鳃裂瘘、外耳道狭窄合并胆脂瘤时需要手术切除。②肾脏畸形患者应行肾功能检查，避免使用肾毒性药物。肾脏损害轻微者一般不需特殊处理，严重肾脏畸形有手术指征时应及时手术治疗，肾衰竭时可行透析治疗或肾移植。③听力下降者可佩戴助听器，必要时行人工耳蜗植入，同时应避免使用耳毒性药物，以改善听力和更好地利用剩余听力。

肾脏畸形或肾功能异常引起的并发症是影响患者预后的重要因素。对于肾脏异常需要早发现和早治疗。

【麻醉管理】

患儿，男性，10 岁，140 cm，36 kg，术前麻醉评估 ASA Ⅱ级。患者入手术室后开放外周静脉，常规监测生命体征，血压 130/70 mmHg，心率 90 次 / 分，脉搏氧饱和度 100%。分次静脉推注丙泊酚 80 mg、舒芬太尼 5 μg 和顺阿曲库铵 5 mg 进行麻醉诱导和气管插管。术中以静脉持续输注丙泊酚和瑞芬太尼维持麻醉。手术过程顺利，手术历时 3 h，出血少量，总入量 500 ml。术后拮抗肌松，患者肌力完全恢复，意识清醒后拔除气管导管。转运至恢复室后，观察半小时，患儿生命体征平稳，转运回病房。

【术后情况】

术后 1 天，患者未诉不适，无发热，局部伤口无渗液，给予静脉抗炎及对症治疗。术后 2 天，患者未诉眩晕及头痛。术后 3 天，患者病情稳定出院。

【要点分析】

一、鳃耳肾综合征的术前评估要点有哪些？

鳃耳肾综合征患者以听力下降、耳前瘘管、鳃裂囊肿或瘘管以及肾脏畸形为主要特征。肾脏畸形导致的肾功能不全和终末期肾病是影响患者预后的重要因素。但文献中个案报道有患者会合并二尖瓣脱垂、心律失常，出现气道梗阻、麻醉中发生心动过缓等。

Chavan 等报道一例 19 月龄患儿，因夜间鼾声、喂养困难和生长发育受限行气管切开术。该患儿在胎儿期已经确诊鳃耳肾综合征，有明确家族史，出生后有双侧重度混合型耳聋和反复上呼吸道感染。夜间鼾声考虑与喉软化有关，16 月龄时行鳃裂切除术，术后仍持续有夜间鼾声，睡眠监测提示重度气道阻塞和低氧血症，脉搏氧饱和度最低 70%。17 月龄时行杓会厌成形术以改善气道，但是气道阻塞症状仅有临时好转，18 月龄时行气管切开术，术后患儿夜间低氧症状完全缓解，体重也逐渐增加。第四鳃弓在发育中形成软腭、喉入口的肌肉结构，以及迷走神经和喉上神经。这例患者提示夜间睡眠呼吸暂停可能与鳃弓发育异常导致的喉部松弛有关。

Taylor 等报道三例鳃耳肾综合征患儿在吸入七氟烷麻醉时，在诱导期和维持期分别出现心动过缓，需要使用阿托品和麻黄碱纠正。

因此，该类患者术前评估重点内容包括：

（1）肾功能。应在术前完善肾功能和肾脏超声等检查，明确患者肾功能状态。对于肾功能不全的患者，围手术期应避免使用肾毒性药物。听力受损患者应避免使用耳毒性药物。

（2）气道评估。应在术前评估患者是否有夜间睡眠呼吸暂停和困难气道，并准备相应气道管理预案。

（3）循环功能。应在术前完善心电图和超声心电图检查，如提示异常，应在术前完成专科评估。

二、围手术期常用肾功能指标有哪些？

1. **血尿素氮**　尿素是氨基酸代谢终产物之一。肝内生成的尿素进入血循环后主要通过肾排泄，肾小球滤过率减低时尿素排出受阻，血中尿素浓度即升高，但只有在有效肾单位约50%以上受损时才开始上升。因此，血尿素氮不是肾小球功能早期损伤的灵敏指标。

2. **血肌酐**　肌酐是肌酸代谢的终产物，血肌酐浓度主要取决于肾小球滤过率。当肾小球滤过率功能减退至 50% 时，血肌酐仍可正常。当肌酐清除率降至正常水平约 1/3 时，血肌酐才会明显上升。因此，血肌酐是反映肾小球滤过率的后期指标。

3. **肌酐清除率**　内生肌酐在体内产生速度恒定，血中浓度和24 小时尿中排出量也基本稳定。肌酐能自由通过肾小球的滤过屏障，不被肾小管重吸收。因此，肌酐清除率是肾小球损伤的早期指标。如，慢性肾脏病 2 期是指肾脏损伤指标阳性且肌酐清除率轻度下降 $[60 \sim 90 \, ml/(min \cdot 1.73m^2)]$。

三、肾功能早期损伤指标有哪些？

肾小球功能早期损伤指标：尿微量白蛋白、尿转铁蛋白、尿 β_2 微球蛋白、胱抑素 C。肾小管功能早期损伤指标：尿 α_1 微球蛋白、尿 N- 乙酰 -β-D- 氨基葡萄糖苷酶（NAG）。

血清胱抑素 C（cystatin C）是一种内源性的碱性非糖化蛋白，是半胱氨酸蛋白酶抑制物蛋白。自有核细胞释放至血浆，完全经肾小球滤过后全部被肾小管重吸收并完全代谢分解。其血清浓度由肾小球滤过率决定，不受性别、年龄和饮食的影响，是与肾小球滤过率相关性最好的内源性标志物。因此是评价肾小球滤过率的理想指标，可反映早期肾功能损伤，敏感性优于血肌酐。

尿 N- 乙酰 -β-D- 葡萄糖苷酶（NAG）是近端肾小管溶酶体酶，是肾小管损伤的敏感指标。危重患者尿 NAG 升高早于血肌酐。急性肾损伤患者尿 NAG 越高，预后越差。

四、肾脏病患者麻醉管理的基本原则是什么？

肾脏病患者麻醉管理的基本原则是保护肾功能，维持正常的肾血流和肾小球滤过率。主要内容有以下几点：①术前避免低血容量；②术中避免大剂量使用缩血管药物；③纠正水电解质和酸碱代谢紊乱；④选择肾毒性小的药物，避免使用非甾体类镇痛药物；⑤慢性肾衰竭患者容易出现感染，用具和操作应严格无菌；⑥选择对肾功能影响小的抗生素。

要点总结

1. 鳃耳肾综合征是呈常染色体显性遗传的综合征型耳聋疾病，以听力下降、耳前瘘管、鳃裂囊肿或瘘管以及肾脏畸形为主要特征。肾脏畸形或肾功能异常导致的肾功能不全、终末期肾病是影响患者预后的重要因素。

2. 鳃耳肾综合征患者术前评估要点包括肾功能、气道和循环功能。

参考文献

[1] 邓丽莎, 胡炯炯, 马兆鑫. 鳃耳肾综合征临床特点与遗传学的研究进展. 中国眼耳鼻喉科杂志, 2018, 18: 359-362.

[2] 陈岸海, 凌捷, 冯永. 鳃耳综合征 / 鳃耳肾综合征的遗传学研究进展. 中南大学学报（医学版）, 2022, 47: 129-138.

[3] Chavan A, Shastri AR, Ross-Russell RI. Branchio-oto-renal syndrome with obstructive sleep apnoea. BMJ Case Rep, 2012, 2012: bcr0320091719.

[4] Taylor MH, Wilton NC. Bradycardia with sevoflurane in siblings with Branchio-oto-renal syndrome. Paediatr Anaesth, 2007, 17: 80-83.

（徐龙明，耿志宇）

附录 1　第一批罕见病目录

2018 年 5 月 22 日，国家卫生健康委员会、科技部、工业和信息化部、国家药品监督管理局、国家中医药管理局等 5 部门联合发布了《第一批罕见病目录》，共涉及 121 种疾病。

目前已经明确的罕见病有 7000 多种，其中 80% 为遗传病，如白化病、血友病等，95% 的罕见病仍没有特效药。这是中国首次官方定义罕见病。

序号	中文名称	英文名称
1	21- 羟化酶缺乏症	21-Hydroxylase Deficiency
2	白化病	Albinism
3	Alport 综合征	Alport Syndrome
4	肌萎缩侧索硬化	Amyotrophic Lateral Sclerosis
5	Angelman 症候群（天使综合征）	Angelman Syndrome
6	精氨酸酶缺乏症	Arginase Deficiency
7	热纳综合征（窒息性胸腔失养症）	Asphyxiating Thoracic Dystrophy (Jeune Syndrome)
8	非典型溶血性尿毒症	Atypical Hemolytic Uremic Syndrome
9	自身免疫性脑炎	Autoimmune Encephalitis
10	自身免疫性垂体炎	Autoimmune Hypophysitis
11	自身免疫性胰岛素受体病	Autoimmune Insulin Receptopathy (Type B insulin resistance)
12	β - 酮硫解酶缺乏症	Beta-ketothiolase Deficiency
13	生物素酶缺乏症	Biotinidase Deficiency
14	心脏离子通道病	Cardic Ion Channelopathies
15	原发性肉碱缺乏症	Carnitine Deficiency
16	Castleman 病	Castleman Disease
17	腓骨肌萎缩症	Charcot-Marie-Tooth Disease
18	瓜氨酸血症	Citrullinemia
19	先天性肾上腺发育不良	Congenital Adrenal Hypoplasia
20	先天性高胰岛素性低血糖血症	Congenital Hyperinsulinemic Hypoglycemia
21	先天性肌无力综合征	Congenital Myasthenic Syndrome

序号	中文名称	英文名称
22	先天性肌强直（非营养不良性肌强直综合征）	Congenital Myotonia Syndrome (Non-Dystrophic Myotonia, NDM)
23	先天性脊柱侧弯	Congenital Scoliosis
24	冠状动脉扩张病	Coronary Artery Ectasia
25	先天性纯红细胞再生障碍性贫血	Diamond-Blackfan Anemia
26	Erdheim-Chester 病	Erdheim-Chester Disease
27	法布里病	Fabry Disease
28	家族性地中海热	Familial Mediterranean Fever
29	范可尼贫血	Fanconi Anemia
30	半乳糖血症	Galactosemia
31	戈谢病	Gaucher's Disease
32	全身型重症肌无力	Generalized Myasthenia Gravis
33	Gitelman 综合征	Gitelman Syndrome
34	戊二酸血症 I 型	Glutaric Acidemia Type I
35	糖原累积病（I 型、II 型）	Glycogen Storage Disease (Type I、II)
36	血友病	Hemophilia
37	肝豆状核变性	Hepatolenticular Degeneration(Wilson Disease)
38	遗传性血管性水肿	Hereditary Angioedema (HAE)
39	遗传性大疱性表皮松解症	Hereditary Epidermolysis Bullosa
40	遗传性果糖不耐受症	Hereditary Fructose Intolerance
41	遗传性低镁血症	Hereditary Hypomagnesemia
42	遗传性多发脑梗死性痴呆	Hereditary Multi-infarct Dementia (Cerebral Autosomal Dominant Arteriopathy with Subcortical Infarcts and Leukoencephalopathy, CADASIL)
43	遗传性痉挛性截瘫	Hereditary Spastic Paraplegia
44	全羧化酶合成酶缺乏症	Holocarboxylase Synthetase Deficiency
45	同型半胱氨酸血症	Homocysteinemia
46	纯合子家族性高胆固醇血症	Homozygous Hypercholesterolemia
47	亨廷顿舞蹈病	Huntington Disease
48	HHH 综合征	Hyperornithinaemia-Hyperammonaemia-Homocitrullinuria Syndrome
49	高苯丙氨酸血症	Hyperphenylalaninemia
50	低碱性磷酸酶血症	Hypophosphatasia

续表

序号	中文名称	英文名称
51	低磷性佝偻病	Hypophosphatemic Rickets
52	特发性心肌病	Idiopathic Cardiomyopathy
53	特发性低促性腺激素性性腺功能减退症	Idiopathic Hypogonadotropic Hypogonadism
54	特发性肺动脉高压	Idiopathic Pulmonary Arterial Hypertension
55	特发性肺纤维化	Idiopathic Pulmonary Fibrosis
56	IgG4 相关性疾病	IgG4 related Disease
57	先天性胆汁酸合成障碍	Inborn Errors of Bile Acid Synthesis
58	异戊酸血症	Isovaleric Acidemia
59	卡尔曼综合征	Kallmann Syndrome
60	朗格汉斯细胞组织细胞增生症	Langerhans Cell Histiocytosis
61	拉龙综合征	Laron Syndrome
62	Leber 遗传性视神经病变	Leber Hereditary Optic Neuropathy
63	长链 3- 羟酰基辅酶 A 脱氢酶缺乏症	Long Chain 3-hydroxyacyl-CoA Dehydrogenase Deficiency
64	淋巴管肌瘤病	Lymphangioleiomyomatosis (LAM)
65	赖氨酸尿蛋白不耐受症	Lysinuric Protein Intolerance
66	溶酶体酸性脂肪酶缺乏症	Lysosomal Acid Lipase Deficiency
67	枫糖尿症	Maple Syrup Urine Disease
68	马方综合征	Marfan Syndrome
69	McCune-Albrigh 综合征	McCune-Albright Syndrome
70	中链酰基辅酶 A 脱氢酶缺乏症	Medium Chain Acyl-CoA Dehydrogenase Deficiency
71	甲基丙二酸血症	Methylmalonic Academia
72	线粒体脑肌病	Mitochodrial Encephalomyopathy
73	黏多糖贮积症	Mucopolysaccharidosis
74	多灶性运动神经病	Multifocal Motor Neuropathy
75	多种酰基辅酶 A 脱氢酶缺乏症	Multiple Acyl-CoA Dehydrogenase Deficiency
76	多发性硬化	Multiple Sclerosis
77	多系统萎缩	Multiple System Atrophy
78	强直性肌营养不良	Myotonic Dystrophy
79	N- 乙酰谷氨酸合成酶缺乏症	N-acetylglutamate Synthase Deficiency
80	新生儿糖尿病	Neonatal Diabetes Mellitus
81	视神经脊髓炎	Neuromyelitis Optica

续表

序号	中文名称	英文名称
82	尼曼 – 皮克病	Niemann-Pick Disease
83	非综合征性耳聋	Non-Syndromic Deafness
84	努南综合征	Noonan Syndrome
85	鸟氨酸氨甲酰基转移酶缺乏症	Ornithine Transcarbamylase Deficiency
86	成骨不全症（脆骨病）	Osteogenesis Imperfecta (Brittle Bone Disease)
87	帕金森病（青年型、早发型）	Parkinson Disease (Young-onset, Early-onset)
88	阵发性睡眠性血红蛋白尿	Paroxysmal Nocturnal Hemoglobinuria
89	黑斑息肉综合征	Peutz-Jeghers Syndrome
90	苯丙酮尿症	Phenylketonuria
91	POEMS 综合征	POEMS Syndrome
92	卟啉病	Porphyria
93	Prader-Willi 综合征	Prader-Willi Syndrome
94	原发性联合免疫缺陷	Primary Combined Immune Deficiency
95	原发性遗传性肌张力不全	Primary Hereditary Dystonia
96	原发性轻链型淀粉样变	Primary Light Chain Amyloidosis
97	进行性家族性肝内胆汁淤积症	Progressive Familial Intrahepatic Cholestasis
98	进行性肌营养不良	Progressive Muscular Dystrophy
99	丙酸血症	Propionic Acidemia
100	肺泡蛋白沉积症	Pulmonary Alveolar Proteinosis
101	肺囊性纤维化	Pulmonary Cystic Fibrosis
102	视网膜色素变性	Retinitis Pigmentosa
103	视网膜母细胞瘤	Retinoblastoma
104	重症先天性粒细胞缺乏症	Severe Congenital Neutropenia
105	婴儿严重肌阵挛性癫痫 (Dravet 综合征)	Severe Myoclonic Epilepsy in Infancy (Dravet Syndrome)
106	镰刀型细胞贫血病	Sickle Cell Disease
107	Silver-Russell 综合征	Silver-Russell Syndrome
108	谷固醇血症	Sitosterolemia
109	脊髓延髓肌萎缩症（肯尼迪病）	Spinal and Bulbar Muscular Atrophy (Kennedy Disease)
110	脊髓性肌萎缩症	Spinal Muscular Atrophy
111	脊髓小脑性共济失调	Spinocerebellar Ataxia
112	系统性硬化症	Systemic Sclerosis
113	四氢生物蝶呤缺乏症	Tetrahydrobiopterin Deficiency

序号	中文名称	英文名称
114	结节性硬化症	Tuberous Sclerosis Complex
115	原发性酪氨酸血症	Tyrosinemia
116	极长链酰基辅酶 A 脱氢酶缺乏症	Very Long Chain Acyl-CoA Dehydrogenase Deficiency
117	威廉姆斯综合征	Williams Syndrome
118	湿疹血小板减少伴免疫缺陷综合征	Wiskott-Aldrich Syndrome
119	X- 连锁无丙种球蛋白血症	X-linked Agammaglobulinemia
120	X- 连锁肾上腺脑白质营养不良	X-linked Adrenoleukodystrophy
121	X- 连锁淋巴增生症	X-linked Lymphoproliferative Disease

附录2　第二批罕见病目录

《中国罕见病定义研究报告 2021》将"新生儿发病率小于 1/ 万、患病率小于 1/ 万、患病人数小于 14 万的疾病"定义为罕见病。

2023 年 9 月 20 日，国家卫生健康委、科技部、工业和信息化部、国家药品监督管理局、国家中医药管理局、中央军委后勤保障部等 6 部门联合发布《第二批罕见病目录》，共涉及 17 个学科，包括血液科、皮肤科、风湿免疫科、儿科、神经内科、内分泌科等。第一批目录以遗传类疾病为主，如白化病、血友病等，包括 121 种罕见病。第二批目录纳入 86 种罕见病，包括 20 种罕见肿瘤。两份目录共计收录了 207 种罕见病。

序号	中文名称	英文名称
1	软骨发育不全	Achondroplasia
2	获得性血友病	Acquired hemophilia
3	肢端肥大症	Acromegaly
4	成人斯蒂尔病	Adult-onset Still disease
5	Alagille 综合征	Alagille syndrome
6	α-1- 抗胰蛋白酶缺乏症	Alpha-1-antitrypsin deficiency
7	ANCA 相关性血管炎	ANCA-associated vasculitis
8	Bardet-Biedl 综合征	Bardet-Biedl syndrome
9	白塞病 / 贝赫切特综合征	Behçet's disease
10	蓝色橡皮疱样痣	Blue rubber bleb nevus
11	CDKL5 缺乏症	CDKL5-deficiency disorder
12	无脉络膜症	Choroideremia
13	慢性炎性脱髓鞘性多发性神经根神经病	Chronic inflammatory demyelinating polyneuropathy
14	肾透明细胞肉瘤	Clear cell sarcoma of kidney
15	冷凝集素病	Cold agglutinin disease
16	先天性胆道闭锁	Congenital biliary atresia
17	先天性凝血因子Ⅶ缺乏症	Congenital factor Ⅶ deficiency
18	冷吡啉（冷炎素）相关周期性综合征 / NLRP3 相关自身炎症性疾病	Cryopyrin associated periodic syndrome/ NLRP3-associated systemic autoinflammatory disease

续表

序号	中文名称	英文名称
19	皮肤神经内分泌癌（梅克尔细胞癌）	Cutaneous neuroendocrine carcinoma (Merkel cell carcinoma)
20	皮肤 T 细胞淋巴瘤	Cutaneous T-cell lymphomas
21	胱氨酸贮积症	Cystinosis
22	隆突性皮肤纤维肉瘤	Dermatofibrosarcoma protuberans
23	嗜酸性粒细胞性胃肠炎	Eosinophilic gastroenteritis
24	上皮样肉瘤	Epithelioid sarcoma
25	面肩肱型肌营养不良症	Facioscapulohumeral muscular dystrophy
26	家族性噬血细胞淋巴组织细胞增生症	Familial hemophagocytic lymphohistiocytosis
27	家族性腺瘤性息肉病	Familial adenomatous polyposis
28	进行性骨化性纤维发育不良	Fibrodysplasia ossificans progressiva
29	脆性 X 综合征	Fragile X syndrome
30	神经节苷脂贮积症	Gangliosidosis
31	胃肠胰神经内分泌肿瘤	Gastroenteropancreatic neuroendocrine neoplasm
32	胃肠间质瘤	Gastrointestinal stromal tumor
33	泛发性脓疱型银屑病	Generalized pustular psoriasis
34	遗传性甲状旁腺功能减退症	Genetic hypoparathyroidism
35	巨细胞动脉炎	Giant cell arteritis
36	骨巨细胞瘤	Giant cell tumor of bone
37	血小板无力症	Glanzmann thrombasthenia
38	胶质母细胞瘤	Glioblastoma
39	高林综合征	Gorlin syndrome
40	化脓性汗腺炎	Hidradenitis suppurativa
41	早老症	Hutchinson-Gilford progeria syndrome
42	炎性肌纤维母细胞瘤	Inflammatory myofibroblastic tumor
43	Leber 先天性黑矇	Leber congenital amaurosis
44	Lennox-Gastaut 综合征	Lennox-Gastaut syndrome
45	角膜缘干细胞缺乏症	Limbal stem cell deficiency
46	恶性高热	Malignant hyperthermia
47	恶性胸膜间皮瘤	Malignant pleural mesothelioma
48	黑色素瘤	Melanoma
49	异染性脑白质营养不良	Metachromatic leukodystrophy

序号	中文名称	英文名称
50	单基因非综合征性肥胖	Monogenic non-syndromic obesity
51	多发性内分泌腺瘤病	Multiple endocrine neoplasia
52	发作性睡病	Narcolepsy
53	神经母细胞瘤	Neuroblastoma
54	神经纤维瘤病	Neurofibromatosis
55	神经元蜡样脂褐质沉积症	Neuronal ceroid lipofuscinosis
56	神经营养性角膜炎	Neurotrophic keratitis
57	骨肉瘤	Osteosarcoma
58	天疱疮	Pemphigus
59	新生儿持续肺动脉高压	Persistent pulmonary hypertension of the newborn
60	嗜铬细胞瘤	Pheochromocytoma
61	PIK3CA 相关过度生长综合征	PIK3CA related overgrowth syndrome
62	真性红细胞增多症	Polycythaemia vera
63	原发性胆汁性胆管炎	Primary biliary cholangitis
64	原发性生长激素缺乏症	Primary growth hormone deficiency
65	原发性胰岛素样生长因子 -1 缺乏症	Primary IGF1 deficiency
66	原发性免疫缺陷	Primary immunodeficiency
67	原发性骨髓纤维化	Primary myelofibrosis
68	原发性硬化性胆管炎	Primary sclerosing cholangitis
69	进行性纤维化性间质性肺疾病	Progressive fibrosing interstitial lung disease
70	复发性心包炎	Recurrent pericarditis
71	早产儿视网膜病	Retinopathy of prematurity
72	Rett 综合征	Rett syndrome
73	短肠综合征	Short bowel syndrome
74	全身型幼年特发性关节炎	Systemic juvenile idiopathic arthritis
75	系统性肥大细胞增多症	Systemic mastocytosis
76	大动脉炎 / 多发性大动脉炎	Takayasu arteritis
77	腱鞘巨细胞瘤 / 色素沉着绒毛结节性滑膜炎	Tenosynovial giant cell tumor/Pigmented villonodular synovitis
78	地中海贫血（重型）	Thalassemia major
79	血栓性血小板减少性紫癜	Thrombotic thrombocytopenic purpura
80	转甲状腺素蛋白淀粉样变性	Transthyretin amyloidosis

序号	中文名称	英文名称
81	肿瘤坏死因子受体相关周期性综合征	Tumor necrosis factor receptor associated periodic syndrome
82	肿瘤相关骨软化症	Tumor-induced osteomalacia
83	Von Hippel-Lindau 综合征	Von Hippel-Lindau syndrome
84	血管性血友病Ⅲ型	Von Willebrand disease type3
85	华氏巨球蛋白血症 / 淋巴浆细胞淋巴瘤	Waldenström macroglobulinemia/ Lymphoplasmacytic lymphoma
86	West 综合征 / 婴儿痉挛综合征	West syndrome/Infantile spasms syndrome